甲狀腺的療癒奇蹟

Medical Medium Thyroid Healing

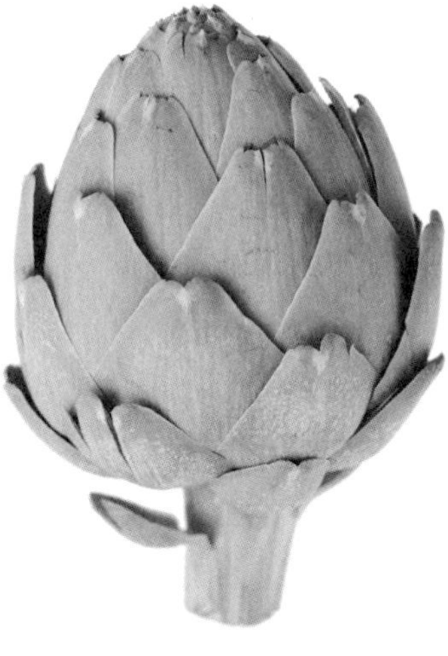

安東尼・威廉（**Anthony William**）著
徐意晴（朵媽）、徐向立（朵爸）譯

晨星出版

為所有曾經掙扎、受苦、被辜負、被遺忘、

被推到一旁、被忽視或被背叛的人；

為那些曾經奮鬥、奮戰、堅持、痊癒或尚未痊癒的人；

我與你並肩站立。

我們可以一起用知識、智慧、真理、愛，

以及最重要的，慈悲，超越這一切。

目錄

第二部　阻礙你的重大錯誤

第三部　甲狀腺的重生

第四部　睡眠的祕密

譯者序

改變生命的資訊

非常開心《甲狀腺的療癒奇蹟》（Thyroid Healing）、《肝臟淨化的飲食聖經》（Liver Rescue）這兩本書能夠再次被翻譯並重新出版問世，也感謝晨星出版社勇敢接下這份極具意義的任務。

其中，《肝臟淨化的飲食聖經》是對我影響最深的一本書。它讓我深刻體會到：「肝若健康，人生就是彩色的。」這句話曾經對我來說只是廣告詞，沒想到竟如此真實，甚至遠超出我們的理解——深得多，也廣得多。

這兩本書中提到的甲狀腺與肝臟，實際上涵蓋了現代人大多數的健康困擾。從器官層面來看，這兩者的功能失調常常與我們常見的各種症狀息息相關。而在所有醫療靈媒（Medical Medium）系列書籍中，有一個核心觀念也被反覆闡釋得十分清楚：**大多數疾病的成因＝病毒＋毒素**。

除了說明疾病的根源，書中也提供了預防與療癒的方法，讓人不再無助，而是能夠實際採取行動。

自 2015 年醫療靈媒在第一本書《醫療靈媒：神祕與難解疾病》中提出多發性硬化症（MS）源自 EB 病毒之後，到了 2022 年，哈佛醫學院與史丹佛醫學院也陸續發表研究，證實了這樣的說法。越來越多的研究也指出 EBV 與各種自體免疫疾病的密切關聯。這不僅印證了醫療靈媒資訊的前瞻性，也顯示它是一個引領性的療癒體系。

我自己也曾在年輕時診斷出甲狀腺亢進。那時候我覺得身體背叛了我：為什麼要一邊長大，一邊卻又攻擊自己？這樣的矛盾讓我困惑、憤怒，甚至放棄了繼續治療，只覺得「就爛到底吧，反正身體也沒站在我這邊」。

直到我讀到《甲狀腺的療癒奇蹟》，才第一次聽到一個讓我落淚的觀點：身體從不會攻擊自己。那所謂的「自體免疫」，其實是身體為了保護我們、對抗外來病毒所做的努力。那一刻，我與身體和解了。我知道肝臟和身體一直無條件地在努力保護我，從未背叛過我，反而是我誤解了它太久。

很多時候，我們之所以受傷，不只是來自疾病本身，更來自外界與我們內心那一道道負面的聲音。那些批評、懷疑與自責，會傷害我們的靈魂。尤其在療癒的路上，常被告知「是你身體出錯了」、「你在攻擊你自己」，這讓我們逐漸失去對身體與生命的信任，也喪失了與自己靈魂的連結。

但語言是有力量的，我們對自己說的話會塑造我們的信念。請記得，常常對自己與身體說出慈悲與愛的話語。了解他們無條件地為我們付出，透過正向的語言與神經元連結，我們能讓大腦與靈魂對話，重新找到靈魂的聲音與力量。這樣的內在對話，會幫助我們回到對的頻率，回到真正的自己。

醫療靈媒資訊所帶來的療癒，不只是針對身體層面；情緒與靈魂層面也深受影響。當身體越健康、毒素越少，我們連結靈魂的能力也會越強大。醫療靈媒的療癒資訊，在身體、情緒與靈魂各個層面，都能帶來深刻的支持與改變。當我們重拾健康與主控權，也會更深地與自己的靈魂連結，因為——我們就是靈魂，靈魂就是我們真正的樣子。

朵媽 徐意晴

前言

你將會在這本珍貴的書中發現什麼呢？一種針對治療甲狀腺疾病所提出既迷人又創新的新方法。因為有安東尼．威廉與那個直接和他對話的「聲音」，你將獲得大量有關甲狀腺疾病的新資訊，以及安全有效的恢復方式。

身為一名南加州大學培訓的婦科醫師和女性生物同質性荷爾蒙領域的先驅，我一直在尋找疾病和退化的最核心原因。我治療過數以千計的甲狀腺疾病患者，且相信在美國只有一半的甲狀腺疾病患者有被準確地診斷過。以我的專業觀點來看，在這個國家，可能每十個人中就有七個患有甲狀腺疾病。透過閱讀這本重要的書，你將對自己的診斷有更多的了解，並擁有必要的資源來阻止這個問題發生。自從閱讀了安東尼的《甲狀腺的療癒奇蹟》之後，我得到了新的見解和解決方法來處理我的棘手個案。事實上，正如安東尼在書中寫道，並非所有患者都能以我們預期或希望的方式對甲狀腺激素做出反應，這一點說得一點也沒錯。

作為一名醫師，如果像安東尼．威廉一樣，我也有個睿智而準確的聲音告訴我病人的病情，我會認為這是一個百分之百的奇蹟。我的許多同事也會珍惜這種內在的幫助，儘管我不認為整個醫學界都會有同樣的反應。我不太明白為什麼！在美國，死亡的主要原因之一來自於處方藥物和現行的醫療方法。我們用抗生素轟炸病人，結果每年有數以千計的人因為抗生素抗藥性而死亡。我們使用會在日後導致更多癌症的藥物，大幅降低癌症病人的免疫力。每天我都能看到避孕藥對年輕女性荷爾蒙的有害影響。哎！我和你一樣感到焦慮。

更糟的是，你知道醫學治療落後於科學醫學知識二十五年嗎？也就是說，換做是在資訊科技領域裡，儘管現在已有精密的電腦，人們還是會被告知要購買笨重、有四分之一世紀歷史的蘋果二號電腦！誰會認為那是明智的選擇？我的一位朋友曾在一家頂尖高科技公司擔任受人尊敬的執行長，管理全球數以千計的員工和工廠。在他事業的巔峰時期卻罹患了惡性腦腫瘤。儘管他接受了美國頂尖醫療機構的治療，但他對於缺乏創新的醫療方法感到非常震驚。雖然 IT 產業已經解決了非常複雜且看似不可能的問題，但對於他這種癌症的治療，十多年來都沒有真正的進展。他是個很好很善良的人，他很沮喪地嘆道，如果他以醫師行醫的方式經營公司，他的公司不出一個月就會破產。當我看到病人被傳統守舊的醫學誤診、誤治時，我也同樣地感到無法置信。

這就是為什麼我以著迷且開放的態度閱讀了安東尼的《醫療靈媒》和這本新書《甲狀腺的療癒奇蹟》。病人現在就需要答案，而不是二十年後才可能出現的答案。此外，我很確定地知道，答案不只是來自實驗室或臨床試驗。你可以稱之為「意識」、「神」、「聲音」、「神聖領域」或任何你喜歡的名字；安東尼已經發掘了一個具有巨大價值的知識、智慧和療癒的來源。

研究人員、醫師和其他科學家對病毒和疾病過程之間的關係極感興趣。多年來，我一直在閱讀病毒如何與意想不到的疾病和未來的癌症有關。例如，在一九六〇年代初期，EBV（Epstein-Barr Virus 人類皰疹病毒第四型，普遍簡稱 EBV），被認定為一種罕見淋巴瘤的可能成因，而現在醫學證據顯示，病毒與霍奇金病、自體免疫疾病、多發性硬化症，以及每年數十萬的癌症病例有關。然而，我們對病毒究竟如何與這些問題有關，以及如何有效治療由病毒引起的病症，仍然所知甚少。

在這本書中，安東尼為甲狀腺疾病帶來了創新的發現。他揭示了 EBV 是重要的核心病因。他打破了許多你可能聽過的甲狀腺迷思，並提供了精闢且讓人茅塞頓開的答案。補充品、飲食智慧、草藥和甲狀腺治療技術都是獨一無二的，具有極高的價值。他告訴我們不必忍受甲狀腺疾病的折磨，而我完全同意他的觀點。自從閱讀了《甲狀腺的療癒奇蹟》之後，我擴展了我對甲狀腺疾病的治療觀點和治療方法，並為患者帶來了巨大的價值。這結果是充滿價值又讓人滿意的。

感謝你，親愛的安東尼，感謝你用你非凡且飽受祝福的天賦去幫助那些受苦的人。我感謝你的勇氣、奉獻精神以及為人類服務的慷慨。願芸芸眾生，包括整個醫學界，都能聽見你，以及那個引導你的聲音！

普魯登斯霍爾醫師　霍爾醫學中心創辦人兼醫療總監

（Prudence Hall, M.D. Hall Center）

給你的話

慢性疾病正處於有史以來的最高峰。光是在美國，就有超過兩億五千萬人生病或面對莫名症狀。這些人的生活越來越艱難，卻沒有任何解釋，或者錯誤解釋，讓他們感覺更糟。你可能就是其中之一。如果是的話，你就能證明醫學界對於莫名症狀和痛苦以及其盛行的原因仍然處於探索的階段。

請讓我先說清楚，我崇敬優秀的醫學科學。無論在傳統醫學或替代醫學，都有許多天賦卓越的醫師、外科醫師、護理師、技師、研究人員、化學家等等，在做著意義深遠而重大的工作。我有幸與其中一些人共事。感謝上帝，感謝這些富有慈悲心的醫療專業人士。學習如何透過嚴謹、有系統的探究來了解我們的世界，是我所能想像的，人類最崇高的追求之一。

就像任何其他人類的追求一樣，醫學科學仍然是一項尚在進行中的工作。它在不斷地演進，因此前一天看似萬應靈丹的理論，第二天就可能被揭露為過時。這代表著：科學並沒有「所有」的答案。我們已經等了一百多年，希望醫學界能對甲狀腺問題提出真正的見解，但這些見解至今仍未出現。你不應該再等十年、二十年、三十年或更久，苦等科學研究找到真正的答案。如果你被困在床上，拖著疲憊的身軀度日，或者對自己的健康感到迷茫，你不該再多熬一天，更不該再多等十年。你也不應該看著你的孩子受苦。然而，有數百萬人卻正在經歷這一切。

這就是為什麼在我四歲時，慈悲的高靈，進入了我的生命，教我如何看見人們受苦的真正原因，並將這些資訊傳達給全世界。如果你想知道更多關於我的出身，可以在《醫療靈媒》中找到我的故事。簡單來說，就是高靈會不斷地在我耳邊清晰而精確地說話，就好像一位朋友站在我身邊，告訴我周遭每個人的症狀。此外，高靈從我很小的時候就教我如何對人做身體掃描，就像超強磁力共振掃描一樣，可以顯示所有的阻塞、疾病、感染、問題區域和過去的問題。

我們了解，我們知道你在面對什麼，我們不希望你再多經歷半刻。我畢生的工作就是將這些資訊傳達給你，讓你能從一片混亂的資訊汪洋、健康流行和趨勢的噪音和花言巧語當中突破重圍，重拾健康，並以自己的方式馳騁人生。

這本書的內容都是真材實料，都是為了你的利益。本書與其他健康書籍不同，內容非常豐富，你可能會想回來再讀一遍，以確保你能獲得所有的資訊。有時候，這些資訊似乎與你之前聽到的相反；有時候，這些資訊與其他來源的資訊很接近，但卻有微妙且重大的差異。其中的共通點是，它是事實。它不是重新包裝或被再造過，聽起來像是對甲狀腺健康有新理解的理論。這裡的資訊不是來自利益團體、有附帶條件的醫療資助、拙劣的研究、說客、內部回扣、折衷的信念系統、富影響力的私人小團體，或是關於健康專業領域的獲利及一時流行的陷阱。

上述的障礙妨礙了醫學研究與科學在了解慢性疾病方面的突飛猛進。當外界的既得利益者想要掩蓋某些真相時，寶貴的研究時間和金錢就會被花在無益的地方。某些能真正推進慢性疾病治療的發現會被忽視並失去經費。我們認為是絕對可靠的科學數據反而會被歪曲、污染和篡改，然後被其他甲狀腺專家視為金科玉律，儘管它本身就有缺陷。

在接下來的篇幅中，除了有關甲狀腺疾病的事實和數據之外，你不會再看到引述或提及那些由沒有建設性的資訊來源衍生得來的科學研究。你不需要擔心這些資訊會像其他健康書籍一樣被證實錯誤或被取代，因為我在這裡分享的所有健康資訊都來自一個純淨、未經篡改、先進、乾淨的源頭——一個更高的源頭：慈悲的高靈。沒有什麼比慈悲心更療癒了。

如果你只相信科學的話，請知道，我也喜歡科學。同時也要知道，即使在這個時代，科學的進步和對甲狀腺的了解之間仍然沒有什麼等比的關聯。甲狀腺仍然是一個醫學之謎。關於這個腺體的科學研究含糊不清，對於甲狀腺疾病的成因也缺乏確切的答案。不像那些建立在重量和度量衡的基礎上的許多其他科學領域，關於甲狀腺的科學思考仍然都是理論性的——而且今天的理論也沒有多少真知灼見，這就是為什麼這麼多人仍然在面對甲狀腺相關疾病。科學理解和對甲狀腺的掌握還沒有太多的共同點，它們之間存在著明顯的分歧。

曾經，我們活在權威的統治之下。我們被告知地球是平的，然後太陽繞著地球轉，我們也就信了。那些理論並不是事實，但人們卻當它們是。當時的人們並不覺得有什麼問題，生活就是這樣，但任何反對現狀的人都被視為傻瓜。之後，科學出現重大的轉變：質疑者——那些堅定的研究者和思考者，那些一直以來都不滿足於表面假象的人——終於證明了嚴謹的分析可以打開一扇大門，讓我們更深入、更真實地了解我們的世界。

如今，科學已成為新的權威。在某些情況下，這可以拯救生命。舉例來說，外科醫師現在使用無菌工具，因為他們了解到污染的風險，這是以前的外科醫師所沒有意識到的。但我們不能只因為某些進步就停止質疑。該是時候進行另一次大改革了。當談到慢性疾病時，「因為科學這麼說」並不是足夠的答案。這是好的科學嗎？背後的經費來源為何？樣本大小是否足夠多樣化？夠大嗎？對照樣本的執行是否合乎道德標準？考慮的因素夠多嗎？測量工具是否足夠先進？對於結果的分析是否說了一個與數字本身不同的故事？是否存在偏見？整個過程是否被那些具有影響力的人染指了？

老實說，就算是今天的科學，在那些我們認為有非常具體結果的領域中，有時候也會出現失誤。如果你聽過髖關節置換零件或疝氣網片的回收事件，你就知道我在說什麼。這些有形的物品都是以嚴格的科學標準設計，然後經過嚴格的科學測試才投入使用。但即使是如此高度科學化的過程也無法保證萬無一失。某些產品出現了無法預知的問題，而看似無可爭議的科學領域也被證實是容易出錯的。想一想，科學界對甲狀腺及其真正功能的了解還有多少不確定性？這不是一個可以拿在手上測量和分析的設備。它是人體的一個活生生的部分，而我們都知道人體是生命中最偉大的奇蹟和奧祕之一。同樣地，科學是人類的追求，一個尚未達成的目標，特別是當它涉及到的是解碼人體奧祕時。要確保它能真正進步，則需要持續的警覺、開放的態度和隨機應變的適應能力。

如果你從未因為健康問題受苦過，不曾為自己多年的病情苦苦尋找答案，或者，你覺得自己受困於某些與甲狀腺有關的醫學、科學或營養信念體系，我希望你能帶著好奇心和開放的態度來閱讀接下來的章節。今天廣為存在的甲狀腺疾病背後的意義遠比任何人所發現的要大得多。你即將讀到的內容與之前看到的任何有關甲狀腺的資訊都不同。在過去幾十年裡，這些資訊已經幫助了成千上萬的人。

自從我第一次開始分享高靈的資訊以來，我非常有幸地看到它為這些人帶來了改變。隨著《醫療靈媒》系列書籍的出版，看到這些資訊傳達到更廣闊的世界，幫助了更多人，更是讓我感動萬分。我也注意到，由於某些為了自己職業和利益的人試圖賺取不屬於他們的名聲，篡改了醫療靈媒的訊息。這種做法可說是把自己的利益建築在人們最痛苦的核心上。

這並不是我被賦予的天賦應該被使用的方式。我們喜歡人們成為我所分享的健康資訊的專家，也喜歡他們以真正幫助他人的名義，將這個充滿愛心的訊息廣為傳播。我非常感謝他們。但是，當這些資訊被篡改了、扭曲了以及摻雜狀似新潮的錯誤資訊，好讓它聽起來像是某種原創；或是套用一個看似可信，但實則貧瘠的資訊來源所做的公然剽竊，都是很危險的。我在這裡說出來，是希望你知道如何保護自己和你的摯愛，遠離外界的錯誤引導。

這本書並不是在重複你已經讀過的內容。這本書不是要讓你以為甲狀腺是你所有健康問題的幕後黑手，也不是要把時下流行的高蛋白飲食套用在你身上以控制症狀。這些資訊都是嶄新的，從全新的角度看生活中阻礙許多人的症狀，以及用全新的方式療癒。

如果你此刻懷有戒心，我可以理解。人會反應、會判斷，這是我們的本能。在某些情況下，它可能可以保護我們；有時，它會讓我們渡過難關。在這種情況下，我希望你能重新考慮。你可能會因為不了解真相而批判自己，你也可能會失去幫助自己或其他人的機會。

請做好準備，讓我們一起努力讓人們好起來，我希望你成為甲狀素健康的新專家。感謝你和我一起踏上這趟療癒之旅，並花時間閱讀這本書。了解真相將改變你，以及你身邊人的一切。

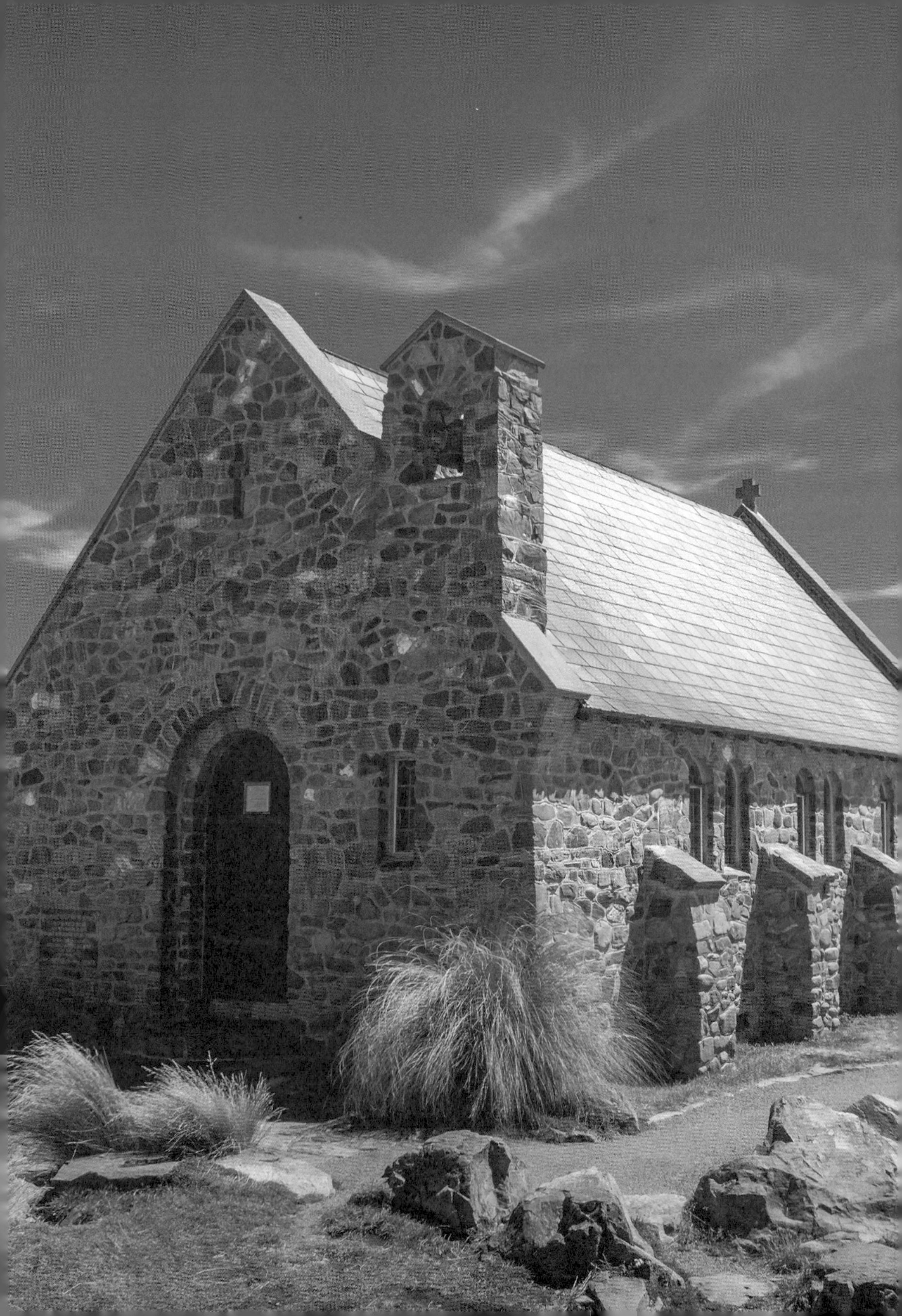

第一部 甲狀腺揭祕

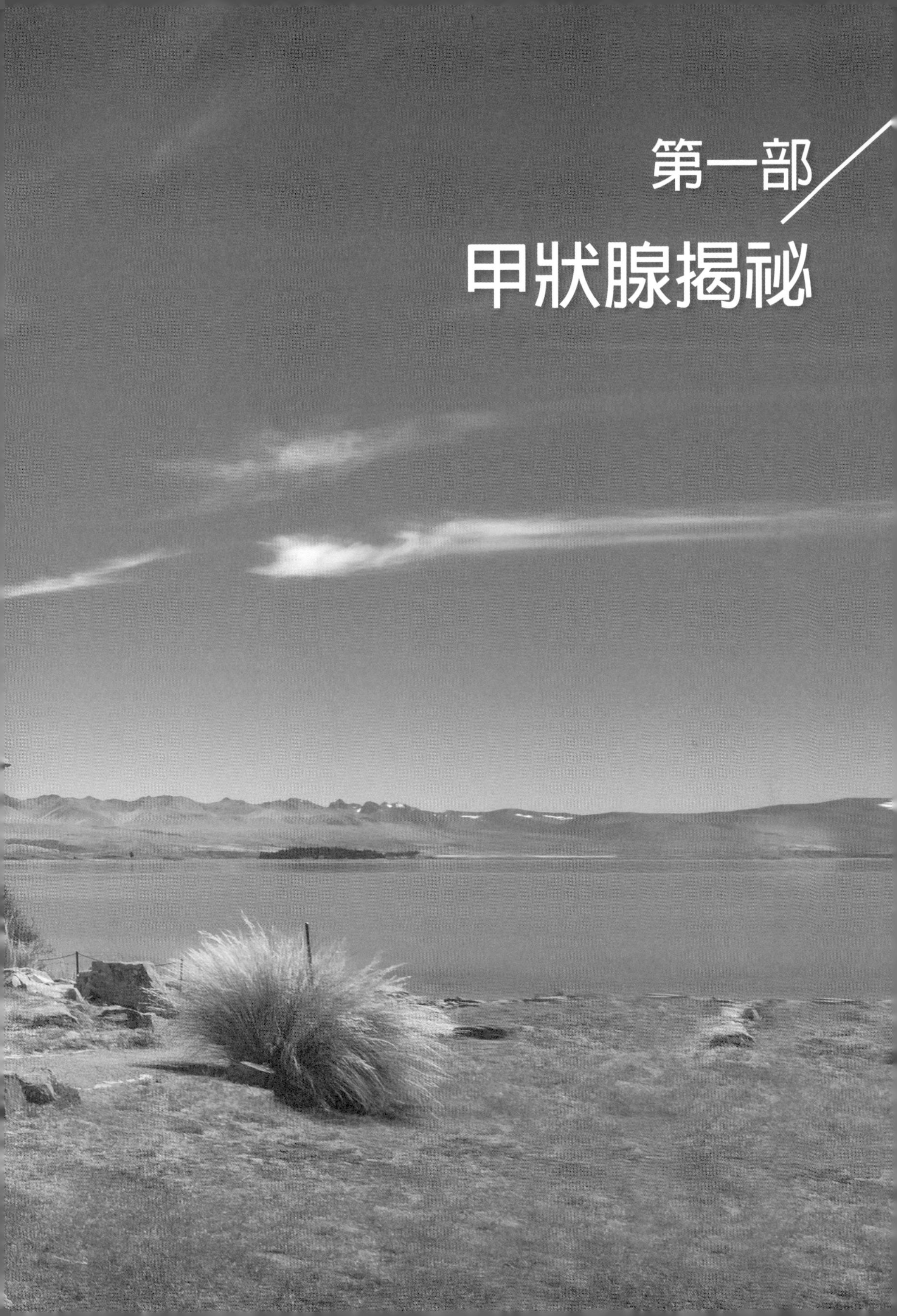

第一章

甲狀腺的眞相

你在某個大日子早早起床，小心翼翼地穿好衣服，盡量多吃早餐，給老闆留言提醒她你會晚到。在去醫師辦公室的車上，一想到也許下一次握著方向盤時，你就會對自己的生活多了一點掌控，你能感受到一絲希望的升起。

你可能終於要找到解答，知道為什麼你會失眠、無法控制體重、腦霧、頭髮稀疏或經常疲勞。你認為終於可以了解熱潮紅、手腳冰冷、指甲變脆、皮膚乾燥、心悸、腿部不穩、記憶力衰退、眼花、肌肉虛弱、荷爾蒙波動、頭暈、頭痛、麻木、耳鳴或嗡嗡聲、疼痛、焦慮、抑鬱的原因。在等候室中，你幾乎無法專心看膝上的雜誌，因為你等不及聽見他們叫到你的名字。

終於，時候到了。你被帶到檢驗室，在那裡坐下並試著慢慢呼吸。幾分鐘之後，醫師走進來，友善地聊了片刻之後，他做出了診斷：「你得了橋本氏甲狀腺炎（Hashimoto's thyroiditis）」。

當你的疾病被安上了一個名字時，確實會有種如釋重負的感覺。然而，這個名字並沒有提供太多關於問題的線索。「那是什麼？」你問。

「我們剛拿到的血液檢驗結果顯示甲狀腺抗體升高。加上你的促甲狀腺激素（TSH）指數過高、上次檢查時發現的甲狀腺腫大，以及你所表現出的甲狀腺功能低下症狀，一切都指向你的免疫系統已經變得混亂。這就是所謂的自體免疫反應；這表示你的身體正在攻擊你的甲狀腺，就好像它是一個外來的存在。它使甲狀腺發炎，並且在逐漸地破壞它，一點一滴地降低你的甲狀腺功能。」

當你想像脖子上這個小小的、無形的腺體正受到自體免疫系統攻擊時，先前的放鬆感就開始慢慢消失。你幾乎希望這個診斷結果就像你在網上訂購的一雙鞋，一旦你發現它不合腳，就可以退貨。只要在退貨標籤上註明「不合腳」，你就可以脫離這雙鞋，自由地去找一雙合腳的鞋。但現在你只能試著面對現實。「怎麼會這樣呢？」

「有可能是你的基因有自體免疫的問題，因為環境因素，例如細菌、飲食或壓力而引發。」

「身體為什麼會自我攻擊呢？為什麼它會感到困惑呢？」

你的醫師說：「自體免疫疾病的確切成因仍是未知數。」他露出同情的微笑。「但研究每天都在進步。我們來聊聊治療的藥物吧。」

當你開車離開醫師辦公室時，你感覺不到自己對人生的掌控，反而有種被背叛的感覺。你自己的身體怎麼會讓你這麼失望？你到底做錯了什麼，讓你的免疫系統如此失控？如果你不能相信自己的身體是站在你這邊的，那還有什麼可以相信？

也許上面的情況並不能完全描述你的甲狀腺狀況。也許你被診斷出患有葛瑞夫茲氏症，一種自體免疫性疾病，你的醫師說，這種疾病會使甲狀腺超速運轉。

或者，你被告知患有原發性甲狀腺功能低下症，也就是甲狀腺荷爾蒙分泌不足，這可能是由血液檢驗所顯示，或是能解讀跡象的功能醫學醫師的直覺判斷。也許你被告知患有甲狀腺結節、囊腫，甚至腫瘤。當被問到為什麼會發生這些事情時，醫師回答「可能是你提早衰老了」──這是一個令人警醒的訊息，特別是當你只有二十多歲或三十多歲。

也許醫師的診斷並不止於甲狀腺。在橋本氏症、葛瑞夫茲氏病、甲狀腺功能低下症、甲狀腺功能亢進症、甲狀腺炎或甲狀腺增生症之外，你還聽說你得了萊姆病、類風濕關節炎、纖維肌痛，或者你正處於更年期前期或更年期。其他人可能會開玩笑地說你「神經兮兮」或得了「疑病症」，這些話比他們所以為的更傷人，因為你最希望的就是沒有任何問題。你可能會覺得自己的聲音從未真正被聽見。

也許你第一次看醫師時，檢驗或身體檢查都沒有發現任何問題。然後，你去看了一個又一個醫師，想要找出答案，但到最後，你還是找不到。你開始對醫師和自己失去信心。你曾一度以為你的症狀都是自己的幻想，但後來你讀遍了所有最新的文獻，並對你的健康狀況有了自己的結論。你嘗試改變飲食習慣，覺得有所舒緩，但每天還是很辛苦，你還是覺得這不是正常健康的你。

也有可能是你太緊張，不敢因為疲勞、焦慮、腦霧和頭暈而去看醫師。你讀過幾篇關於甲狀腺的文章後便猜想這也許就是你的病因。

又或者，你可能是某個有長時間、無法解釋的症狀或已確定的甲狀腺疾病的人的親人。你從旁觀者的角度見證了這種慢性疾病是多麼令人痛苦，並希望能讓這一切消失，讓朋友或家人恢復健康和活力。

或者你是醫師，因為看到一個又一個病人陷入慢性疼痛或不適而心碎。你緊盯著自體免疫和甲狀腺健康相關理論的最新發展，從症狀的各種可能中想辦法拼出答案，也不會把血液檢驗作為最終解答；為病人提供最新的工具來管理慢性疾病，並在藥物無法緩解症狀時進行觀察，一直在等待突破性的研究，以一勞永逸地解決甲狀腺的謎團。

如果你的經歷與上述任何一種情況相似，那麼你並不孤單。你是面對著這些莫名症狀的數百萬人其中一員，而醫學界已開始將這些症狀與甲狀腺疾病之間的關係慢慢拼湊起來。你的故事當然是屬於你的，你所經歷的事情也是獨一無二的、個人的，但是你和一群勇敢、不知疲倦的人團結在一起，在掌握關於甲狀腺健康的真相前不會屈服。

儘管你個人經歷了許多困難，你依舊奮力向前。無論你聽過多少次「自體免疫性疾病就是身體在攻擊自己」，無論有多少權威人士說甲狀腺問題是基因遺傳性的，無論有多少次別人懷疑你的痛苦，或者你懷疑自己，擔心自己有缺陷，或猜想是否只是自己不夠努力，你都會被一種無法忽略的感覺推動，那就是：有些事情，好像就是不太對勁。

你的身體為什麼會自我攻擊？如果甲狀腺問題是遺傳性的，為什麼它們在近年來才變得普遍？

你的身體所受的苦難怎麼可能都是你的想像，或是某種因果報應？

你認為一定有更好的解釋。一定有什麼解答能讓這一切都說得通——你的心裡很清楚這一點。

而你是對的。

怪罪的遊戲

請放心，你的症狀和疾病不是你的錯。

明白嗎？我再說一次，因為事實正好完全相反。你的症狀和疾病不是你的錯！

你的疾病不是你造成的。你沒有吸引或顯化它。你沒有想像它。你生病不是因為你瘋了、懶惰、意志薄弱、有缺陷或無聊。你的病症不是你自己造成的，不是因為你想了不該想的，也不是因為你太把注意力放在恐懼上。你的家族血脈沒有問題。你不是因為暗地裡渴望自己能因生病而得到關注才故意阻止自己療癒。你的痛苦不是來自上帝或宇宙的懲罰，也不是某種業力為了你在這一世或其他任何一世所做的事回來找你算帳。

同樣地，你的身體也沒有讓你失望。甲狀腺症狀和疾病不是你的身體在反抗你。它永遠不會背叛你。你的身體所做的一切就是夜以繼日地支持你——因為你的身體無條件地愛著你。

目前最先進的甲狀腺資訊仍然忽略了這些關鍵真理。為什麼呢？因為我們生活在一個充滿責怪的社會。作為人類，無論我們是否有正確的解決方案，我們都嘗試去填補空白。宇宙的奧祕是一回事；如果我們對時間或空間沒有答案，我們通常可以忍受，因為我們會等待它們隨著世代變得清晰。但是，當這些未知影響到我們的日常生活時，例如，以疼痛的形式出現時，無法解答的問題往往會讓我們感到萬分苦惱。

因此，我們會填上空白；當任何事情出錯時，我們會希望儘快得到解釋。比方說，如果工作上出了錯誤，每個人都會想馬上知道是誰的錯。這是基於某種崇高的原則：責任感和問責性。我們的理由是，越快找到答案，就越能確保將來不會發生類似的錯誤。

但是，如果我們最後歸咎於錯誤的原由呢？當我們在急於找出試算表上的資料為何會出現問題時，有人猜測是你這位執行長一開始就下達了錯誤的指示，那怎麼辦？如果在未來的幾年裡，當你下達任務時，每個人都不信任你，甚至你自己也不信任自己，那該怎麼辦？也許這會以一種奇怪的方式，讓每個人覺得更舒服，只因為有個答案可以指出為什麼會出錯。

只是，如果答案錯了呢？如果一直以來每個人都在指責你，但事實上你的指示是完美無瑕的，反倒是你的員工才應該花時間去判斷是否問題出在電腦軟體本身呢？

這就是關於甲狀腺疾病的現況。沒有一個合理的解釋能交代為什麼絕大多數人長期感到疼痛或不適，而這和醫學界自認必須維護的權威形象不符。因此，在沒有答案的情況下，他們發展出一些理論，例如自體免疫，並把責任歸咎於你的身體。這些醫學上的錯誤觀念是慢性疾病的重大錯誤，我們會在本書的第二部詳細探討。它們的出發點是好的：醫學科學想給你一個理由，讓你知道為什麼你會失眠、體重不受控制地增加，或是感到極度疲累，好讓你不必活在各種謎題與猜測之中。

問題是，這些理論通常很快就會萌芽並流行起來，一旦某個理論重複出現的次數過多且持續太久，就會被誤認為事實。因此，醫學研究假設了自體免疫理論是正確的，並繼續探索免疫系統攻擊甲狀腺的各種原因。而這不會帶來答案，因為自體免疫性疾病不是身體攻擊自己，甲狀腺疾病也不是來自於老化、基因遺傳、想了不該想的事、執著於某些情緒或吃了會發炎的食物這麼簡單。

不管在哪個年齡，甲狀腺疾病的診斷都不是件容易的事。但是，得到一堆診斷結果，感覺是自己的核心功能出了問題也是一種負擔。在處理莫名症狀的同時，卻無法為你的身心所發生的事情命名，也會是個負擔。

當你步入晚年時，可能會覺得這阻礙未免也太不公平。就在你的一些義務逐漸減少，應該有機會享受生活的時候，這些症狀卻來擋你的路。

當你在三十多歲、四十多歲或五十多歲時，甲狀腺問題可能會讓你感到未老先衰。辛辛苦苦建立起來的生活——你為自己建立的家庭、職業——突然間似乎就要分崩離析。你會擔心該怎麼照顧你在乎的每一個人，並持續處理所有你該做的事。

如果你剛長大成人，症狀的出現可能會感覺像是個無期徒刑。在婚姻或職業生涯才剛開始，或是在你還沒來得及建立家庭或開始職業生涯時，就突然被拋在一旁，讓你不知道到底要如何養活自己或開始及維持你的人際關係。

在人生的各個階段裡，要面對的事情已經夠多了，你最不需要的就是認為你的疾病是自己造成的，尤其是這與事實相差甚遠。因此，讓我們現在就把自責從等式中剔除。讓我們好好地研究甲狀腺疾病背後的真正因素，這樣你才能最終找到療癒的方法。

病毒感染的甲狀腺

希望在二、三十年後，醫學界能有檢測方法和答案來為你提供真正的緩解。不過，如果你現在正在受苦，我懷疑你是否會覺得自己還能再等個二、三十年。你已經等得夠久了。你已經掙扎了很久。你已經夠有耐心了。現在終於到了用真相武裝自己，去了解是什麼在阻礙你的時候。

如果你被診斷出患有橋本氏症、甲狀腺功能低下或任何其他甲狀腺問題，你沒有得到最有效治療的可能性是非常高的，因為如果沒有真正了解甲狀腺疾病的成因，醫學界就無法提供治本的解方。

如果你已經測試過甲狀腺問題，但結果顯示正常，那麼你可能仍然患有甲狀腺功能低下或亢進而不自知，因為甲狀腺測試還不完全準確。一些有遠見的醫師開始注意到這點：儘管檢查結果顯示沒有任何問題，他們見過很多病人出現典型的甲狀腺功能低下症狀，他們因此得出了一個正確的結論：有甲狀腺問題的人比傳統診斷方法揭露的要多得多。對於這些先進的醫學人士來說，甲狀腺疾病已經開始變成了流行病。

不幸的是，即使是當今最先進的甲狀腺資訊也是不夠的。不僅僅是不夠，很多甚至是錯誤百出。由於甲狀腺疾病仍然被誤解，所以就算是最新的甲狀腺健康書籍，在上架之前就已經不適用了。而在新聞節目中，被諮詢的專家們所分享的甲狀腺理論也都跟不上時代。

我多麼希望答案已經存在，讓它幫你好起來。但事實並非如此，而你需要知道這一點，這樣你就不用再浪費寶貴的時間慢慢消化那些早該被歸類於過時、以慢性疾病理論為基礎的資訊。如果一本書告訴你橋本氏病和葛瑞夫茲氏病的發生是因為身體在攻擊自己——最新的版本是這麼說的——你最好把它當成古董。嘗試要理解現存的甲狀腺理論就像是在逛古董店一樣：這些理論也許是可愛的收藏品，讓你能一瞥舊式的思維模式。但現在它們幫不上忙。

你在其他地方找到的資訊本該要能幫助你，但它們卻把人們引向一條歧途。如果這些資料來源終於把注意力集中在甲狀腺上，就一定會走偏。有兩個原因：（1）這些資訊仍然以自體免疫性疾病是身體攻擊自己為前提，但這完全不是事實，我們很快就會詳細探討；（2）甲狀腺本身得到的關注越多，人們就越不願意退一步考量問題的全貌。

而問題的全貌，要比目前所知的大得多。

今天的理論只著眼於誘餌，就像獵人在池塘裡放置用來聚集鴨群的木製鴨子，好讓它們很容易就被聚集。「甲狀腺素是無數弊病的罪魁禍首」的這個錯誤觀念就是誘餌，它會分散我們的注意力。如果我們放下望遠鏡，走到高處，我們就會發現，對於知道如何尋找它的鳥兒來說，哪裡才是安全的避難所。就像你只要尋找甲狀腺真相所在的地方，就能拯救你自己和你愛的人一樣。

人們的甲狀腺受到攻擊了嗎？是的。甲狀腺對健康很重要嗎？絕對是的。甲狀腺受損是數百萬人生病的原因嗎？不是。

這就是醫學期刊、網際網路和最新文獻都沒有注意到的關鍵事實：**甲狀腺問題不是一個人生病的最終原因。有問題的甲狀腺只是另一個症狀。**

甲狀腺疾病遠遠超出頸部的這個小腺體的範疇。甲狀腺問題無法解釋一個人可能經歷的無數問題；甲狀腺並不是讓這一切變得合理的最終關聯。真正的問題是關係到更廣，並且具有侵略性，會造成一長串問題的「甲狀腺病毒」。

每個感染這種常見病毒的人，不是已經出現甲狀腺問題，就是即將出現甲狀腺問題。病毒不僅會侵襲甲狀腺。當病毒感染到甲狀腺時，它已經進入了第三階段，而且在早期階段就已經對你的健康造成麻煩，無論你是否已經感受到它的影響。病毒會引起甲狀腺以外的許多症狀和病症，因此，你的所有健康問題其實都可能指向這個單一源頭。一旦病毒侵入了甲狀腺，就不會停止。它的目標是要更進一步危害你的神經系統，造成數十種莫名症狀並對健康造成更大的破壞。

不同的是，你現在有機會接觸到這本書中更大的真相，你有能力阻止它。

在第一部「甲狀腺揭祕」的章節中，我們將詳細介紹甲狀腺病毒：它是如何工作的，如何引起你的症狀，以及如果你已經做了甲狀腺檢測或者嘗試過治療藥物，你需要知道些什麼。在第二部「阻礙你的大錯誤」中，我們將檢查形成當今對慢性症狀和疾病的誤解的主要錯誤觀念，這些錯誤觀念會妨礙你的療癒。在第三部「甲狀腺的重生」中，你將發現一套療癒工具。我們將探討如果你的甲狀腺已被全部或部分移除的話，又該知道些什麼；如何阻止病毒入侵；以及讓甲狀腺和身體其他部位恢復健康和活力的祕訣。這包括非常特別的九十天甲狀腺療癒法，以及為甲狀腺療癒特製的食譜。

最後，在第四部「睡眠的祕密」中，我們將幫助你解決睡眠問題的根源，包括半夜醒來、早上起床時卻依然疲勞的感覺，甚至是一開始就無法入睡的問題。睡眠不佳經常被視為甲狀腺問題的症狀，但事實上，失眠遠遠超出了甲狀腺問題的範園。對於醫學界來說，睡眠仍然是一個謎，而它是從甲狀腺病毒中療癒並保護你未來健康其中的一個關鍵，因此我們會專門深入討論它。我們都應該擁有充足的睡眠。只要我們知道如何破解其中奧祕，我們就能擁有充足的睡眠。

你就是新的甲狀腺專家

在這本書中，有你一直在等待的最終答案。它們是來自更高源頭的答案，告訴你是什麼讓你走到這一步，以及如何扭轉這一切。你已經踏上了療癒之路，而了解真相就是偉大的第一步。

當你讀到最後一頁時，你將擁有關於甲狀腺的專業知識，這些知識超越了外面那些理論。在甲狀腺相關領域中，你將比任何人都更了解情況。畢竟，什麼是甲狀腺專家？是精通各種假設的人嗎？還是了解甲狀腺疾病的全部事實的人呢？不久後，你就會了解甲狀腺以及身體其他部位的實際情況，並能夠利用它幫助自己療癒。你將成為甲狀腺專家。

不只是這樣。隨著你的改變，其他人也會見證；他們會向你請教祕訣。在超市、書店、網路或朋友家人中，你將能夠引導他人了解甲狀腺真相。你將為真正的療癒運動做出貢獻。你的專業知識將幫助很多人，甚至比你所知道的還要多。

現在就讓我們開始吧。

第二章

甲狀腺病毒誘發因子

如果你正在處理甲狀腺問題，你可能會問自己：這是怎麼發生的？為什麼是我？為什麼是現在？

而且我相信，在出現症狀前，對於各種困難你也不感到陌生。畢竟我們在生活中經歷了太多，像是失戀、背叛、親人過世、照顧生病的家人、經濟壓力、受傷等等。從我年輕時開始，我就一直在看著人們經歷這些磨難、掙扎和損失。我見證過這些痛苦，我知道有多麼艱難。

然後有一天，加總在生活的一切之上，你開始感覺不對了。你的精力開始減退，牛仔褲越來越難穿上，你的心跳開始加速，洗澡時頭髮開始大量掉落，你開始發冷和出現熱潮紅，你的肌肉開始疼痛，你無法集中精神，或者你的記憶開始變得模糊。

你可能不得不辭掉工作、停止學業、不再能像你希望的那樣好好照顧孩子、必須向友誼和機會告別，或是為了無法承擔責任而感到絕望，因為光是日常的生活都讓人覺得辛苦。

甲狀腺疾病發生的時間點可能讓你覺得幾近殘酷。就在你覺得生活特別難以平衡的時候，疾病突然降臨在你的頭上，讓平衡這件事變得完全不可能。

或者，你的症狀是毫無預警的出現。原本一切都很順利，但突然間，在毫無預兆的情況下，你的生活變得不一樣了。突然間，你不再是以前的自己。

在這兩種情況下，當疾病感覺像是最後一根稻草或是天坑時，我們都可以透過觸發的誘因來了解疾病是如何走到這一步的。這些事件、情緒經歷、環境因素以及其他情況，都會給甲狀腺病毒提供所需的燃料，讓它進入活躍的生長狀態，換句話說，讓你陷入健康危機。

誘發因素的機制

一旦人們感染了甲狀腺病毒，它的目標就是從血液移到淋巴結到器官（如肝臟、甲狀腺），最後到中樞神經系統。在這個過程中，通常會有一些走走停停的時候，這也解釋了為什麼病情可能會忽好忽壞。在不同階段中，病毒會躲藏在人體內，累積數量，等待適當的時機再進行下一步。是什麼決定了這些「適當時機」呢？這就是各種誘發因素。

你是否還記得第一次不再感覺自己是自己，或是之前可以控制的症狀瞬間轉壞的那一刻？這是否剛好發生在你經歷嚴重的財務憂慮、離婚、其他創傷，或是生小孩之後？這些只是一些常見的誘發因素，它們會讓甲狀腺病毒從待命模式轉變為攻擊模式，從而導致甲狀腺問題，就像是把灰熊從冬眠中喚醒了。

甲狀腺疾病會在你已經感到生活不順的時刻出現絕非巧合。這並不代表你的疾病是由壓力過大的精神狀態引發的，絕非如此。也不是因為你的潛意識沉浸在負面情緒中才讓身體垮掉。相反地，像這樣的劇烈經歷會引發生理反應，例如荷爾蒙飆升，包括腎上腺素過多，進而為病毒提供燃料。與此同時，這些經驗和事件也會向病毒發出「免疫系統不如往常強大」的訊號，也就是說，這是病毒占便宜的最佳時機。

還有一些與情緒狀態無關的誘發因素。可能是你的口腔中的金屬補牙被大量移除，將汞（甲狀腺病毒最喜歡的食物）釋放到你的血液中。也可能是你接觸了甲狀腺病毒的另一種燃料，例如殺蟲劑或農藥，或者會讓免疫系統過度消耗的東西，像是黴菌。

你會從其他消息來源聽到病毒只會自我複製。如果你聽過這種說法，恐怕就會被誤導了。無論醫學研究和科學目前發現了什麼，事實是，病毒需要燃料——不管是荷爾蒙、毒素或你吃的某些食物（請參閱第二十一章〈常見的誤解和應避免的事項〉）——才能繁殖。

儘管單獨一個誘因就可以使甲狀腺病毒脫離休眠狀態，但數個誘因長時間累積後同時發揮作用也是常見的情形。比方說，你的困難始於童年時期，當時你承受著來自父母或照顧者的壓力。隨著年紀的增長，也許你經歷了一兩段情感的挫折、出車禍、飲食不正常或失眠。這些艱難的經歷加在一起，對身體造成了損害，因此，在生活中的任何時刻，從出生到上學到最近的一次外出用餐都有可能感染到的甲狀腺病毒，就會在某個特定時刻伺機而動。

誘發因素清單

當你閱讀下面這份最常見的甲狀腺病毒誘發因素清單時，請看看是否有任何領悟。從這個新的角度來看，你的症狀出現的時間點是否開始變得合理了？

請記住，這些誘發因素中有很多是你當下可能沒有意識到的。你可能在不知情的情況下接觸到殺蟲劑，或是血液檢驗也沒有發現你沒察覺的營養不足，或經歷了其他誘發因素，像是清洗地毯，但卻沒有被視為重大的生活事件。

當你思考這些誘發因素時，可能會開始將一片片拼圖湊在一起。最後，你會知道為什麼疾病會在某個時間發生。以下誘發因素依流行程度排列，最常見的在最上方，較少見的在下方。

1. **黴菌**：長時間接觸你每天要久待的建築物（例如住家或辦公室）裡的黴菌，會消磨你的免疫系統，讓甲狀腺病毒有機可乘。
2. **含汞的牙齒填充物**：如果你有金屬填充物（也稱為銀粉），請小心將它們移除。它們所含的汞在原處往往很穩定，而移除過程最終可能會將有毒的汞送入血液中，給病毒提供食物。如果你想要更換金屬填充物，請要求一次取出一個。
3. **其他形式的汞**：因為汞是甲狀腺病毒最喜歡的食物之一，所以要避免任何形式的汞。例如，經常吃海鮮，尤其是鮪魚和劍魚等大型魚類，因為這些魚類往往含有大量的汞，最終可能會將你的免疫系統推到極限，導致甲狀腺病毒感染。汞也傾向於透過血脈傳承，導致一代又一代人的健康問題被誤認為是基因問題。也要時常注意目前的汞接觸情況。即使是在現代化的今天，我們還是很容易接觸到汞。請多做研究，對你、你的孩子及家中其他人使用的各類物品加以調查。
4. **缺鋅**：鋅缺乏症也可能遺傳，而且這種缺乏症可能會隨著世代而惡化。如果你的鋅含量正好在某個時間點特別的低，就有可能導致甲狀腺病毒的易感染性。

5. **B12 缺乏症**：即使你的血液檢測顯示你的維生素 B12 含量正常，但這並不表示你的 B12 一定是可用，或是體內需要吸收 B12 的部位一定都能獲得補給。你的中樞神經系統、肝臟或其他器官可能仍然嚴重缺乏，使得甲狀腺病毒迅速生長。
6. **殺蟲劑和除草劑，包括 DDT**：從噴灑過的草坪、花園、公園和高爾夫球場等地方接觸到這些毒素，既會損害你的身體，也會為甲狀腺病毒提供毒素，使其茁壯成長。殺蟲劑和除草劑（尤其是 DDT）還會代代相傳，而這也常被誤認為是「基因」的問題。
7. **家中的殺蟲劑**：飛蟲噴霧、螞蟻噴霧、蟑螂噴霧和其他用來殺蟲的毒藥對你來說也是有毒的。這些毒素會在器官中積聚，造成憂鬱症等問題，也會助長甲狀腺病毒。
8. **家人死亡**：任何形式的情緒創傷都會削弱免疫系統，使腎上腺釋放出與「負面」情緒相關的荷爾蒙，這些荷爾蒙會滋養病毒。親人的死亡是甲狀腺病毒的特別誘發因素。
9. **心碎或背叛**：艱難的離婚、分手或背叛是另一種削弱免疫系統和產生荷爾蒙的事件，成為對病毒有利的配方，讓病毒有機可乘。
10. **照顧生病的親人**：看著親近的人受苦並給予照顧，有時甚至會真實地感受到他們的痛苦，讓人感到特別的沉重。這是另一種既會削弱免疫系統，也會增強甲狀腺病毒的經驗。
11. **「病毒友善型」處方藥物**：抗生素和苯二氮平類藥物會削弱免疫系統，滋養甲狀腺病毒。如果你懷疑自己感染了病毒，請與醫師討論，並重新評估正在服用的藥物。
12. **過量服用藥物**：服用大劑量的藥物，特別是同時混用多種藥物，可能會造成免疫系統無法承受的效應，為病毒攻擊大開方便之門。如果有不同的醫師開藥給你，請確保他們都知道你的完整療程，並再次確認你服用的是最適合的劑量。
13. **荷爾蒙變化**：重大的荷爾蒙變化，例如青春期、懷孕或分娩，會為甲狀腺病毒提供其最喜歡的食物來源之一，荷爾蒙。充斥在血液中的大量荷爾蒙會為甲狀腺病毒提供其渴求的燃料並使其茁壯成長。在荷爾蒙變化的高峰期，免疫系統也會受到損害，同時為甲狀腺病毒提供了優勢。這就是許多青少年和新手媽媽發現自己突然生病的原因。

14. **濫用娛樂性藥物**：含有毒素的非法藥物既會使你的免疫系統失常，也會為甲狀腺病毒感染提供燃料。

15. **經濟壓力**：當你擔心失去房子或工作、無法支付帳單，或需要從事額外工作以支付意外支出時，生活中的種種負面情緒可能會讓你喘不過氣來。對失敗的恐懼、對死亡的恐懼、自我形象的喪失以及羞恥感都可能伴隨這些經歷，它們會削弱你的免疫系統抵禦甲狀腺病毒感染的能力。

16. **身體受傷**：腳踝扭傷、腿部骨折、車禍或其他身體上的傷害或創傷，都可能讓你的身體疲憊不堪，以至於讓甲狀腺病毒逮到機會，從休眠中甦醒並造成感染。如果有需要動手術的話，病毒會得到更多的機會，因為手術通常會伴隨著抗生素的使用。

17. **專業地毯清潔**：許多傳統地毯都含有毒素，再加上地毯清潔液含有帶有劇毒的合成化學物質。因此，地毯「清潔」的過程是在毒上加毒。每天吸入這些氣體數小時，會削弱你的免疫系統，也會喚醒和餵養甲狀腺病毒。如果你非常敏感，請考慮移除你的地毯。否則，請選擇環保、無害、有機清潔劑及無毒的地毯清潔服務。

18. **新油漆**：大部分新油漆都會在空氣中釋放有毒氣體。如果你長時間待在新油漆的家中或辦公室，而沒有良好的空氣流通，這些毒素最終可能會削弱你的免疫系統並誘發甲狀腺病毒。一定要選擇無揮發性有機化合物或低揮發性有機化合物的油漆，並且在長時間待在室內之前，也要多呼吸新鮮空氣。

19. **夏季游泳**：在溫暖的天氣下，湖泊或海邊會積聚紅藻，造成氧氣流失而促進水中細菌生長，這會削弱免疫系統並引發甲狀腺病毒走出休眠期。如果你打算去游泳，請留意相關的警告。

20. **徑流**：舊垃圾場和其他有毒來源的徑流可能含有重金屬和其他有害物質，這些物質會流入附近的湖泊，特別是在炎熱的夏季天氣。在這些受污染的湖泊中游泳會讓你接觸到毒素，並降低你的免疫系統抵抗甲狀腺病毒的能力。

21. **失眠**：任何長期的睡眠問題都會擾亂你的身體，久而久之就會給甲狀腺病毒可乘之機。（其實病毒問題也可能是一開始引起睡眠障礙的原因。有關失眠背後的原因以及如何擺脫失眠的更多資訊，請參見第四部「睡眠的祕密」）。

22. **昆蟲叮咬和螫傷**：蜘蛛叮咬、蜜蜂螫傷、蜱蟲叮咬等偶爾會在皮膚上留下毒液或昆蟲的碎片進而造成感染。這種感染會削弱免疫系統，而如果有甲狀腺病毒在體內潛伏，而且時機恰到好處，甲狀腺病毒就會趁機在你體內攻城掠地。

關於誘因的真相

我希望藉由閱讀這份清單，能讓你對自己的特殊情況有所了解。當你了解自己生病的原因時，這將會是一個啟示，讓你踏上真正的療癒之路。當你消除了為什麼疾病會在生命中的這個時刻造訪你的這個謎團，它就會將力量重新交回你的手中。

如果你已經看過了一個又一個醫師，或者閱讀了很多關於甲狀腺健康的書籍，你可能知道專家們懷疑其中一些因素與甲狀腺疾病有關。你甚至可能已經聽說過，你剛剛讀到的一些誘發因素正是甲狀腺疾病的根源。但我必須強調，這些誘發因素不能被誤認為是甲狀腺病毒症狀的原因。無論你在別處聽到了什麼，無論是哪一種誘發因素，都不是你生病的根本原因。此外，這些誘發因素不會把責任推給你。它們不會讓你覺得生病是你的錯，或是你選擇的人生有問題。

誘因只是誘因。再強調一次：誘因只是誘因。為了給甲狀腺病毒提供燃料，病毒首先必須存在於你的系統中。（下一章會說明關於感染病毒有多麼容易）這樣說吧：甲狀腺病毒就像一把火，而誘發因素就像是灑在火焰上的汽油，讓火燒得更旺、蔓延得更快。

這就是為什麼丈夫和妻子可以同時接觸到黴菌——每天在同一個房子裡生活、呼吸、吃飯——而丈夫可以完全沒事，妻子卻臥床不起，這讓黴菌專家和健康專家都感到不解。在這個例子中，妻子體內有甲狀腺病毒，黴菌會誘發這種病毒，而丈夫則沒有病毒。或者你有個五口之家，每天都接觸黴菌，但只有三個家庭成員生病。這三個人的體內有甲狀腺病毒，黴菌引發病毒變得活躍，造成健康問題。另一方面，如果家庭中的每個人都生病了，那就代表每個人都感染了甲狀腺病毒。的確，有些種類的黴菌毒性很強，任何人接觸到它都不會感覺太好。不過，如果有一個人（或更多人）在家裡、辦公室、車內或其他地方接觸到這種有毒的黴菌，病得比其他人嚴重，通常就表示這個人感染了甲狀腺病毒，而黴菌削弱了他的免疫系統，讓病毒有機可乘。

雖然我稱之為「甲狀腺病毒」的病毒有時候會出現在甲狀腺問題的醫學討論中，但醫學界並未將這種極為常見的病原體認定為甲狀腺病毒。這種病毒仍然被認為是甲狀腺疾病的次要病因；沒有人意識到這病毒是針對甲狀腺而來，並在那裡造成了所有的破壞。相反地，專事觀察的專家們注意到，一些有甲狀腺問題的人對病毒感染的檢測也呈陽性，因此他們注意到這兩者可能隱約有關。有時候，提出理論的專家們猜測病毒是自體免疫反應的觸發因子，但事實並非如此。現在，你才是真正的誘發因子專家。

雖然從許多方面來看，這份誘發因子清單可以帶來一些慰藉，但我了解這也可能會讓你感到無所適從。畢竟，我們無法控制某人是否會傷你的心或背叛你，你無法讓你所愛的人長生不老，也無法預防生命中所有的傷害和意外。難道生命中每次發生這些事件時，你就注定了要生病？

絕對不是。我不希望你看到這張清單，就對生命感到恐懼。因為事實是這樣的：我們有與生俱來的、天賜的權利，可以安然度過難關。我們被允許經歷挑戰我們的事件，我們也應該經歷這些挑戰，而這些挑戰並不是要把我們打倒。你有不害怕這些觸發因素的基本權利。你應該擁有體驗健康無恙生活的自由。

那麼你該如何利用這些新知識向前邁進呢？你可以使用誘發因子清單中的資訊來提高警覺，以便保護自己和家人，遠離那些可以避免的誘發因子。然後，你就能採取在本書中讀到的措施來馴服甲狀腺病毒、強化免疫系統、恢復甲狀腺健康，以你應得的方式照顧你自己，這樣就能以最佳狀態面對人生為你準備的一切。

第三章

甲狀腺病毒如何運作

感染甲狀腺病毒有多容易呢？非常。你可能是在大學與朋友共飲一杯啤酒、約會時接吻、在廚師因為割傷手指後感染的餐廳用餐、輸血、共用團體浴室、在小學時被人對著臉打噴嚏而染上這種病毒，或者，甚至可能是在受孕過程中從你的爸媽身上感染這種病毒，因為這種病毒透過血緣傳承的情況不算罕見。

雖然早期那些較為原始的甲狀腺病毒品種比較難造成感染，一般只會透過血液或偶爾的唾液傳染，但較新的甲狀腺病毒突變品種（至今已有超過六十種）卻像傷風或感冒一樣容易。血液、唾液、淚水、流鼻涕，以及更有意或無意地接觸到處於病毒傳染期的人的這些體液，都是感染病毒的途徑。只要打個噴嚏或共用杯子喝一口水，就有可能感染病毒。

而且你完全有可能在沒有意識到的情況下染上這種病毒，因為在早期階段，甲狀腺病毒通常不會引起任何症狀，頂多就是短暫、輕微的喉嚨搔癢和一些疲倦感。也許有一、兩個星期，無論你是小孩、青少年或成年人，甚至還是嬰兒，你都會無緣無故感到疲憊，然後就過去了。這可能非常微不足道，以至於你或你的家人都沒有意識到，所以沒有留下深刻的印象。

又或者，病毒在潛伏期之後，讓你經歷了一個月或更長時間的極度疲勞、發燒、喉嚨痛、頭痛、腺體腫脹，甚至出疹子。一段令人難忘的長期病程，但最後似乎也結束了。

事實上，即使最初的症狀消失了，病毒還是會在你的身體裡越來越自在、越變越多。直到有一天，也許是幾週後，也許是幾十年後，在適當的誘發因素和狀況交匯在一起之後，病毒才會一路進攻到甲狀腺，這是病毒變得強大到足以感染你的中樞神經系統，並讓它發炎的最佳平台。

甲狀腺病毒是什麼？

上述某些資訊聽起來可能似曾相識。甲狀腺病毒是一種病毒，在大學裡與人共用飲料和宿舍時很容易染上，它與接吻有關，會讓人在幾個月內感到疲勞、發燒和喉嚨痛等等。這聽起來像傳染性單核白血球增多症（美洲地區又名「glandular fever」或「親吻病」）嗎？因為它就是。

沒錯，我一直稱之為「甲狀腺病毒」的病原體，正是導致單核細胞增多症的病原體：Epstein-Barr virus（廣泛統稱為 EBV）。醫學界還沒有發現傳染性單核白血球增多症只是這種病毒的第二階段。事實上，這種病毒有四個階段，其中第三階段會感染甲狀腺，解釋了百分之九十五以上的甲狀腺問題。（另外百分之五的甲狀腺問題來自胸部、牙科和其他 X 光、電腦斷層掃描、食物和水源污染、飛機旅行、手機、父母和祖父母的輻射遺傳，以及過去核災難造成的持續大氣輻射塵）。

EBV 的不同類型

EBV 是皰疹家族中的一種病毒，已存在超過一百年。在這段期間，它經歷了人類的許多世代，一路上變種和提升了不同的雜交病毒和病毒株。這些菌株——正如我剛才所說的，有超過六十種——可分為六組，嚴重程度依次遞增，每組大約有十種。到目前為止，醫學研究和科學界只發現了其中一組的病毒株。一九六四年，當安東尼．愛伯斯坦（Anthony Epstein）、伊馮娜．巴爾（Yvonne Barr）和伯特．阿莊（Bert Achong）報告他們發現 EBV 時，他們很可能發現的是我所說的第二群中的第六和第七病毒株。（別把它跟醫學界的人類皰疹病毒編號搞混了，醫學界稱 EBV 為 HHV-4，但這只是病毒整體的統稱）。在 EBV 這個里程碑式的發現之後不久，進一步研究的經費就被停止了，研究也就從此打住。幾十年後的今天，醫學界仍然不知道有這麼多不同的病毒群和變異株存在。

有些 EBV 菌株（第一組中的）非常溫和且移動緩慢；它們可能只會造成背痛，也可能不會發展到甲狀腺。其他的 EBV 菌株則較具侵略性且移動迅速；它們是造成我們這個時代一些最嚴重疾病的元凶，包括多發性硬化症和各種癌症。如果你想進一步了解這些 EBV 族群，在我的第一本著作《醫療靈媒》中的〈EBV、慢性疲勞症候群和纖維肌痛〉一章中，有更詳細的論述。

這些不同類型的 EBV 解釋了為什麼病毒在不同的人身上有如此不同的表現。它們也解釋了廣泛的甲狀腺問題。比方說甲狀腺腫就是第一群中的第一型病毒株造成的結果，而甲狀腺功能亢進症和葛瑞夫茲氏症則是由第四和第五組的 EBV 所引起。這些病毒株具有侵略性，會促使甲狀腺為了自衛而生產額外的甲狀腺組織，進而引起甲狀腺荷爾蒙的過量生產。第四組和第五組中的 EBV 也是甲狀腺癌的病因（更多關於甲狀腺癌發展的詳情，請參見第六章〈甲狀腺癌〉）。同時，良性腫瘤、結節和囊腫可能是由第二組到第六組的 EBV 引起。而橋本氏甲狀腺炎和甲狀腺功能低下症可由任何組中的任何 EBV 株引起。

EBV 目前正以如此流行的速度擴散，二十年後，將有近一百種病毒，其中大部分新病毒都會感染年輕人。由於新變種的 EBV 對健康的影響，大約每一百名大學生中就有十七名在第一或第二學年後不再返校，這已經夠糟了。他們被留在家中，迷失方向，並與病毒的虛弱症狀掙扎，其中許多人被判定得了萊姆病，我們會在本書稍後介紹。由於沒有真正的答案，這些學生感到絕望，因為他們試圖找出如何養活自己或過他們想像中的生活。現在想想，在二十年後，隨著病毒突變的進展，還有多少兒童和年輕人會被邊緣化。

這就是為什麼現在這個病毒比以往任何時候都更需要我們的關注；這就是為什麼是時候讓你通過閱讀這本書來成為一名專家了。了解甲狀腺病毒是如何運作的，是保護自己和所愛的人免於遭受它可能造成的所有問題的唯一方法。

病毒的毒素

當你閱讀下一段「EBV 的各個階段」時，有幾個名詞是需要知道的。這些是病毒在複製過程中產生的有毒廢物，它們通常會在第三階段（病毒以甲狀腺為目標）和第四階段（病毒以中樞神經系統為目標）引起問題。它們是導致 EBV 如此麻煩的主要原因。

病毒副產品：當 EBV 消耗它喜歡的食物時，包括有毒的重金屬、過量腎上腺素，甚至蛋類，如果你的飲食中有這些食物，它就會排出這些有毒的廢棄物。病毒細胞發展得越多，排出的副產品也就越多，造成的問題也就越多，例如會堵塞二尖瓣，造成心悸。

病毒屍體：病毒細胞的生命週期大約是六週，也就是說，細胞經常會死亡。這些病毒屍體細胞也是有毒的，隨著 EBV 在體內成長，病毒屍體細胞也會越來越多。你可以把病毒屍體想像成被沖到海灘上的死螃蟹，它們的殼（病毒殼）有些是空的，不然就是還有一些腐爛的肉在裡面。由於 EBV 細胞會變形，因此這些病毒屍體的形狀也會不同。病毒屍體積聚在肝臟和淋巴系統中會造成淤積，通常會導致疲勞、體重增加、體液滯留、便秘、脹氣、熱潮紅、心悸、腦霧和更年期前期／更年期症狀等問題。當人體內有大量 EBV 活躍時，病毒屍體最後會進入腸道。如果有人在這種狀態下抽取糞便樣本，樣本中數以百計甚至數以千計的病毒屍體通常會混淆實驗室技術人員和醫師，他們會誤診為寄生蟲活動。

神經毒素：在病毒的後期，EBV 會產生神經毒素，也就是破壞神經功能的毒素。這些神經毒素會在病毒的副產物淤泥中釋放出來，然後散開，通常會使神經發炎，造成明顯的疼痛。（神經毒素也會殘留在病毒屍體中，如果病毒屍體內有殘留的「肉」，神經毒素就會隨著屍體在人體內的漂移而滲出）。這些 EBV 排泄物是由病毒攝取的任何物質所組成，例如汞和其他有毒的重金屬，當這些燃料從病毒的另一端被排出時，它們會變成更腐敗，更具破壞性和致敏性的版本，幾乎就像毒蜘蛛或毒蛇的毒液一樣。EBV 會重新製造這些其他毒素，使它們以新的形式成為更強的病毒性神經毒素，其強度可損害並殺死器官和結締組織中的健康細胞。如果病毒碰巧消耗了沿途發現的神經毒素，這些有毒物質就會再次被重新製造，毒素的效力也會再次增加，進而對細胞造成更大的傷害，並更強烈地刺激神經和使其發炎。EBV 在第三階段的策略性時期會使用這些毒素，並在第四階段持續使用，以防止免疫系統集中攻擊病毒細胞。

皮膚毒素：與神經毒素類似，當銅和舊時代的殺蟲劑（如 DDT）存留在肝臟並為病毒提供特定類型的燃料時，EBV 就會排出這種毒素。（和神經毒素一樣，皮膚毒素也會殘留在病毒屍體中，隨著時間慢慢滲出）。由於 EBV 傾向於使肝臟和淋巴系統變得遲緩和功能失調，這些毒素通常都難以被過濾掉，因此毒素常會透過皮膚逸出，造成刺激、疼痛、搔癢和紅疹。這些內在的皮膚毒素與已知的皮膚毒素大不相同，後者是從外部對皮膚造成傷害的有害化學物質，而 EBV 皮膚毒素來自內部，經由真皮層向上浮現，可能導致患者被診斷為濕疹、乾癬或乾癬性關節炎。由於銅和 DDT 與其他毒素一樣，可以世代相傳，甚至新生嬰兒的肝臟也可能含有這些毒素，因此嬰兒才會出現濕疹、乾癬和黃疸等令醫學界困惑的病例。

EBV 的各個發展階段

正如我先前提到，EBV 分為四個階段，甲狀腺疾病則發生在第三階段。更詳細地了解所有階段可以幫助你更好理解你所經歷的一切和你想要預防的疾病。

第一階段：嬰兒期

當一個人第一次感染 EBV 時，或者當一個人出生時就帶有 EBV，病毒就在血液中，並且通常會保持休眠狀態。如果你感染了 EBV，那麼在早期階段，你可能並不覺得自己生病了。你最嚴重的症狀可能是無精打采、輕度疲勞，以及較容易感冒、發燒、喉嚨痛和耳朵疼痛。對於一些病情輕微的人，或是免疫系統健全的人，病毒會一直停留在這個嬰兒階段，在血液中休眠，幾乎不會造成任何不適。

對於那些感染了更強烈的 EBV 病毒株，最終導致甲狀腺問題的患者來說，這只是個開始。在這些病例中，病毒會在血液中靜靜複製，數天、數週、數月或數年地不斷累積數量，等待適當的環境和適當的誘因，從而發展到第二階段：單核細胞增多症，接著感染肝臟和脾臟等器官。

幸運的是，情況不一定是這樣。一旦感染，EBV 就會擴散到器官等部位，但這並非無法避免。在第一階段，病毒仍然很脆弱。如果你知道自己曾接觸過處於傳染性單核病毒階段的人，並發現了本書第三部「甲狀腺的重生」中的各種抗病毒措施，大部分的病毒都可以輕易地被去除，也能控制住任何殘留的病毒。

第二階段：戰爭階段

EBV 常常會在患者特別疲累的時候復活，並進入第二階段，也就是由單核白血球增多症開始的階段。這就是為什麼在大學生這個黃金時期，卻發現自己患上單核白血球增多症。他們經常參加派對和讀書到很晚，離開家後飲食習慣也可能變差，在橫掃各大學的所有疾病中，沒有比單核白血球增多症（換句話說，就是EBV 第二期）更普遍或猖獗。據了解，百分之七十的大學生在四年的學校生活中都會感染單核白血球增多症。

在上大學之前或之後，也完全有可能患上單核細胞增多症。如果你現在正在處理甲狀腺問題，卻完全不記得曾經得過它，那麼考慮一下你在小時候得過這種病的可能性。儘管現在醫師開始診斷年僅六、七或八歲的兒童患有單核白血球增多症，但傳統上，醫師只會給年紀較大的兒童貼上單核白血球增多症的標籤。在大多數情況下，不論血液檢驗結果如何，診斷六歲以下兒童患有單核白血球增多症都是違反「規則」的。這是醫學領域中典型的規範問題，它其實阻礙了醫學的進步。在嬰兒和幼童身上，單核白血球增多症通常被稱為「風濕熱」或「腺熱」，儘管它實際上是同樣的疾病：第二階段，活躍的 EBV 感染。

你也可能在成年時曾有過單核病毒感染，但如果病情較輕，就從未察覺。有些人只有輕微的喉嚨癢和疲勞，持續一個星期後就過去了。他們從來沒有意識到那是單核白血球增多症。

這個階段是病毒具有傳染性的時候。如果你感染了 EBV，而且不是家族遺傳（意指從出生就有這種病毒），那麼你是在日常生活中有意或無意從患有單核白血球增多症的人身上感染的。當你終於面臨自己的單核白血球增多症時，醫師可能已經難以診斷了。這方面的血液檢驗並不完全可靠；它確實取決於不同醫師對血液中出現的抗體，或醫學院尚未教授有關血液白血球計數的細微不一致的詮釋。你可能根本就沒有得到正確的診斷。

單核白血球增多症發生時，身體免疫系統正在與 EBV 交戰。此時，EBV 不會像第一階段一樣隱藏起來不造成麻煩，而是開始釋放一種化學物質，向你的免疫系統宣布有入侵者出現，就像吹響戰鬥的號角一樣。EBV 在此的目標是攻擊你的淋巴系統，因為那是你身體的防禦機制。你的免疫系統的反應是派遣識別細胞，用一種荷爾蒙標記病毒細胞，將它們標示為血液和淋巴中的入侵者。接著，免疫系統會派遣士兵細胞尋找並殺死被標記的病毒細胞。

當這場戰爭展開時，患者會出現單核白血球增多症的症狀，從輕微到嚴重不等，這取決於患者所感染的病毒類型或種類。這些症狀（如喉嚨痛、發燒、頭痛和紅疹）並非是身體在和你作對，而是免疫系統在保護你。這些症狀會時好時壞。這是因為在某些時候，免疫系統能夠控制病毒；然後它需要聚集資源打下一場仗。

到了某個階段，病毒就會明白它不可能永遠活躍，所以它會開始在體內尋找一個長期的家。最後，經過一個星期或是幾個月的單核白血球增多症後，病毒會選擇一個或多個器官，並開始築巢，從血液中撤退。戰爭將會逐漸平息，EBV 將會進入第二階段的第二期，此時病毒通常會處於休眠與撤退狀態，儘管它仍然活著且保持警覺，並會紮營來等待觸發因子。

不幸的是，這種躲藏模式並不會阻止病毒造成問題。對於每一位第二階段的 EBV 患者而言，除非他們採用徹底的抗病毒方案，例如在本書稍後會看到的方案，否則病毒在這個築巢階段最終會進入肝臟。為什麼是肝臟？因為肝臟是身體的過濾器，所以汞、戴奧辛、不健康的脂肪、上一代遺傳下來的毒素和其他廢物等毒素都會在肝臟中積聚，而這些正好是 EBV 為了生存和再生愛吃的食物。

如果你試著回想並了解病毒在此階段可能對你造成的影響，請問自己是否在任何時候開始體重增加？儘管有著健康的飲食和運動，或者是否有一段時間開始覺得比平常更累、更無精打采，可能還伴隨著缺乏動力和有點腦霧？這可能就是 EBV 在第二階段的第二期讓自己感到舒服的時候。EBV 和它的有毒廢物會阻塞肝臟，使它變得遲鈍，而功能遲滯、負荷過重的肝臟與莫名的體重增加、體力及頭腦清晰度的變化有關（更多有關這些請見第五章）。

你的醫師或教練無法告訴你肝臟中的 EBV 是導致體重上升的原因，因為目前的 EBV 檢測是用來檢測病毒是否存在於血液中，而不是器官中。相反地，醫師可能會將體重增加的原因歸咎於更年期前期或荷爾蒙，或者，如果醫師有跟上最新的理論，就會將這些都歸咎於你的甲狀腺素。與此同時，你的健身教練可能會將你體重增加的原因歸咎於你的運動量或夜間進食。兩者都不對。這絕對不是你的錯。

一旦 EBV 移動到器官裡，那些血液檢驗會顯示過去的 EBV 感染，而不是這個當下的感染。醫學訓練會說，這表示病毒不再造成問題。沒有人意識到病毒在此時已經深入體內，不再是完全的戰鬥模式，仍在其他地方以其他方式活得很好。這種對 EBV 血液檢測的錯誤解讀會讓病毒悄悄溜走，也讓醫學界無法了解 EBV 危害的全面性。恕我直言，但這是過去到現在醫學史上最大的錯誤之一。

要改變這個現象，就需要更多的資金和研究來解釋淋巴細胞、嗜鹼細胞、嗜中性白血球、單核細胞，甚至血小板數值與 EBV 抗體數值間的關係，並確定這些血液檢測結果的細微差異所代表的意義。基本上，專業人員需要全面學習如何閱讀血液檢驗結果。如果這些白血球顯示出抗爭的跡象，那麼「過去的感染」很可能在身體某處仍然存在且活躍著。例如，某人的淋巴細胞是否有異常現象，同時他們也顯示出「過去感染」的 EBV 抗體？這就很清楚說明 EBV 在器官中起了作用，也是患者症狀的原因。請記住，由於血液檢查仍不完善，你會在第七章〈甲狀腺猜測檢驗〉中讀到，生活中感染 EBV 而血液檢查結果未顯示任何異常的情況是很常見的。但在其他時候，EBV 會出現在血液檢測結果中被醫療專業人員發現。EBV 是否即將從肝臟轉移到甲狀腺？它是否已經在甲狀腺中，形成了結節或甲狀腺功能低下？它是否正在引發第五章中的另一種疾病？在許多情況下，這些標記都存在。只有當醫學界看到這一點時，他們才能在 EBV 流行之前取得先機。

EBV 在肝臟築巢可能引起的其他問題包括：糖化血色素（A1C）數值升高、第二型糖尿病、高膽固醇、A 型、B 型、C 型和 D 型肝炎、肝纖維化、肝臟發炎、對以前從來沒有問題的食物產生敏感性，以及胃內鹽酸過低，最後一種情況會導致脹氣、便秘、食物難以消化，以及腸道中充滿毒素。這通常被歸咎於腸漏症，這是一種錯誤的健康理論，我在《醫療靈媒》一書中有更多的論述。

對某些人來說，此時病毒只會停留在肝臟中。對於許多其他人而言，病毒會同時侵入脾臟和／或生殖器官。EBV 在脾臟（身體的另一個過濾器）會隨著時間而使器官發炎。導致脾臟腫大和脾臟異常，會讓你的左側肋下有脹痛或觸痛的感覺。

當 EBV 轉移到女性的生殖器官時，可能會導致纖維瘤、多囊性卵巢症候群以及懷孕的併發症。對於男性而言，EBV 的常見目標是前列腺，病毒細胞會埋藏在前列腺中，長期下來則會導致癌症。沒錯：EBV 是前列腺癌的隱藏病因。

第二階段的這個巢穴期大概可以持續一個月到二十年不等，取決於患者所感染的病毒品種、來自哪個群體，以及生活環境和接觸的誘因。對許多人而言，EBV 會在肝臟中維持低強度停留數十年之久，直到五十歲左右才會進入下一階段，特別是如果病毒的類型較溫和。對於其他人來說，EBV 可以在短短三個月內從單核白血球增多症感染發展成肝臟感染，再發展到下一個階段，即甲狀腺感染。最常見的情況是巢穴期持續四到五年。

無論這段期間持續多久，病毒都在等待。最後，當一個或多個適當的觸發因子出現時，例如，當某人經歷了極度悲傷或受傷，或服用了超大劑量的新藥，或觸發因子清單上的任何其他因子時，病毒就會感應到隨著免疫系統的挑戰而出現的過多壓力荷爾蒙。它會識別出脆弱點，並開始採取行動，最後準備向下一個目標前進：甲狀腺。

第三階段：甲狀腺階段

在此階段，有些人會經歷另一次輕微的單核白血球增多症發作。這在血液檢驗中不會顯示為單核白血球增多症，因為你之前已經感染過一次單核白血球增多症，所以醫師很可能會注意到顯示過去感染的抗體，因此判斷病毒不可能同時活躍。

與此同時，病毒確實會再次變得非常活躍，使肝臟中充滿毒素，這些毒素會釋放到淋巴系統和血液中，混淆保護甲狀腺的淋巴細胞。這些淋巴細胞被專門分配到甲狀腺區域（如果需要，還會分配到扁桃腺）。醫學研究和科學尚未發現你的甲狀腺有自己的專屬免疫系統，而這些甲狀腺專用淋巴細胞是其中的主要部分。隨著時間過去，病毒會分散和消磨整體免疫系統的注意力，以至於甲狀腺自身的免疫系統被要求分散到身體的其他部位來幫忙，最終導致這些特殊的甲狀腺淋巴細胞離開甲狀腺的區域。這就像將軍的軍官被從營地吸引到戰場上，讓將軍暴露在外。當甲狀腺淋巴細胞集中在其他地方時，EBV 細胞就可以趁機進入甲狀腺。

一旦病毒在甲狀腺內占據一席之地，當病毒開始深入甲狀腺組織，引起甲狀腺問題時，單核白血球增多症的症狀就會逐漸消失，而這些問題往往被誤認為是老化、自體免疫和更年期的問題。這時候，這些成熟的病毒細胞實際上已經變形，可以像鑽子一樣在甲狀腺內扭曲旋轉，殺死甲狀腺細胞，並在腺體上留下疤痕。

當這些像鑽子一樣的病毒細胞死亡並被取代時，它們的舊病毒殼就會進入血液，而且由於它們的形狀，這些病毒殼在血液檢測中常被誤認為是螺旋體，如波氏桿菌。許多人因此被誤診為萊姆病。

病毒在甲狀腺內藏得越深，你的免疫系統就越難將病毒標記起來進行破壞。此外，EBV 的神經毒素、皮膚毒素、病毒副產物和屍體會分散免疫系統的注意力，讓免疫系統因為一次要處理的事情太多，以至於無法將所有資源用於阻止活躍的病毒細胞，尤其是如果有人吃的是所謂的「標準美式飲食」，或同時處理第二章中的任何誘發因子。（第三階段也可能會導致紅斑性狼瘡，因為這時會釋放過多的神經毒素、病毒副產品，尤其是皮膚毒素。我會在第五章詳細解釋這種情況。）

在我們進入更多的甲狀腺細節之前，請記住，一些病毒細胞總是會留下來——在肝臟、脾臟和生殖系統中駐紮——即使大部分病毒已經轉移到甲狀腺。剩餘的EBV 細胞會繼續以這些器官中找到的食物來源為食，這代表在它開始對甲狀腺造成破壞之後的很長一段時間，病毒都會繼續造成器官問題，例如功能遲緩、停滯的肝臟或脂肪肝、不孕、心悸、消化道不適，或是腦霧。此外，隨著病毒在甲狀腺內複製，它會釋放出副產品、毒素和其他廢物，而肝臟和脾臟是這些污泥的過濾器，因此它們在第三階段的負擔將比以前更重。

在某些甲狀腺疾病的病例中，甲狀腺受到的病毒攻擊仍然很輕微，這通常是因為患者的 EBV 菌株侵襲性不強，在生活中沒有接觸到很多毒素，也沒有遇到很多誘發因素。如果你是這樣的人，你可能只會出現輕微的甲狀腺功能低下，這是由於病毒侵蝕甲狀腺組織後，進而降低甲狀腺所能產生的甲狀腺荷爾蒙的量。由於甲狀腺功能低下是經年累月緩慢發生的，因此甲狀腺功能低下通常會被視為「年紀大了」的診斷而擱置一旁。

正如你在接下來的兩章中會讀到的，這種甲狀腺功能低下症本身並不會對健康造成影響，因為人體有足夠的能力來補償甲狀腺荷爾蒙的不足。事實上，數百萬女性都有隱性甲狀腺機能不足的問題——但她們不知道自己的甲狀腺機能不足——因為單單這一點並不會顛覆你的生活。甲狀腺功能低下只是 EBV 的另一種症狀。幾乎所有感染 EBV 並發展到甲狀腺的患者都會在某個階段出現甲狀腺功能低下。這就是為什麼這是全球範圍內最普遍的疾病之一，而醫學研究和科學界還沒有找到真正的原因。

如果人們在甲狀腺功能低下的同時還出現了許多衰竭症狀，那是因為病毒在人體內部更加活躍了。與最新的健康資訊相反，大多數與甲狀腺機能低下症相關的症狀都與甲狀腺損傷無關，而是 EBV 本身的症狀。連結到這個真相就能大大增強你的抗病能力。

隨著時間過去，如果病毒株更具侵略性，EBV 可能會變得更強大，以新的強度侵入甲狀腺。這會造成發炎（甲狀腺炎），導致許多人的甲狀腺腫大。正如你在第二部「阻礙你的重大錯誤」中會讀到的，發炎並不是身體失控的徵兆，也不是任何疾病的原因或解釋。發炎是受傷或外來物質入侵的症狀。

在甲狀腺中，發炎是由兩種因素造成的：病毒細胞入侵所造成的破壞損傷，以及病毒本身的入侵。作為回應，免疫系統會製造抗體來攻擊 EBV 細胞，但醫學界誤以為這些抗體是由患者自身的免疫系統製造出來破壞甲狀腺組織。這和事實相去甚遠。這些抗體不會破壞甲狀腺組織；它們會破壞病毒細胞，也就是引起發炎的細胞。這些抗體與「免疫系統出現故障並破壞身體」的說法完全相反。事實上，它們證明了你的身體為了保護你免受病毒入侵而付出超常的努力。

橋本氏甲狀腺炎是甲狀腺功能低下症的進階版。雖然有些消息來源聲稱是「橋本氏甲狀腺炎會導致甲狀腺機能低下」，但事實並非如此。你的生活中發生了什麼，從對你的免疫系統的其他壓力到飲食，再到第二章中的誘發因素，都將決定病毒從甲狀腺機能低下症（甲狀腺輕微損傷和性能不佳）變成完全的橋本氏症（甲狀腺嚴重發炎、損傷更大）的速度。分娩是誘發橋本氏症的一個特別常見的因素，這就是為什麼你會聽到很多新手媽媽患上這種疾病。

當然，你的甲狀腺疾病可能會朝另一個方向發展——甲狀腺機能亢進和／或葛瑞夫茲氏症。正如我之前提到的，這些疾病是由特定類型的 EBV 引起的，在第三階段，EBV 會促使甲狀腺製造更多組織，從而產生更多的甲狀腺激素。這對健康有其獨特的影響，我們將在本書稍後討論。目前要牢記的重要一點是，你的身體再一次站在你這邊。是 EBV——甲狀腺病毒——引起了這些問題，而不是你的身體或免疫系統出了問題。

在所有這些第三期 EBV 的病例中，病毒可能很快就會轉移到下一個目標，戰鬥也可能會在甲狀腺中持續幾年，時好時壞，這取決於我們一直在談論的那些因素，例如誘發因素、營養的缺乏、毒素等等。和單核白血球增多症一樣，在第三階段中，病毒和你的免疫系統繼續試圖鬥個你死我活，這時候出現症狀大發作並隨之而來的休戰時間非常常見。此階段可能出現的症狀包括（但不限於）疲勞、腦霧、心悸、脹氣、混亂、熱潮紅、焦慮、睡眠問題、疼痛、慢性喉嚨痛、輕微發燒、刺痛和麻木、頭髮變稀疏、指甲變脆、皮膚乾燥和頭暈。（如需更詳盡的清單及各種症狀的解釋，請參閱第五章）。這些都是病毒症狀，而其中一些是病毒仍然存活在其他器官的症狀，不是甲狀腺引起的。

在這場持續的戰鬥中，免疫系統的首要任務是保護甲狀腺。如果病毒已經在你的甲狀腺中存在一段時間，那麼就有可能在腺體上出現結節（小腫塊）。這些是人體為了阻擋病毒而製造的鈣化監獄。經過一段時間，如果被困的病毒細胞特別活躍，結節可能會演變成囊腫。有時，甲狀腺內的疤痕組織會形成小囊腫，這些囊腫會長成良性腫瘤。但如果感染了第四組和第五組中那些罕見的、侵襲性強的 EBV，甲狀腺中就可能會出現癌腫瘤，通常也代表患者的器官中毒素的含量很高。

病毒針對甲狀腺攻擊的目的是要削弱你的內分泌系統。甲狀腺受到損害時會促使腎上腺超速運轉，這種情況可能會持續一段時間，而所有過剩的腎上腺素就像是病毒的大餐。EBV 利用腎上腺素和皮質醇來變得更大更強，並藉此繼續等待適當的觸發點（例如失戀或離婚）或燃料（例如過多的腎上腺素或吃太多的雞蛋起司三明治）來向它的終極目標前進：中樞神經系統。這並不是不可避免的，所有這些都可以在進一步發展之前被阻止、逆轉或控制。

第四階段：成因莫名疾病階段

就像從第二階段過渡到第三階段一樣，即使前線的病毒細胞會在前線造成新的麻煩，有些病毒細胞還是會留在原處繼續作怪。換句話說，當病毒開始影響人的神經系統時，通常會繼續損害甲狀腺，並對第二階段時的目標器官造成負擔。EBV 甚至可以在一天之內從第三階段進入第四階段，這代表它幾乎可以在同一時間開始攻擊甲狀腺和中樞神經系統。

幸運的是，許多人都不會走到這個階段。有了這本書中的資訊，你就可以避免第一、第二或第三階段的 EBV 走到這個最令人大傷元氣的階段。如果你已經到達這個階段，請不要害怕，你有機會好轉，這場仗是可以贏的。

隨著越來越多的病毒變種進入人類社會，更多更年輕的人會進入第四階段——如果他們的生命中沒有人與他們分享這本書揭示的真相的話。許多十幾歲和二十出頭的年輕人正在面對莫名的症狀，例如疲勞、困惑、焦慮、憂鬱、沮喪、胃痛和思緒翻騰的情形。有時這些問題會被忽視，有時被歸咎為青春期的焦慮，有時又被貼上過動症（ADHD）、躁鬱症、念珠菌感染或人格解體等標籤。醫師會根據這些診斷開處方藥，但這些處方藥往往無濟於事，因為它們並沒有解決真正的潛在病毒問題。在許多病例中，年輕人被誤診為憂鬱症，但對許多受苦的人來說，真正的情況是 EBV 正在進入第四階段。

舉例來說，被誤診為 ADHD 的患者，其真正的情況可能是病毒造成的腦霧和混亂，使他們難以集中注意力，同時還會因為 EBV 的神經毒素而思緒翻騰、坐立不安。這並不是「真正」的 ADHD，因為 ADHD 是由汞造成的。這與躁鬱症的誤診相似：有些人可能會經歷神經疲勞與神經毒素引起的憂鬱，當病毒強度稍稍減緩時，又會出現精力充沛劇烈活動的時期，而病毒性焦慮又會讓他們躁動不安。念珠菌問題則通常是由 EBV 引起的肝臟功能障礙所造成的腸道問題，而不是這種有益的真菌，也不是任何寄生蟲或被誤解的「腸漏症」。（關於真正的過動症——並非由病毒引起——的解釋、念珠菌和消化道健康的真正情況，以及對憂鬱症的更多見解，請參閱《醫療靈媒》的相關章節。）

對於人格解體（depersonalization），這些年輕人表面上表現出的是絕望、疏離和輕率魯莽，但事實上經常發生的卻是，EBV 的神經毒素正讓神經系統訊號傳輸短路，干擾仍在發展中的大腦。由於大腦要到二十多歲才會完全發育，因此第四期 EBV 會是一個廣泛常見的問題，讓許多年輕人感到孤立無援，而他們的親人也感到無能為力。這是發生在現今世界的災難之一，但卻是可以避免的，只要有關 EBV 的正確訊息能傳達出去。

無論你的年紀大小，如果你已經面臨這些問題或莫名的疾病，例如纖維肌痛、慢性疲勞綜合症、類風濕關節炎、耳鳴、眩暈、梅尼爾氏症、肺纖維化、囊腫性纖維化、間質性肺炎、埃勒斯 - 當洛氏綜合症、其他結締組織疾病、類肉瘤、不寧腿或多發性硬化症，那麼你已經熟知第四期 EBV 對生活所造成的破壞，包括身體和情緒上的各方面。

第四期 EBV 通常最容易讓患者感覺（或被告知）他們瘋了、懶惰、說謊或有妄想症。血液檢驗、X 光、核磁共振掃描和電腦斷層掃描都無法診斷出 EBV，這讓醫師們對於成群帶著莫名神經症狀來就診的患者感到非常困惑。家人和朋友也很理解或認同這個醫學無法提供解釋的狀況，為什麼患者無法發揮正常功能。這往往是 EBV 患者感到最孤單的時候，他們內心深處知道自己絕對無法偽造疼痛、腦霧、頭暈、極度疲勞等症狀，卻又不禁懷疑自己是否在自欺欺人，真的在偽造自己的疾病，或是他們自己莫名的造成了自己的疾病。

好了，不需要再懷疑了。這一切都有個非常真實的、具體的解釋。在 EBV 的第四階段，病毒的神經毒素會充斥人體的血液，並會進入大腦，使神經傳導物質短路；此外，病毒會使全身的神經發炎或受到感染，使它們對神經毒素變得敏感甚至過敏。因此，通常會出現嚴重的腦霧、記憶力衰退、困惑、沮喪、焦慮、偏頭痛、關節痛、神經痛、心悸、眼花、不寧腿、耳鳴、失眠、受傷後難以療癒等等。當你讀到第五章時，你會發現這些症狀和狀況的特殊性。

當神經受到傷害時，不論是因為意外或 EBV，都會發出「警報」荷爾蒙，通知你的身體神經已經暴露，需要修復。在第四階段裡，EBV 會偵測到這種荷爾蒙，並衝到現場鉤住懸掛在受損神經上的根毛。

當病毒在中樞神經系統或其周圍住下來時，它會使神經發炎。EBV 的計畫就是要你的身體運作減緩，讓血管系統無法提供足夠的氧氣給你的器官。氧氣能讓神經系統保持強健，也是抗病毒療癒的必要條件。當體內氧氣不足時，就會創造 EBV 生長和繁殖的營地，也會造成結締組織疾病。這就是為什麼現今流行的高脂肪飲食對有神經症狀和病症的人是有害的，因為血液中的高脂肪會降低氧氣含量，讓病毒孳生。

在第四階段，就像在其他階段一樣，EBV 隨時都準備好要迎接某人生命中腎上腺素大增的時刻。任何誘發戰鬥或逃跑、恐懼因素型反應的經歷，例如遭遇車禍、收到壞消息、受到情緒攻擊或被人背叛、離婚或分手，甚至是分娩，都可能成為第四階段進一步發展的燃料。

舉例來說，如果你和伴侶大吵一架之後，纖維關節炎又發作了，你可能會以為是因為自己沉溺於這件事的負面情緒中所導致的。請不要再讓這種想法折磨你了。你現在可以從一個新的、真實的角度來理解你的疾病：在那次爭吵後造成的創傷，若使你經歷了一段無法擺脫的絕望、悲傷和沮喪的時期，你並不是沒有振作起來，不像一個「正常」的人一樣繼續生活，也不是以這種方式來編造你的肌肉疼痛和腦霧，或者以某種方式來「創造它們」。你對創傷的反應完全是人類生物學上的固有的，而病毒剛好在你的血液和神經系統中，使情況更雪上加霜。更糟的是，當病毒症狀比平常更嚴重時，這也成為你的創傷，同時也是身體上的負擔。（欲知更多隱性、日常的創傷症候群，或稱 PTSD，請參閱《醫療靈媒》中的相關章節）。

重要的是，你要知道，無論你的生活中發生了什麼腎上腺素激發的事件，都有可能導致各種症狀的發作，並不是因為你陷入了一個惡性循環，讓自己因為產生「負面」的能量或「錯誤」的想法而生病。這些現象都是生理上可以解釋的。

症狀的大發作也可能會是在你的免疫系統和病毒之間的鬥爭中。當你在體內難以到達的地方殲滅 EBV 時，有時 EBV 會嘗試透過再增殖來平衡它的損失，繼續第二或第三輪的增生以至於讓那些症狀再度出現。

很多時候，醫師會誤將第四期 EBV 當作腎上腺疲勞。雖然腎上腺疲勞確實存在，而且可能非常具有挑戰性（我在第一本書中也用了一整章的篇幅來說明），但醫學界尚未意識到真正失落的關鍵是什麼。無論你在其他地方聽到什麼關於腎上腺疲勞有多普遍的說法，也不管他們想要如何說服你，它都不是個能解釋一切健康問題的答案。以腎上腺疲勞（或甲狀腺問題）來解釋全世界的問題是不準確的。

在最嚴重、致命的疲勞背後，真正的原因是神經性疲勞——這是第四期 EBV 的症狀，我們會在本書稍後詳加探討，包括 EBV 引起的其他症狀和病症。這是醫學研究才剛開始粗淺識別的症狀。醫學界對神經性疲勞的成因、範圍或與後期 EBV 的關係還沒有概念，因為醫學界還沒有意識到後期 EBV 的存在。這種神經性疲勞是每一百位感染 EBV 的大學生中，約有十七位無法返回學校的首要原因，而且在許多情況下，他們無法回到正常的人生，因為他們連存活都出現困難。

第四期 EBV 並不代表終身監禁。當你了解讓你生病的真正原因，並學會使用本書中有關如何恢復健康的工具時，你就掌握了重建免疫系統和重新控制的力量。這不僅是找回肝臟、生殖系統、甲狀腺或神經系統的健康，而是重拾你的人生。

和自體免疫的關聯

讓我們重溫一下：造成甲狀腺功能低下（甲狀腺活動不足）、甲狀腺功能亢進（甲狀腺過度活躍）、甲狀腺炎（發炎）或甲狀腺結節、腫瘤、囊腫和組織損傷的原因不是來自於你的自體免疫系統，這是甲狀腺病毒——EBV——的後期症狀。也不是你自己的免疫系統引起了被標記為自體免疫的橋本氏症、甲狀腺炎或葛瑞夫茲氏症，病毒才是罪魁禍首，而你的免疫系統站在你這邊。了解這一點對你的療癒至關重要。這是痊癒的最重要因素之一。

EBV 不只是解釋了甲狀腺的「自體免疫」疾病，EBV 也是許多其他自體免疫性疾病的幕後推手。如果你曾經因為診斷出橋本氏甲狀腺炎或葛瑞夫茲氏症而擔心自己具有較容易感染自體免疫疾病的傾向，或者如果你已經在罹患橋本病或葛瑞夫茲氏症的同時，被診斷也患有其他自體免疫疾病——請放心，你的其他問題極有可能與甲狀腺問題來自同一源頭：病毒。這就代表即使你可能有十種症狀或疾病標籤，你也可能沒有十種獨立的疾病——可能只有 EBV 的問題。解決這個問題就能解決全部。這是療癒的另一項重要知識。

EBV 是許多所謂自體免疫疾病的元凶，包括慢性疲勞症候群、纖維肌痛、濕疹和乾癬、乾癬性關節炎、A、B、C、D 型肝炎、多發性硬化症、類風溼性關節炎和紅斑性狼瘡。這些病症與身體功能出錯無關；它們與免疫系統為對抗入侵者而進行的搏鬥有關。在第五章中，我們將詳細介紹其中一些疾病。了解 EBV，就是了解自體免疫。你在這本書中所讀到的一切都會讓你明白這一點。

在接下來的章節中，你所讀到的一切都將幫助你更了解現在所處的位置，以及如何邁向更好、更光明的未來。這得從欣賞你的甲狀腺開始，欣賞它真正的尚未被發掘的能力。

第四章

甲狀腺的眞正目的

這個位於頸部前方的小腺體，其實並不是大家所以為的「新陳代謝管理者」。目前已經發現的甲狀腺荷爾蒙以及尚未發現的荷爾蒙，並不能直接控制你的體重、調節你的飢餓感、點燃你的性慾或提升你的能量。這種新陳代謝的概念其實過於簡單，也已過時。「新陳代謝」只是一個陳舊的名稱，意思就是人體處於不斷的內部變化和運動狀態。這和發現「我們還活著耶」差不多。新陳代謝是一個籠統的名詞，它掩蓋了一個事實，那就是我們對這整件事還有很多不了解的地方。

你的甲狀腺的真正功能和目的，其實比現代醫學對它的理解還要有趣得多。**事實上，你的甲狀腺是身體的資料中心。它是你的第二個大腦**。最重要的是，即使甲狀腺受到 EBV 的破壞或被手術移除，你的甲狀腺仍然可以執行這項主要工作。由於內分泌系統的其他部分也非常先進，因此它也可以代替其他部分。

作為資料中心，甲狀腺會將你體內所有的平衡狀態標記並分門別類地清楚記載（平衡狀態是指你的各個身體系統之間的生理平衡狀態，是健康狀態的首要）。甲狀腺會記錄你個人的平衡外觀、感覺和行為。來自每個器官和每個腺體的訊息都會傳遞到甲狀腺。必要時，連類似抱怨的訊息也會被轉達。就像公司的人力資源部門一樣，你的甲狀腺會處理這些報告，收集並記錄有關體內哪些功能良好、哪些功能不佳、哪些有毒、哪些無毒的相關資料。

然後，日復一日，你的甲狀腺利用它對平衡的記憶，發出類似無線電的頻率（尚未被醫學研究發現或測量），將任務和責任下放至全身，以保持一切平衡。你的甲狀腺是自給自足的，它利用它對你個人平衡狀態的智慧，不斷為你重新創造平衡狀態，所以當某個系統被過度消耗或壓縮時，另一個系統就會啟動來補償。當甲狀腺根據需要將不同的頻率傳送到身體的不同部位時，它甚至可以為這些部位提供能量，但這些能量還未能被研究和科學所評測。

例如，當肝臟因為疾病而失去活力時，胰臟就必須更加努力地工作。甲狀腺接收到這一訊息，並向肝臟發送額外的無線電頻率，以便重新校準和支持肝臟，同時給予胰腺額外的能量支持。

即使在甲狀腺本身受到損害時，它仍然可以執行這些重要的功能。

甲狀腺荷爾蒙

在甲狀腺所做的所有工作中，它最不重要的工作就是製造四碘甲狀腺激素（T4）和 三碘甲狀腺激素（T3）。請記住，醫學研究和科學對於 T4 和 T3 對健康的影響只是理論上的，這些荷爾蒙的功能還無法在任何實驗室或研究室評估或測量。T4 和 T3 的生理作用仍然是個醫學謎團，沒有人可以承認或反駁這一點。這是另一個被視為真理和定律的理論，但探索它的大門卻是緊閉的，這就是我所謂的「閉門理論」。雖然醫學界至今認為荷爾蒙分泌是甲狀腺最重要的功能，他們假設這些荷爾蒙對每個細胞的新陳代謝都有影響，但事實並非如此。是的，甲狀腺確實透過調節你的所有細胞而在促進平衡這件事上有其重要性，但這並不完全取決於 T4 或 T3。

已知的甲狀腺荷爾蒙並不是最重要的。想想看：如果甲狀腺荷爾蒙分泌不足真的是許多甲狀腺疾病的主要原因，那麼當一個人開始服用荷爾蒙替代藥物時，為什麼疾病不會消失呢？問問數百萬服用甲狀腺藥物的婦女，自從開始服用荷爾蒙以來，她們是否不再為體重增加、落髮、發燒、失眠等問題而煩惱。她們中的一些人可能在服藥後感到了一些改善——但在大多數情況下，這是因為她們同時徹底改變了飲食和運動計畫。然而，絕大多數的人都會說他們的症狀並未消失。這是因為這些症狀是病毒引起的，而不是荷爾蒙引起的，所以荷爾蒙並不能解決問題。

T4 和 T3 對你的健康確實有影響。科學界不知道它們的真正功能是保持免疫系統平衡以防止對刺激的反應不足或過度、幫助保持體溫恆定，以及支援胰臟。不過，當甲狀腺無法產生足夠的這兩種荷爾蒙時，也很少真的會出現症狀。

從本質上講，T4 和 T3 是類固醇化合物，當甲狀腺活動不足和功能減弱時，你的身體有內在的機制來補償這種損失。你的甲狀腺會向內分泌系統的其他部分和其他器官撥打 119 尋求支援。首先，一個健康、正常運作的肝臟會有一個 T4 的「儲存庫」，它也可以將 T4 轉換成 T3，因此如果甲狀腺不活躍和出問題時，肝臟就會釋放這些荷爾蒙。事實上，將 T4 轉換成 T3 主要是肝臟執行的功能，而不是甲狀腺的功能。如果你聽說自己有轉換問題，要知道這與肝臟有關——它可能已經因為 EBV 而負擔過重，再加上其他毒素，如農藥、重金屬或處方藥物。肝臟功能失調是導致甲狀腺荷爾蒙轉換問題的真正原因。

如果肝臟因為 EBV 或其他因素而受到損害，胰臟就會增加荷爾蒙胰島素的釋放量，以幫助 T4 轉換成 T3，同時也會增加酶的釋放量，以促進消化過程。此外，腎上腺也會以其量身訂做的類固醇混合液介入，以幫助取代及模仿減少的甲狀腺荷爾蒙。（這種腎上腺素混合物不會在血液檢驗中被檢測出是甲狀腺荷爾蒙，因為它在組合位置上有微妙的不同。由於沒有人知道人體有這種荷爾蒙替代系統，血液檢驗也不是為了偵測這種荷爾蒙而設計的，因此它也不會被察覺）。最終的結果是，基本上你不會感受到甲狀腺荷爾蒙分泌降低所帶來的影響。

與甲狀腺相關的荷爾蒙，稱為促甲狀腺激素（TSH）和促甲狀腺素釋放激素（TRH），確實也扮演著各自的角色，而且當出現任何問題時，身體也有強大的方法來替補它們。TSH 就像是學校的鈴聲，告訴大家要去上課了。TSH 由腦下垂體產生，其工作是通知甲狀腺依序產生 T4 和 T3。而下視丘分泌的 TRH 則會通知腦下垂體何時該釋放荷爾蒙。

在這種情況下，下視丘就是你的身體安全機制。如果有東西傷害到腦下垂體，下視丘實際上可以模仿 TSH，要求甲狀腺製造 T4 和 T3。這是人體的另一個備份、備用、故障轉換系統。在極少數情況下，EBV 會攻擊下視丘，中斷這個過程，不過這種情況很少見。

而說起甲狀腺如何運作，最重要的就是其作為所有器官和腺體之間的機構備忘錄和守護者的功能，但這並不需要 T4 或 T3 或其信號體 TRH 或 TSH。相反的，甲狀腺會產生另外兩種尚未被醫學研究和科學發現的甲狀腺荷爾蒙：我稱它們為 R5 和 R6（很有可能研究也會這樣命名它們，不過即使給它們別的名字，它們也會是一樣的荷爾蒙）。它們在甲狀腺發射訊息和監控身體的無線電頻率中扮演著舉足輕重的角色。

然而，這裡還有更多的安全措施：這些荷爾蒙幾乎是不可能被消耗完的，肝臟還會另外保留一個儲藏箱作為備份。就像其他的甲狀腺荷爾蒙一樣，腎上腺可以在需要時產生模仿 R5 和 R6 的混合荷爾蒙。

我們往往傾向於堅持我們既有的認知，並將其作為重點。這就像陽光為我們提供了一系列的健康益處，但只有維生素 D 會受到我們關注一樣。醫學界對目前甲狀腺藥物以及已知荷爾蒙 T4、T3、TSH 和 TRH 的執著，總有一天會隨著其他甲狀腺荷爾蒙以及甲狀腺的真正功能的新研究而消退。現在，我們仍停留在「拿去！看是要這隻豬的甲狀腺還是人工甲狀腺，然後別來煩我」的階段。這就是我們一百多年來的進展。總有一天，醫學研究會把甲狀腺在人體中真正作用的拼圖拼湊起來。與此同時，你會知道事實是什麼，而這對你的療癒至關重要。

腎上腺的連結

現在回到甲狀腺病毒。上述的所有跟 EBV 有什麼關係？你有很強的復原能力，儘管病毒試圖通過擾亂甲狀腺來製造混亂，它仍無法打倒甲狀腺。你的甲狀腺和支持它的後備系統對於 EBV 來說根本太先進。即使你的甲狀腺因為病毒的破壞以至於你必須用手術將它移除或用放射碘將它除去，它仍然可以完成它的工作，你會在第十九章〈該是重建身體的時候了〉中讀到更多。

而當 EBV 攻擊甲狀腺時，身體必須做的所有這些補償也確實在其他地方造成了一些問題。首先，EBV 的攻擊會撼動系統，然後開始消耗它。這是 EBV 的目標之一：試圖擾亂平衡，並使免疫系統失衡。

甲狀腺荷爾蒙分泌不足時，腎上腺（內分泌系統最重要的部分）就必須擠出我之前提到的替代類固醇。這是個非常了不起的過程：請將腎上腺想像成地球上最先進的廚師或化學家，他們可以制定出精確的食譜來模仿缺失的成分。這真的很厲害，這些假的甲狀腺荷爾蒙實際上是可以改變形狀的化學物質，可以完全滿足你的身體需求。這就是為什麼甲狀腺功能低下的人還能沒有任何症狀的安然生活，甚至也不受潛在的 EBV 影響。腎上腺既能補償甲狀腺荷爾蒙不足，又能在病毒榨乾身體時，為你提供額外的能量。無論你的腎上腺有多麼受傷或疲勞，它們總是會補償甲狀腺。這種機制是人體內建的，唯一會造成障礙的因素就是當腎上腺發生了可怕的事情，而讓你完全失去了它們。

這個腎上腺補償的過程是完全必要的。沒有它，你就無法運作。壞處是，正如我之前提及，EBV 喜歡所有的額外腎上腺素；這是它最喜歡的食物之一。因此，即使你的身體奇蹟地保持平衡，讓你可以度過每一天，EBV 依然不肯罷休。它仍然飢腸轆轆，它的目標仍然是你的中樞神經系統，除非你知道如何阻止它。

要充分了解 EBV 以終止它，很重要的一步是要發現你的特定症狀和病症的方式和原因。現在你已經知道了 EBV 的誘發因素、它的類型和階段，以及你的甲狀腺和支持它的系統有多麼強大——現在你已經知道你的甲狀腺從來都不是你患病的幕後推手——該是時候讓你看看病毒是如何一直在你的症狀和病症背後了。你即將發現療癒的最關鍵要素之一。

第五章

各種甲狀腺症狀與狀況說明

在十九世紀末，EBV 仍然非常溫和。當時的病原體並不具備可怕的傳染性或攻擊性；要感染這種病原體，必須與正在經歷活躍的 EBV 感染的人直接交換體液，而這種感染非常罕見。EBV 可以在人體內休眠一輩子而不引起問題或症狀。

這是因為 EBV 最初是種有益的病毒。醫學科學現在才要開始記錄有益病毒存在的可能性。在未來，研究人員會發現這不只是一種可能性，而是現實。沒錯，就像我們有「好」細菌幫助保護我們的健康一樣，「好」病毒也是存在的。這些是我們隨身攜帶的溫順、有益的蟲子，有助於保持我們的免疫系統正常運作。EBV 曾經是其中之一。在其最原始、最基本的狀態下，EBV 是一種站在我們這邊，且不會對我們造成傷害的小型病毒。事實上，它甚至有助於清除我們體內的有毒廢物。在十八世紀末之前，我們體內的廢物主要是身體自然機能的副產品；其餘的則來自我們進食的食物，以及一些早期未經改變的重金屬。EBV 是我們的朋友，負責清除全身的毒素，包括肝臟、脾臟、腸道、淋巴系統，甚至血液中的毒素，使它們不會對我們造成傷害。後來 EBV 卻「黑化」了，但這並不是病毒本身的錯。

兩波現代化浪潮將 EBV 變成了今天的樣子。首先是工業革命。在十八世紀末和十九世紀初，人類開始前所未有地操縱化學化合物，以新的方式使用有毒的重金屬、產生強烈的化學反應，然後燃燒和處理這些化合物，各種污染物進入我們的空氣和水道。當這些毒素進入人們的體內時，EBV 就有了新的食物。病毒仍然是溫順和有益的，它清除毒素以保護我們，但是，這些新的工業革命毒素對病毒造成了輕微的毒害。為了保護自己，病毒會以毒性更強的形式排出毒素，因為病毒的處理過程增加了毒素的效力。EBV 細胞會進入重新消耗這些毒素的循環，於是就造成了「適者生存」的考驗。那些能夠承受這些毒素的侵蝕和再加工的 EBV 就得以存活和繁殖，而較弱的病毒細胞則會死去。雖然 EBV 仍試著站在我們這邊，但這時它也需要讓自己活下去，因此它變得比以往更強大。

在十九世紀末和二十世紀初，一波波實驗性的殺菌劑、除草劑和抗生素（比盤尼西林的發現和興盛還早）被製造出來。這些混合物含有砷、銅、鉛和石油等高風險成分。在實驗室新合成，專門供工業使用的早期粗製化學化合物，以及在石油和天然氣產業的石油廢料上生長的真菌和黴菌等等，正好是讓 EBV 活躍起來的關鍵燃料。一些粗製的抗生素成為早期藥房在賣的藥物，但你從來沒有在歷史課或醫學院學過這方面的知識，因為大家都不知道，盤尼西林其實是經過數十年魯莽、失敗的有毒成分實驗後才被發現。一桶桶危險的製品被免費投放在全國各地的農場，而不是在商店裡銷售或在雜誌上刊登廣告。儘管這種情況沒有被記錄下來，但這就是「噴遍田間每一種食物」化學物濫用的開端。（遠早於傳統農業的「綠色革命」；這個不知名的化學時代甚至比綠色革命的早期研發階段還要早個五十年。）

人們與這些混合物的接觸，不管多不明顯，都是很普遍的——他們的食物、藥物和水源都受到污染，結果，他們身上的 EBV 都得到了所需的成長條件，而且還帶來了其他病菌，像是第一種 EBV 的輔因子——鏈球菌。換句話說，這些危險的物質給了病毒所需的補給，讓它可以像浩克一樣大變身與免疫系統開戰，因此引發了第一批腺熱病例。突然之間，不只個別的 EBV 病例從無害變成有問題，因為 EBV 開始喜歡工業化、實驗室開發的化學藥品；現在，變種、增強的病毒正以更快的速度在人群中傳播。就像朋友反目成仇一樣，EBV 變成了敵人。

這種轉變的影響需要數十年的時間才能顯現出來。由於 EBV 採取走走停停的策略，它可以花數年的時間休眠並靜靜地繁殖，同時等待最佳的觸發點來進行下一步的行動，因此這些早期繁殖力不佳的 EBV 菌株需要相當長的時間才會被看見。在二十世紀初，有幾例甲狀腺因仍屬輕度的 EBV 與碘缺乏症結合而腫大的病例，導致橋本氏甲狀腺炎的發現（但醫師們可不認為 EBV 是病因）。直到二十世紀四〇年代初期，才出現第一波熱潮紅、疼痛、腦霧、不孕、落髮和過度疲勞，這些都是 EBV 從休眠中甦醒時的典型症狀。到一九五〇年左右，EBV 的症狀已經達到流行病的程度，我稱之為「史詩級的流行病」，因為它對社會和公共衛生造成了巨大的影響。那些出生在十九世紀末和二十世紀初的人隨著 EBV 的逐漸流行而受苦。他們感受到了它的影響，卻不知道真正的原因。

成群的婦女去看醫師尋找答案。然而，醫學研究和科學界卻沒有診斷工具或完整的學說來向自己或病人解釋到底發生了什麼事。那是個可怕的時代。沒有人能理解為什麼這麼多中年婦女突然感覺如此不舒服，因此誕生了「瘋女人症候群」和「是你的腦子有問題」的說法，這與數千年來婦女被貼上的「歇斯底里」標籤如出一轍。

不過，隨著女性的莫名症狀不斷增加與進步，硬要將這些痛苦歸咎於「懶惰」或「想像力太豐富」也說不過去。巧的是，當時的醫藥科學正專注於荷爾蒙研究，因此專家們開始將兩者聯繫起來。在一些婦女身上，他們誤將 EBV 症狀診斷為更年期引起的荷爾蒙失調。在其他婦女身上，他們誤診這些症狀為甲狀腺荷爾蒙失衡。有些婦女則是同時得到這兩種診斷。

然而，由於這些都不是真正的答案，治療並沒有讓人好轉。幾十年來，人群中的莫名症狀不斷增加，新的標籤也紛紛出現，以試圖釐清這些症狀：多發性硬化症、更年期前期、萊姆病、慢性疲勞症候群、纖維肌痛，甚至是「雅痞症候群（yuppie syndrome）」。現在，慢性疾病的專家們試圖破解這個謎題，他們說甲狀腺才是問題所在。但事實並非如此。一直以來，問題都出在 EBV 身上。

在大多數情況下，醫師無法確定 EBV 是問題所在，因為最先進的醫學資訊仍然認為，如果檢測無法在你的血液中檢測到活躍的 EBV，那麼病毒就不會是罪魁禍首。即使 EBV 被檢測出來，它多半仍不會被認定為健康問題的根源，因為醫學界還不知道 EBV 引發的症狀到底是什麼。他們最深入的研究是找出類似單核白血球增多症的流感症狀，像是疲勞、發燒和腺體腫脹。他們沒有單核白血球增多症階段後出現的所有 EBV 症狀清單，因為他們不知道病後還會有其他症狀。他們不知道你的健康問題與這種病毒有關。

很常聽到的一種說法是，你的血液檢驗結果顯示有抗體，表示過去曾感染過 EBV，因此病毒不再是問題。不要被這種說法誤導。EBV 測試根本還不夠先進，無法偵測單核白血球增多症後的病毒。有關這一點的更多資訊，請參閱第七章〈甲狀腺猜測檢驗〉而且正如你在第三章〈甲狀腺病毒如何運作〉中所讀到的，病毒真正開始造成麻煩是在單核白血球增多症這個階段之後。

是的，甲狀腺疾病的大流行是真實的——在全國和全世界，人們的甲狀腺都受到了損害。但這並不能解釋為什麼這些人在受苦。它無法解釋導致人們生活品質下降的各種症狀。相反地，甲狀腺問題是通往更大問題源頭的一支巨箭：EBV。甲狀腺是受害者，被錯誤地歸咎於此。

你可以把它想像成一個在生日派對上表演的小丑，在孩子們面前弄爆了一個又一個的氣球。當孩子們在一連串「啪」聲中開始哭泣時，麻煩就來了，而你本來只是想要找個滿臉喜悅的小丑來做一些有趣的氣球藝術。這是什麼？一個壞心的小丑嗎？他覺得讓孩子們不開心很好玩嗎？我們的直覺是責怪小丑、扣薪水，然後讓他打包走人。我們一開始就對小丑有戒心，不確定他的到底真面目為何。就像我們被教導要提防我們的身體，尤其是我們的甲狀腺，以為它們隨時會背叛我們，卻沒有對內在的靈魂給予足夠的信任。如果我們徹底調查小丑事件，我們會發現，他所做的一切都是對的，只是想取悅他的年輕觀眾們；而真正的錯是出在氣球工廠的供應商——那家工廠進了一批劣質的乳膠，不只影響了小丑用氣球做的小動物，受污染的乳膠也導致全球各種產品出現狀況，引發更多更大的問題。

EBV 就像那批被污染的乳膠，是造成派對上三流表演的真正原因。如果人們知道這不是甲狀腺的錯，他們就會對自己身體的奧妙和療癒的前景有不同的看法。他們會珍惜甲狀腺，而不是憎恨甲狀腺。

這對你來說是非常重要的資訊，因為現代醫學對荷爾蒙失衡和甲狀腺疾病的解釋讓無數人覺得他們的身體不值得信任。甲狀腺疾病患者通常會有多種健康問題，並認為這代表他們的深層內部出了問題，但這是因為他們還沒有發現 EBV 才是所有問題的根源。他們覺得自己被背叛了、被剝削了而且無力反制。但事實上，情況恰恰相反。你的身體為你而戰。你的身體站在你這邊。你的身體無條件地愛著你。它只是碰巧遇到了 EBV 這種惡毒的對手。但，你可以用本書中的方法來馴服它。

將這個真相和你目前所獲得的所有知識連接起來：了解甲狀腺疾病到底是什麼、它是如何形成的，以及它是如何運作的，就是從任何甲狀腺疾病及其相關問題中療癒的重要一步。你沒有造成你的疾病，你的身體沒有讓你失望，你沒有錯。你可以繼續前進，可以好起來。

你的症狀代表什麼

正如我所說，甲狀腺問題本身並不像專家們所以為的那樣具有代表性；事實上，它們不是問題所在。它們只是一個信號、一條線索，是 EBV 這個更大拼圖的其中一塊。基於這個原因，在接下來的清單中，所有甲狀腺相關疾病慣用的標籤都被列為甲狀腺病毒的症狀。這一開始可能會讓人感到驚訝，但當你接收到這些資訊時，就會明白為什麼這樣做是有道理的。

在這份清單中，你還會發現那些通常被稱為症狀的健康問題，如記憶力減退、發燒、發冷、盜汗和心悸。你也會發現，這些幾乎都是 EBV 的症狀。雖然其中有些症狀可能還有其他解釋（例如，肌肉痙攣也可能是營養不足的結果，或者你可能會因為嚴重脫水而輕微的發燒），但如果你是因為甲狀腺問題來看這本書，或者你遇到了這張清單上的多種問題，那麼下面對某種症狀的解釋很有可能描述了你的情況。在繼續閱讀之前，有一些重要的事情需要記住：你在這裡找到的不會是錯誤的理論或「標準」的解釋，也不會是沒有用的資訊。你即將進入各種特定症狀或病症成因的新領域。

甲狀腺功能低下

甲狀腺功能低下是輕微的早期甲狀腺炎。隨著 EBV 鑽入甲狀腺組織，腺體變得受損並出現疤痕，這會妨礙其功能。這種弱化的狀態也稱為「甲狀腺功能不全」，甲狀腺在分泌甲狀腺荷爾蒙 T4 和 T3 時會變得不太有效率。甲狀腺功能低下會引起體溫波動、疲倦或輕微無精打采，以及皮膚乾燥，僅此而已。那通常與甲狀腺荷爾蒙數值低有關的其他症狀呢？它們其實是 EBV 在肝臟和身體其他部位肆虐的症狀，同時也感染了甲狀腺，而不是甲狀腺荷爾蒙數值低落的症狀。

即使是先天性甲狀腺功能低下，即嬰兒出生時的甲狀腺功能不全，也是由 EBV 引起的。嬰兒在子宮中發育時，就像我們一樣容易受到感染，變種的病毒株會進入嬰兒的肝臟，最終進入甲狀腺，從一出生就引起甲狀腺問題。

如果不是因為你的腎上腺，甲狀腺機能不足的問題會更嚴重。正如我們在前一章所看到的，醫學研究和科學尚未發現你的腎上腺會產生一種混合荷爾蒙來補償減少的 T4 和 T3——這種混合荷爾蒙幾乎和你的甲狀腺荷爾蒙一模一樣，只是差別還是足以讓我剛才提到的幾種症狀悄悄出現。如果腎上腺沒有執行這項團隊工作，甲狀腺功能低下導致的低 T4 數值就會造成月經不穩定、缺乏動力、較嚴重的精神渙散，以及悲傷的情緒——而這些都不是醫學界目前所誤以為的甲狀腺功能低下相關的「典型」症狀。同樣的，他們所以為的「典型」症狀，其實是病毒或與病毒相關的症狀。

當你出現甲狀腺功能低下的症狀時，並不代表整個腺體都壞掉了。甲狀腺的大部分仍然運作良好。只有當甲狀腺受到嚴重的傷害，完全擾亂和分解其內部運作，才會讓它真的垮掉。你可能認為你的情形就是這樣——請記住，甲狀腺功能低下本身造成任何實際症狀的情形其實非常罕見。甲狀腺需要結合身體上的傷害（如緊勒脖子或喉嚨受到嚴重撞擊）、最嚴重的信任問題、生命中的悲劇性失去，以及堆積如山的壓力，才有辦法瓦解甲狀腺的鬥志。（即使你真的是那極少數的幾個人之一，請放心，你還是可以恢復過來）。對於絕大多數人來說，甲狀腺無論如何受損，都能夠繼續執行其監督身體的工作；加上身體的其他部分也能夠介入並補償其荷爾蒙分泌過低的問題，因此，你所感受到的任何症狀都是病毒引起的。

甲狀腺功能亢進症與葛瑞夫茲氏症

在某些情況下，EBV 不但不會造成甲狀腺荷爾蒙分泌不足，反而會促使甲狀腺過度分泌荷爾蒙。這就是甲狀腺功能亢進症——很多甲狀腺功能亢進症患者被診斷為葛瑞夫茲氏症，這種被標記為自體免疫性的疾病讓很多患者覺得他們的身體讓他們失望了。但事實絕非如此。葛瑞夫茲氏症並不是免疫系統變得糊塗而攻擊甲狀腺的結果。

事實是，葛瑞夫茲氏症和甲狀腺功能亢進症的發生是由於一種特殊的 EBV 病毒株——它比甲狀腺功能低下症背後的病毒株更具侵略性、移動更快——引起了對甲狀腺的攻擊，從而促使甲狀腺通過快速製造新的細胞和組織來過度補償。這些額外的甲狀腺組織會製造出額外的甲狀腺荷爾蒙，導致眼睛凸出、甲狀腺腫大、喉嚨腫脹、有點疲勞和體溫波動等症狀。與甲狀腺功能低下一樣，和葛瑞夫茲氏症相關的大多數症狀（如出汗、高血壓和緊張）都與病毒有關，而不是甲狀腺過度活躍的直接結果。

雖然較不常見，但也有可能同時被診斷出患有甲狀腺功能亢進症和橋本氏病，而不是葛瑞夫茲氏症。這是因為一個人可能同時攜帶兩種 EBV，其中一種會加速細胞和組織的生長，而另一種則會破壞甲狀腺組織。這很容易造成甲狀腺荷爾蒙數值的大幅波動，因為在任何特定時間，某一株病毒可能在體內變得更為活躍，從而改變甲狀腺分泌荷爾蒙不足或過量的情況。

發炎、甲狀腺增大和橋本氏甲狀腺炎

當 EBV 針對甲狀腺攻擊時，免疫系統就會全力反應，結果就是發炎。發炎是人體對入侵和損傷的自然反應。你是否曾經被東西刺到，結果周圍的皮膚很快地就變紅、發熱、浮腫？那是身體對造成細胞損傷（受傷）的外來物體（入侵）的發炎反應。甲狀腺也是一樣。**如果 EBV 進入甲狀腺組織，免疫系統會立即知道它的存在（入侵）和造成的細胞損傷（損害），因此腺體會發炎**。這可能會伴隨著喉嚨痛、喉嚨有壓力或頸部有不適的感覺，也可能導致甲狀腺腫大。此外，你也可能有甲狀腺發炎，但卻沒有出現症狀，因為每個人的情況不同，每個發炎的情況也不同。這完全取決於你的甲狀腺哪個部位發炎——是前方、後方、上方、下方還是兩側——以及發炎的程度。

如果你被診斷出患有甲狀腺炎，請理解，這是你的免疫系統為了你在努力工作，盡其所能在對抗病毒；並不是你的身體故障了。發炎不是因為免疫系統產生「自體抗體」來對抗你自己的細胞組織。甲狀腺檢測中顯示的抗體之所以存在，是因為在你的甲狀腺中，EBV 細胞和你的免疫系統之間正在進行一場戰鬥。也就是說，你的免疫系統正在產生抗體來尋找和消滅造成甲狀腺損傷或發炎的 EBV。

讓我們先想想「橋本氏甲狀腺炎」這個名稱。雖然它看起來又大又可怕，讓你的生活蒙上一層陰影，但是如果你把它拆開來理解，它就會失去一些對你的宰制。首先，甲狀腺炎的意思就是甲狀腺發炎，就是這麼簡單。而「橋本」只是最早發現病人甲狀腺腫大的醫師的名字。儘管這在當時是一個里程碑式的發現，但這並不是什麼對發炎背後原因的重大啟示。相反地，這是一位醫師摸了摸病人的脖子，通過觸摸確定了甲狀腺腫大，認識到光是「缺碘」這理由並不能完全解釋問題，並說：「這裏出問題了」——但沒有確定是什麼問題。這個標籤只指出發炎的症狀，而不是根本原因。正如我在本章開頭提到的，這些最初的橋本氏甲狀腺炎病例其實是 EBV 在它變形為具破壞性的更強版本之後，利用碘缺乏和免疫系統薄弱的最早病例。當它聽起來像是個可怕的標籤時，請提醒自己，這個發現距今已經一百多年，現在該是時候踏出下一步，找出答案了。

直到我的第一本著作《醫療靈媒》（其中有個篇章涵蓋橋本氏甲狀腺炎和甲狀腺亢進症）出版後，EBV 作為真正的根本原因的才終於真相大白。現在是時候重新奪回你的力量，並了解橋本氏症只是一個標籤，而不是個判決或終身監禁。你的痛苦不是來自內在的原因。你的免疫系統並沒有失控，也不會害你。是這個病毒，這個入侵者，造成了傷害，讓你感到痛苦，並讓你的人生停滯不前。你的身體只需要適當的協助，而我在這本書中會告訴你如何戰勝病毒。

甲狀腺結節、囊腫和腫瘤

如果你曾被診斷出患有甲狀腺結節或囊腫，你可能會覺得這個診斷有點令人不安。畢竟，我們都不願意聽到自己長了東西，更不願意聽到它莫名地出現，卻不知道如何讓它消失。關於這些腫塊的真相是：它們是你的身體努力對抗 EBV 的另一種表現。

當免疫系統無法完全消滅病毒時，它就會選擇退而求其次，嘗試用鈣來阻擋病毒。這就是甲狀腺結節：用來關 EBV 細胞的鈣監獄。**不幸的是，這並不能擺脫病毒，因為（1）大部分的 EBV 細胞都會躲避牆壁的阻隔，（2）那些被困的 EBV 細胞會在鈣質牆壁內安家，繼續以甲狀腺為食，消耗甲狀腺的能量**。如果病毒細胞在結節中繁殖過於旺盛，它們就會將結節轉化成活體增生，就會變成囊腫，從而對甲狀腺造成更大的壓力。甲狀腺上也可能出現結痂，但醫師不會明確指出。這些結痂是由於 EBV 在甲狀腺受傷的部位形成了額外的組織，不管是來自外界的影響還是病毒本身。

如果你曾經在身上發現過歸類於癌症的較大的甲狀腺腫瘤，要知道這些腫瘤是由罕見的特殊 EBV 株引起的。它們的形成通常代表這個人的器官中也有毒素，例如高濃度的重金屬和有害物質。（有關甲狀腺癌的詳細資訊，請參閱第六章）。

與此同時，所有阻擋病毒的鈣必須來自某處。如果甲狀腺結節或囊腫患者因為沒有進食足夠富含鈣質的食物而導致血液中鈣含量不足，那麼免疫系統就會從骨骼中提取鈣質，從而導致鈣質缺乏，甚至是骨質疏鬆症。當你聽到甲狀腺問題會導致骨質疏鬆時，請不要被誤導。當甲狀腺功能低下和骨質密度問題同時發生時，那是因為病毒是兩者的幕後推手。（你可以在第二十二章〈強效的食物、草藥和療癒補充品〉中找到令人驚訝的最佳鈣質食物來源來對抗鈣質流失）。

新陳代謝問題

「新陳代謝是體重增加、減少和飢餓的原動力」，這樣的概念是個迷思。「新陳代謝」是一個非常廣泛，同時也過時的名詞，它分散了人們的注意力，而醫學界對於人們為何會在這方面受苦仍有許多未知的真相。如果你被告知你的新陳代謝有問題，請不要被它誤導了。你的新陳代謝沒有問題，你也沒有問題。你的掙扎背後一定有真實的原因，而你可以透過這本書解決問題。為了幫助你找出問題的真正根源，請參閱接下來幾個症狀的解釋。

莫名的體重增加

莫名的體重增加是一種常見的症狀，讓許多人感到非常沮喪。你很注意飲食，也經常運動，但體重計上的數字卻一直在增加。你也許聽過這是甲狀腺機能低下的結果，也就是你的甲狀腺不夠活躍，無法製造足夠的促進新陳代謝的荷爾蒙來維持體重。但事實並非如此。正如你會在第十四章的〈重大錯誤 5：新陳代謝的迷思〉中讀到的，新陳代謝是那些過於廣泛的詞彙之一，它掩蓋了一個事實，那就是人們對體重增加的真正機制所知之甚少。如果甲狀腺荷爾蒙分泌不足是真的原因，那麼那些患有甲狀腺功能低下，體重卻沒有增加的情形又要如何解釋呢？

真正的情況是這樣的：當 EBV 還處於第二階段並躲藏在你的肝臟時，它削弱了肝臟器官的功能，使其負擔過重，以至於形成了一個功能遲滯的肝臟。甚至在病毒轉移到甲狀腺之後，一些 EBV 細胞仍然留在肝臟中，繼續製造麻煩，因為它們在該器官中以抗生素、其他舊藥品、殺蟲劑、除草劑、有毒重金屬、溶劑等為食並不斷繁衍。此外，EBV 在人體中會導致病毒副產品、死病毒細胞、神經毒素和皮膚毒素在系統中持續存在，讓肝臟和淋巴系統需要不斷進行淨化工作，因此它們會不斷地承受壓力。所有這些，再加上過度補償甲狀腺機能不足的腎上腺，讓肝臟充斥著過多的腎上腺素，使其承受更多的毒性負荷。基本上，肝臟會被毒素、腎上腺素醃漬，無法再正常工作，然後把可以轉移的工作都交給淋巴系統。（即使我們沒有腎上腺疲勞，也可能有一個腎上腺素飽和的肝臟。）

甲狀腺功能低下的患者往往難以減輕體重，或者無法控制地增加體重，其背後原因就是肝臟和淋巴系統負擔過重、功能遲緩。因此，甲狀腺功能低下和體重增加都是由病毒引起的。不是甲狀腺功能低下本身導致體重增加。

甲狀腺機能亢進的患者體重增加也很正常。事實上，比起體重下降，更多的甲亢患者會因為體重增加而感到困擾，而大多數甲狀腺機能亢進患者都超重這件事讓醫學界都大感困惑，因為這違反了他們以為的甲狀腺機能亢進的「規則」，也因此選擇視而不見。然而，在現實生活中，這是非常合理的。引起甲狀腺功能亢進的 EBV 類型與引起甲狀腺功能低下的 EBV 類型一樣，都會對肝臟造成破壞。最終，甲狀腺功能亢進患者的肝臟也會阻塞和負荷過重，結果就是難以減重。

許多莫名的體重增加是由體液滯留引起。例如，如果你認為自己超重了六十磅，那麼可能只有四十磅是體脂，另外二十磅則是體內滯留的液體。但醫學界尚未意識到這個比例。為什麼體液的滯留會發生呢？因為當肝臟無法再保護你遠離血液中的毒素時，淋巴系統就必須介入，成為肝臟原該扮演的過濾器角色。你的淋巴系統應該是排在肝臟後面的過濾器，處理微量和納米量的毒素和碎屑。然而，當肝臟的狀態變成脂肪肝前期、脂肪肝、功能遲滯淤積，甚至只是生病不健康——這些情況都可能不被醫師發現——無法再執行原本的工作時，淋巴系統就必須承擔肝臟無法處理的所有大型廢物。由於這些淤積物比淋巴系統本來要處理的還要厚，因此會堵塞淋巴管和通道，使淋巴液無法像正常情況下那樣流動。為了適應這種情況，淋巴系統會嘗試推擠周圍的淋巴液，目的是建立壓力以沖走大規模的殘渣；然而，淋巴液始終無法暢通無阻地流經淋巴管，因此淋巴液開始結塊。結果就是，因為這個沒被診斷出來的淋巴水腫正在發展，你的體液滯留，使你的腰圍增加了幾吋，體重也增加了幾磅。

值得注意的是，即使你還沒有被診斷出患有甲狀腺疾病，甲狀腺的病毒感染和我剛才描述的情形仍然可能是你減重困難的背後原因。正如我之前提到的，我們會在第七章中更詳細地了解，甲狀腺檢測還無法做到預期的效果，所以甲狀腺檢測不一定能顯示出你的荷爾蒙數值是否太低。

許多另類療法的醫師們，包括功能性或整合醫學的醫師，比以往任何時候都更詳細地檢查甲狀腺，因為他們認為甲狀腺是莫名的體重增加背後的原因。他們徹底檢查血液檢測結果，即使檢測結果沒有顯示任何甲狀腺問題的跡象，他們也會根據患者健康的其他證據來為他們提供甲狀腺藥物治療。這是代表前進的一步，因為患者得到了應得的關注，而不僅僅是被告知他們超重是因為他們懶惰或者在跑步機上跑步就能解決問題。然而，以服用甲狀腺藥物來解決體重增加的問題仍然不是解決之道，因為問題從一開始就不在於甲狀腺的功能不全。

如果你正在服用治療甲狀腺疾病的藥物，但仍在與體重糾纏不清，卻又不明白為什麼，那是因為藥物並未療癒潛在的病毒感染、甲狀腺損害或肝臟問題。此外，甲狀腺藥物對肝臟和腎上腺來說負擔很大，會讓腎上腺超時工作而使得肝臟充滿腎上腺素，但這時肝臟已經為了處理藥物本身忙不過來了，所以這更是會減慢肝臟的工作速度，也就是說，當服用甲狀腺藥物時，某人的體重可能會隨著時間而增加；或者，服用這些藥物會觸發體重的增加，即使本來這是不存在的問題。（更多有關甲狀腺藥物的資訊請參閱第八章）。

有些人在開始服用甲狀腺藥物時體重有所下降，原因是他們同時徹底改變了飲食習慣，並開始新的運動和補充品建議（這種組合對於安撫疲勞的肝臟很有幫助），同時還經常減少了一些滋養 EBV 的食物。（有非常一小部分人在沒有做任何其他改變，只是服用甲狀腺藥物後體重就下降了，這是由於身體受到外來類固醇荷爾蒙化合物的初期衝擊所致。最後，這些人的體重會再度增加，因為病毒問題並未獲得解決）。如果不使用本書中的技巧來解決潛在的病毒和肝臟問題，體重就會持續增加，而且女性通常最後會得到「這是更年期」的答案，但事實絕非如此。（關於更年期的完整故事，請參閱《醫療靈媒》中的〈經前症候群與更年期〉一章。）

莫名體重下降

一些有甲狀腺問題的人所經歷的莫名體重下降並非來自於甲狀腺功能亢進。有成千上萬的人患有甲狀腺功能亢進症，而且他們的體重卻在增加或超重。沒錯，雖然你的甲狀腺可能過度分泌甲狀腺荷爾蒙，但並不是這些荷爾蒙讓你難以保持身材或增加體重。再次重申，這是一種病毒症狀。某些類型的 EBV 會釋放對人體過敏的毒素，促使腎上腺素不斷分泌，對某些人來說，這會導致體重下降，因為荷爾蒙基本上就像安非他命一樣。（由於體內腎上腺素過多，在體重快速下降的同時難以入睡也是很常見的現象）。大多數有減重問題的人最終會經歷相反的情況，不是一年就是十年之後，因為腎上腺過於疲勞，他們的症狀會轉變為體重增加。

持續飢餓

雖然這種症狀通常與甲狀腺功能亢進有關，但大多數甲狀腺功能低下的患者也會經歷不斷重複、持續或幾乎貪得無厭的飢餓期。這是因為這種症狀與甲狀腺無關；它是由於肝臟和大腦中的糖原（儲存的葡萄糖）不足引起的，而 EBV 就是罪魁禍首。當 EBV 在肝臟中停留了很長的時間，肝臟會需要大量能量，這代表著肝臟會消耗燃料而容易導致糖原缺乏。病毒也會造成中樞神經系統的衰弱，而由於中樞神經系統也需要糖分才能運作，因此它會快速消耗葡萄糖，短時間內就會需要更多的葡萄糖。腦部和肝臟糖原不足的結果就是你的身體會感到飢餓，因為身體需要更多的糖原。（請注意，高脂肪／低碳水化合物的飲食只會讓情況變得更糟，因為健康的碳水化合物含有身體所需的糖分，而飲食中過多的脂肪則會妨礙身體轉換和吸收這些天然糖分，同時也會削弱肝臟的功能）。

頭髮稀疏和落髮

莫名的頭髮稀疏和落髮也是 EBV 破壞性的症狀。不是甲狀腺荷爾蒙分泌過低導致你的頭髮大量脫落，而是腎上腺素和皮質醇過量。腎上腺是內分泌系統中最重要的腺體。它們是身體的重要調節角色。因此，正如我們所見，當甲狀腺出現問題時，腎上腺就會介入來製造額外的荷爾蒙。偶爾這樣做沒問題，但當甲狀腺因為病毒感染而不斷掙扎，而腎上腺又要不斷支援替補時，反覆氾濫的壓力化學物質就會對身體造成嚴重的傷害，並可能導致頭髮變得稀疏和脫落。

頭髮的這些變化並不總是立即可見。由於被壓力荷爾蒙填滿的毛囊需要一段時間才會出現症狀，因此在 EBV 傳播到甲狀腺後，可能需要六到九個月，甚至一年的時間，頭髮才會開始出現變化。

如果你沒有其他症狀的話，可能你根本就沒有感染甲狀腺病毒，而莫名的頭髮稀疏或脫落是因為幾個月前的某次造成壓力化學物質暴增的經歷。失戀、人際關係動盪和生孩子，都是可能在幾個月後發現自己落髮的常見例子。那時可能事情都已經過去，你也不再煩惱，但突然間淋浴間出水口開始塞滿頭髮，這也是因為毛囊的弱化需要時間。

另一方面，如果你經常壓力過大或營養不足，頭髮變稀疏或脫落所需的時間（不論是病毒引起、壓力導致或兩者皆有）可能就會縮短很多。容易罹患濕疹的人（稍後會有更多關於這種皮膚疾病的資訊），往往會因為已經受了刺激的頭皮而導致更嚴重的落髮。

落髮的另一個常見原因是使用甲狀腺藥物、抗生素或其他藥物。我見過成百上千的案例，婦女在服用甲狀腺藥物後不久就開始落髮，儘管她們服用這些藥物的部分原因就是想治療由甲狀腺疾病所引起的落髮。

有時候，甲狀腺藥物似乎一開始能阻止落髮。但這只是時間上的巧合。正如我剛才所說，當一個女性經歷了一段緊張的時期，幾個月之後似乎突然出現落髮，她的醫師會懷疑她的甲狀腺出了問題，讓她服用甲狀腺荷爾蒙，然後她就不再落髮了。事實上，這並不是藥物的效果。病人之所以不再落髮，只是因為她的腎上腺當時已經開始從壓力中恢復過來，讓她的毛囊得以休息且恢復。就算沒有服用藥物，落髮也會停止；而藥物掩蓋了身體會自然療癒這件事。如果患者繼續服用處方藥，很有可能幾個月之後，她的頭髮又會開始脫落，然後讓患者和醫師都感到困惑，因為他們以為藥物就是解決問題的方法。

在某些情況下，輻射照射也會造成頭髮稀疏。一次牙科 X 光照射就足以讓頭髮稀疏約一、兩個月。

髮質改變

頭髮質地改變，變得比平常粗硬或粗糙，通常是由肝臟內的 EBV 會釋放皮質毒素到頭皮，再加上多年的營養不足和腎上腺素爆發所致。頭髮失去光澤的另一個原因是，當身體對抗 EBV 時，會將原本用來維持頭髮健康的營養資源，例如微量礦物質、維生素和抗氧化劑，挪用來支持身體，對抗病毒。

失眠

和本清單中的其他症狀一樣，失眠不是甲狀腺問題的症狀。儘管你會在某些最新的文獻中讀到甲狀腺會導致失眠，但事實上，功能受損的甲狀腺並不會擾亂睡眠。但如果病毒同時擾亂了甲狀腺的內分泌和你的神經傳導物質，失眠則可能會伴隨甲狀腺問題一起發生，這很常見。你的睡眠問題也有可能是由其他隱藏的失眠和睡眠障礙的原因造成的，包括情緒創傷、消化系統敏感、肝臟問題、強迫症、憂慮和味精中毒。這本書的最後一部分，也就是第四部「睡眠的祕密」，就是專門幫助你找出個別睡眠問題的原因，學習不為人知的睡眠定律並利用睡眠來療癒。

疲勞

這種常見的症狀可能發生在 EBV 的不同階段。在早期的單核白血球增多症階段，當免疫系統將其能量用於對抗第一個活躍而蠢蠢欲動的病毒性血液感染時，疲勞就會出現。一旦 EBV 進入器官，病毒釋放的神經毒素會造成第二種疲勞——神經性疲勞。神經性疲勞經常被誤認為是腎上腺疲勞，儘管兩者確實不同。神經疲勞和腎上腺疲勞可以分開或同時發生，因為其中一個與神經系統有關，另一個則與內分泌系統有關。

腎上腺疲勞是一種真實存在的現象，因此我在《醫療靈媒》中用了一個章節來闡述這種現象。然而，我們必須小心，不要把每一個疲勞的病例都認定為腎上腺疲勞——但這正是當今醫學界常常發生的事。醫師、其他專業人士和最新的書籍都指出，腎上腺超載是許多問題的原因。這並不是什麼全新的發現。它是個被回收並重新包裝的數十年老資訊，被拿來解釋為什麼這麼多人在生活中被邊緣化。但是，以腎上腺疲勞作為所有問題的答案只會分散人們對真相的注意力，因為事實是：後期的 EBV 正在攻擊許多人的中樞神經系統。病毒性神經毒素充斥著他們的系統，造成無法察覺的病毒性腦炎（腦部發炎），使得全身神經變得敏感，讓人煩躁、昏昏欲睡，並以極具破壞力的方式妨礙生活。

這兩種疲勞的實際差別在於，腎上腺疲勞的患者仍可正常運作。他們可以工作、保住工作、社交、運動和照顧家人，儘管他們在做這些事時並不感到非常有活力。另一方面，神經性疲勞會讓人直接像是斷了線，這種疲勞非常明顯，以至於你在社會上的運作能力被剝奪了。雖然嚴重的腎上腺疲勞確實可能發生，而且腎上腺疲勞和神經系統疲勞也可能同時發生（這最讓人們感到困擾），但神經系統疲勞本身是伴隨後期 EBV 的常見類型。

輕度的神經性疲勞可能讓你開一小段路的車就會感到非常疲憊，感覺雙腿像是被綁了磚頭一樣，雙臂則會出現不同程度的無力感，迫使你和沉重的困惑作戰，或讓你難以找到洗澡或做飯的力量。如果是更嚴重的神經性疲勞，當神經毒素湧入大腦並達到飽和狀態時，你可能會覺得就算有人拿著刀抵住你脖子，你也沒辦法下床活動。像這樣嚴重的神經性疲勞，就是我之前提到的一百名大學生中約有十七名會退學並陷入絕望的原因。

倦怠感

過度勞累和壓力都無法解釋的倦怠感，是 EBV 可能造成的較輕微形式的疲倦，儘管你有足夠的睡眠，卻無法擺脫這種倦怠感。在這種情況下，低度病毒感染會使免疫系統和器官疲勞，同時消耗你的能量。

體力的變動

有時候，疲勞、無力感和倦怠會時好時壞。在一般情況下，這可能表示你正處於低度病毒感染的初期，病毒還沒有足夠的時間安定下來，也可能表示你的排毒能力相當不錯。狀況不好的話，你的體內可能就充滿了 EBV 神經毒素和其他病毒廢物，使你難以正常運作。狀況好的時候，你的身體可能已經清除了有毒物質，讓你可以自由自在的生活。大多數時候，由於生活中的壓力或誘因導致腎上腺不穩定，會伴隨著腎上腺功能不足或過度活躍等震盪。這通常會讓醫師忽略其他問題，以為你的主要問題就是腎上腺疲勞或皮質醇問題。如果情況更糟糕，肝臟淤滯、消化道中充滿毒素，你的體力就不會有太大的波動——它只會持續偏低。

腦霧和難以集中注意力

當 EBV 以它最喜歡的食物為食時，就會出現腦子模糊或迷濛的感覺，讓你無法清楚思考，這些食物包括有毒的重金屬，例如汞，以及乳製品、蛋、小麥、玉米、過量腎上腺素和處方藥物。當 EBV 大快朵頤並快速成長時，它會釋放出更多的廢物，而這些神經毒素會進入大腦並造成神經傳導物質短路。當你的腦霧感覺起來更像是難以專注時，通常是因為大腦中的重金屬特別多，再加上短路，這通常會被誤診為過動症、腸漏症、寄生蟲感染、萊姆病或甲狀腺問題。

記憶力衰退

記憶力問題發生的基本原因與腦霧相同，EBV 在你的系統中吞噬它最喜歡的食物，並讓你的身體負荷更多的破壞性物質。在這種情況下，當體內的汞和其他有毒重金屬含量較高，這兩種物質都會為病毒提供額外的燃料，進而轉化為額外的神經毒性廢棄物並導致神經傳導物質的活動短路。此外，當這些重金屬在大腦或肝臟中氧化時，有毒的逕流會流向腦部組織，阻礙電脈衝的傳送並妨礙正常的記憶功能。

畏寒

當體內病毒性神經毒素過高時會使神經對較低溫特別敏感，讓人特別怕冷，比一般人需要多穿好幾層衣服來保暖。這通常會被誤認為是新陳代謝的問題，但這其實是神經敏感的問題。

手腳／末梢冰冷

經常的四肢冰冷來自於病毒性神經毒素所導致神經對低溫的敏感性，再加上肝功能遲滯導致的血液循環問題。

發冷

在沒有傷風、感冒、過熱或脫水的情況下，卻經常發冷和長期容易打冷顫時，這些症狀顯示你的免疫系統正在對抗身體深處器官的 EBV 感染，深層到讓醫師無法透過血液檢測發現。

熱潮紅及夜間出汗

突然感到發熱和出汗是有毒的肝臟所引起的，而不是甲狀腺或更年期。熱潮紅和夜間盜汗都與荷爾蒙無關。真正的原因是這樣的：當肝臟被病毒毒素、重金屬、殺蟲劑、除草劑，甚至舊的處方藥等毒素填滿時，肝臟就會負擔過重，開始發熱，身體就會試圖讓它冷卻下來。作為這個過程的一部分，熱量會從肝臟排出，並在體內流動，讓你產生不舒服的過熱感覺。這對女性和男性來說都是很常見的經驗，只是在一般的刻板印象中，男性的熱潮紅並不會被標籤為這種症狀。它們通常被稱為「工作出汗」或「緊張出汗」。

發熱

容易感到過熱是肝熱及身體釋放肝熱的另一個跡象。你可能會在發熱和發冷之間反覆，這種現象十分普遍，與身體嘗試自我降溫並從脾臟中吸取能量有關。

出汗過多

當低階的 EBV 釋放出含有大量汞的神經毒素時，會造成中樞神經系統的緊張與敏感。這些充滿汞的神經毒素會使神經傳導物質短路，阻斷電脈衝，然後在整個腦部傳送混雜的訊息，結果就是產生緊張的感覺。即使在情緒上並不緊張，身體也會得到焦慮反應的訊息，這就會促使額外的汗液被分泌。

體溫劇烈變化

如果醫師或專業人員因為你的體溫波動而診斷你患有甲狀腺疾病，而且如果你沒有腎上腺問題、低血糖或胰島素抵抗，狀況也輕微時，這確實是種可能與甲狀腺有關（由於甲狀腺荷爾蒙過低或過量）的罕見症狀。但更明顯的發冷和熱潮紅則通常是由 EBV 引起的，如先前所述。

水腫

除非你的心臟或腎臟真的生病了，而且是醫師檢測範圍所能測知的，否則水腫就會是因為 EBV 及其在血液和淋巴系統中的淤積物所產生。就像莫名的體重增加一樣，充滿 EB 病毒污水的肝臟會變得遲鈍，甚至停滯不動，只能將過濾的任務交給淋巴系統，而淋巴系統又會因為沒有能力處理這些大規模的廢物而積存大量液體。

臉部及眼睛浮腫

造成這種症狀的常見原因之一是淋巴水腫，由於和上述相同的原因，淋巴水腫會在臉部和眼睛部位造成積水。通常浮腫會時有時無，這是因為人體的毒素濃度會隨著新毒素的進入和舊毒素透過尿液和其他途徑排出而上升或下降。

浮腫也可能是由於病毒引起的過敏反應。如果飲食中含有滋養 EBV 的食物（請參閱第二十一章〈常見的誤解與應避免的事項〉），你可能會對病毒在進食後排出的有毒副產品產生過敏反應。由於這種副產品是更容易引起過敏的、被病毒改造過的東西，因此即使你對食物本身沒有反應，也可能會對這種廢棄物過敏。它會提高同半胱胺酸和發炎的數值，（也可能會讓你接受的任何過敏檢測都變得不正確），造成浮腫。我必須再次強調：這不是甲狀腺引起的症狀。

手腳浮腫

手腳腫脹有兩種原因：（1）組織胺水腫，身體對 EBV 的神經毒性產生反應，使組織胺升高，充斥於淋巴系統和血液中，（2）肝臟和淋巴系統因病毒廢物和其他毒素（如重金屬）負荷過重而遲緩。在這種情況下，通常會被診斷為特發性（原因不明）紅斑性狼瘡，甚至是萊姆病。

情緒波動

當 EBV 靠它最喜歡的食物（如小麥麩質、乳製品、蛋和你體內的重金屬）為食時，它會排出神經毒素，這些毒素會充滿血液、干擾你的神經傳導物質，並讓你感覺不那麼有活力。因此，你的情緒可能會下降，直到病毒進食的狂潮平息，你的活力恢復為止。

這些情緒波動會對腎上腺造成負擔，進而對肝臟和胰臟造成壓力。此外，血液中的病毒廢棄物甚至會導致低血糖，進一步造成情緒起伏，形成惡性循環，直到你破解 EBV 密碼並發現如何停止餵養病毒。這種低血糖可能只是輕微的，不一定會被診斷出來。這些情緒問題也有可能被誤診為躁鬱症。

易怒

在女性身上，這種症狀幾乎總是被歸咎於荷爾蒙問題。但實際情況是這樣的：當 EBV 神經毒素使大腦中的神經傳導物質短路時，通常會導致易怒、暴躁，甚至不明原因的憤怒或悲傷，對大多數女性而言，這會被醫師診斷為憂鬱症。當這種神經毒素活動伴隨著充滿毒素、遲緩的肝臟出現時，易怒的情況就會擴大。**如果你的腦部沉積了特別多的重金屬，像是汞，這種症狀就可能會很嚴重。**

焦慮

太多人被告知焦慮是導致健康問題的原因，如果他們能學會控制自己的憂慮，他們的狀況就會好很多。事實上，情況恰恰相反：生理健康問題幾乎是整個焦慮流行病的幕後推手。當焦慮不是單獨存在，而是伴隨著這張清單中的其他症狀時，至少有一部分的生理原因通常都是來自大量的 EBV 神經毒素（這些毒素會使通往大腦的迷走神經發炎），以及有毒重金屬含量的升高。

雖然情緒創傷本身也會造成焦慮，但這種焦慮往往會持續，而且會變成慢性症狀，即使創傷早已經過去。這是因為 EBV 會造成惡性循環：焦慮時會引發一連串的恐懼腎上腺素，而腎上腺素則會刺激病毒，進而釋放大量的神經毒素，又讓焦慮症狀持續。更多關於焦慮的資訊，請參閱第二十九章〈識別睡眠問題〉。

憂鬱症

和焦慮一樣，憂鬱症也經常被當成身體不適的原因，但事實上，憂鬱症是可以追溯到身體根源的。憂鬱並不是心智或性格脆弱的表現；它是一種非常真實的症狀，可以讓你對自己的健康有重要的了解。如果憂鬱症伴有其他這個清單上的症狀，那麼 EBV 很可能就是罪魁禍首。當 EBV 以你體內大量有毒的重金屬為食時，高濃度的神經毒性廢物會充斥著大腦，改變並妨礙像是多巴胺和血清素這樣的神經傳導物質，然後導致憂鬱的狀態。這表示憂鬱症不是任何人都可以「振作起來」或用意志力排除的——不過，透過排毒來紓解憂鬱症卻是可行的，而排毒也會排出病毒、病毒的食物（包括重金屬）以及廢物。有關憂鬱症的更多資訊，請參閱《醫療靈媒》中有關憂鬱症的章節。

不安

無法安定下來或放鬆的感覺，通常都是因為 EBV 神經毒素所造成的。如果這些毒素存在於你的器官中，它們會產生過敏的感覺，轉化為身體上的不安，例如焦慮以及坐立難安的感覺。

不寧腿

常被診斷為特發性的莫名焦慮，不寧腿症候群其實是由腦部或神經系統其他區域含有大量有毒重金屬和過量病毒所致。當這些重金屬和 EBV 的神經毒素干擾神經傳導物質和神經元時，電脈衝走了不該走的路線並造成短路，就會出現這種經常干擾睡眠的神經症狀。由此產生的錯誤訊息會造成腿部不舒服的感覺，甚至也可能導致手臂或軀幹的不寧症狀。

疼痛

EBV 的神經毒素造成全身疼痛的感覺也是個非常普遍的症狀。當它與 EBV 的皮膚毒素結合時，就可能出現乾癬性關節炎，也就是神經毒素造成的關節疼痛，加上皮膚毒素所造成的乾癬。

頭痛和偏頭痛

當 EBV 產生神經毒素時，它們通常會進入大腦，在大腦中與電脈衝產生衝突，進而引起頭痛。如果你的 EBV 病毒量很高，再加上體內有毒的重金屬，那麼偏頭痛就會因為 EBV 擴散到膈神經及迷走神經而被引發。如果你同時感染了帶狀皰疹病毒（帶狀皰疹病毒和甲狀腺病毒可能同時存在），它就可能會引起三叉神經發炎，從而引發影響耳朵、下巴、臉部或頭部一側的偏頭痛。（如需更多偏頭痛的相關資訊，請參閱《醫療靈媒》中有關偏頭痛的章節）。

關節疼痛

後期的 EBV 特別容易攻擊關節、軟骨及結締組織，並在過程中使這些部位的神經發炎，結果就是關節的僵硬、疼痛、腫脹，甚至變形（如類風濕關節炎）。

肌肉痙攣

當 EBV 和其他因素（如殺蟲劑、抗生素、其他藥物、有毒化學物質、不健康的食物和有毒的重金屬）導致了肝功能遲滯和脂肪肝時，也會造成鎂、鉀、葡萄糖和糖原的缺乏，因為肝臟本來應該是儲存這些營養素的倉庫；而當肝臟變弱時，就會喪失儲存這些營養素的能力。這些營養素都是肌肉的養分，因此缺乏這些營養素就會導致肌肉痙攣。

肌肉無力

肌肉無力是我在本章前面提到的神經性疲勞的一部分。當 EBV 的神經毒素進入大腦時，會造成非常輕微且無法察覺的腦炎（腦部發炎），影響神經系統並導致肌肉虛弱。很多時候會被醫師誤診為多發性硬化症或萊姆病。當一個人同時有腎上腺疲勞和神經性疲勞時，這種虛弱的症狀可能會更嚴重。然而，光是神經性的疲勞也可能導致這個症狀。

刺痛和麻木

當 EBV 的神經毒素讓神經發炎時，可能會產生刺痛和麻木感。如果這種症狀發生在舌頭或臉部，表示迷走神經發炎。如果發生在手或手臂，則是穿過胸部的膈神經發炎。如果刺痛麻木發生在腿部和腳部，就是神經毒素讓陰部神經、脛部神經及坐骨神經發炎。雖然這種症狀常被誤認為神經病變或甚至是短暫性腦缺血發作（TIA，小中風），它很少會造成永久性的神經損傷。

抽搐和痙攣

EBV 以汞為食，因此會釋放出大量甲基汞副產品的神經毒素，這些神經毒素容易造成腦部神經傳導物質短路，進而降低神經元的強度並干擾腦部的電脈衝。這些神經毒素也會降低鎂、鈉、葡萄糖、糖原和 B_{12} 的含量，造成嚴重的神經系統缺損，而這些缺損目前還無法透過血液檢測檢出。

手抖

EBV 的神經毒素會吸收和分散神經傳導物質，最終會導致神經傳導物質缺乏，進而引起這些顫抖。此症狀常伴有較多的有毒重金屬，且有時會被誤診為帕金森氏症的徵兆。神經傳導物質不足也可能是由於 EBV 的神經毒素（大多是以汞為主的毒素）引發過度活躍的腎上腺所致，因為過多的腎上腺素會消耗神經傳導物質。

心悸、異常心跳、心律不整

很多時候，莫名的心悸、心跳漏拍和心律不整並非源自於心臟。相反的，我們需要研究 EBV 及其對肝臟的影響。沒錯：EBV 的副產品和病毒殘骸會形成一種黏稠、果凍狀的淤積物並在肝臟中堆積，直到肝臟過度飽和，這種物質就會開始破裂，並被吸進心臟。結果就可能讓心臟瓣膜，尤其是二尖瓣，被堆積的物質黏住，讓血液無法自由流動。

心悸也可能是由於第四期的 EBV 產生大量的神經毒素，影響大腦和迷走神經，轉化為神經性的心率不齊。

在這兩種情況下，心率不整都不會危及生命，也和與甲狀腺無關，而是 EBV 所引起的惱人問題。

心率變化

當中樞神經系統因為受到後期 EBV 的神經毒素襲擊而變得過於敏感時，大腦傳達給腎上腺的訊息就會變得非常不一致。因此，腎上腺會收到各種不同的訊息，一下子要全力生產，一下子又要放慢速度，心跳也會相應地加快或減慢，因為腎上腺素與心跳速度有關。由於不是壓力或放鬆等外來刺激導致的腎上腺加速或減慢分泌，對心率的影響也就會非常隨機而突然。這些心率變化常伴有其他與腎上腺相關的疾病，包括庫欣症候群、愛迪生氏症（這兩種疾病都是由 EBV 引起的），以及創傷後壓力症候群（PTSD）。

胸悶

胸口繃緊的感覺可能是由 EBV 及它的神經毒素造成的迷走神經和膈神經發炎所致，有時會讓醫師做出不明原因的焦慮或恐慌症的診斷。

高血壓

如果你被診斷出患有高血壓，但醫師卻無法找出相對應的心血管問題，那麼很有可能是肝功能遲滯所致。因為心臟會從肝臟汲取乾淨的血液，如果肝臟——人體的過濾器——處於狀況良好，這種安排就能順利運作。然而，當肝臟出現問題時，不管是因為疤痕組織（由 EBV 對器官的損害引起）而變得僵硬、因為高脂肪飲食而堵塞、因為 EBV 廢物和其他毒素而負荷過重，或者綜合以上所有的情況，它就無法好好地過濾，無法將有毒素帶到腎臟和腸道排出，反而會有淤泥堆積並倒流到血液和淋巴系統中。這意味著血液會變得更「髒」、更濃稠，使心臟必須更努力地汲取血液。

想像一下：用吸管吸水有多容易呢？非常。一罐可樂呢？由於它的一部分是糖漿，所以你必須更用點力才能將液體吸上來。奶昔呢？那種液體要濃稠得多，就需要產生更大的吸力才能將它吸到吸管上。這就是心臟吸取濃稠血液的原理，它需要更大的壓力。

高膽固醇

膽固醇讀數偏高的常見原因是由高蛋白／高脂肪飲食及 EBV 的毒素超載而導致的肝臟遲滯、充滿毒素，脂肪肝前期或脂肪肝。

耳鳴（耳中鳴響或嗡嗡聲）

在第四階段，EBV 會以內耳迷宮的神經為目標，產生的發炎和震動會導致耳鳴或嗡嗡聲，甚至是不明原因的耳聾。這是耳鳴最常見的原因。

另外，EBV 的神經毒素會使內耳的神經發炎，只要這些神經暴露在神經毒素下就會產生這種症狀。

眩暈、梅尼爾氏症、頭暈、平衡問題

此症狀並不是由於鈣結晶或結石在內耳中干擾所致。相反地，當 EBV 離開甲狀腺進入第四階段時，它通常會快速移動並在數量上迅速增長，並向血液中釋放爆炸性的神經毒素。迷走神經甚至膈神經會對神經毒素過敏而導致發炎，因此引起天旋地轉和其他令人不安的平衡問題。當迷走神經因為這樣而腫脹時，就會造成胸部和頸部的緊繃，而迷走神經進入頭顱時甚至會造成大腦底部的輕微發炎。這種大腦本身的腫脹（規模非常微小，連核磁共振或電腦斷層掃描都無法察覺）可能會增加你的困擾，甚至讓你產生長期的平衡問題，讓你覺得自己一直在船上，或是在一架總是無法平穩降落且飛行顛簸的飛機上。

甲狀腺腫

現代的甲狀腺腫大是因為 EBV 感染了甲狀腺而導致甲狀腺積水和腫脹。像以前那樣單純由碘缺乏引起的甲狀腺腫，在現今已是非常罕見。

喉嚨緊繃

這是 EBV 造成迷走神經發炎的另一種症狀。由於迷走神經會穿過喉嚨區域，當 EBV 的神經毒素使其發炎時，或當病毒細胞抓住暴露在外的神經根毛時，就會產生喉嚨緊繃的不適感。但在某些情況下，喉嚨緊繃是由於甲狀腺因 EBV 而發炎、腫大所引起的。

舌頭腫脹

迷走神經發炎會造成一連串的神經發炎，也就是說，舌頭的神經也會因為 EBV 而發炎。

味覺與嗅覺的改變

同樣的，當 EBV 的病毒細胞或神經毒素造成迷走神經發炎時，神經的分支也會發炎，進而造成對舌頭、味蕾及鼻腔的影響。

口中有金屬味

當 EBV 以體內高含量的有毒重金屬（如汞）為食，而血液中的病毒神經毒素也因此含有高含量的重金屬時，口腔裡就會出現金屬味。當你積極地排除重金屬，但這個排毒過程卻不夠完整，因為你沒有完全避開阻礙健康的食物和補充品支援排毒時，也會出現金屬味。（有關重金屬排毒的更多資訊，請參閱第二十三章〈九十天甲狀腺重建〉）。

聲音沙啞或聲音改變

EBV 引起的輕微甲狀腺發炎足以造成這種症狀。另一個常見的原因是與 EBV 相關的慢性胃食道逆流（稍後會有更多探討）。最後，乳製品、雞蛋和小麥會導致大量黏液的產生，也是 EBV 的燃料；進食這些食物會促使病毒產生額外的廢物，使淋巴系統負荷過重，導致聲音沙啞。

指甲變脆弱或有皺褶

鋅是對抗 EBV 最重要的資源之一。身體會快速消耗現有的鋅，甚至是儲備在深層的鋅。這就代表著如果你感染了 EBV，就算以前不缺鋅，那麼現在多半就會出現鋅的不足。缺鋅會導致你的指甲出現問題。

乾燥龜裂的皮膚

當肝臟因感染 EBV 而無法再正常運作時，通常也會無法處理脂肪或保護血液免於受過多脂肪的傷害。當血液中的脂肪含量升高時，輸送到真皮層的氧氣含量就會降低，而氧氣含量降低就代表毒素無法正常地被排出。這意味著皮膚最後會囤積毒素，引起發炎，甚至出現裂縫，因為皮膚試著要排出這些毒素。

便秘

慢性便秘最常見的原因是肝臟因高脂飲食而負荷過重，以及因 EBV 和重金屬的存在而負荷過重。同時，EBV 的輔助細菌——鏈球菌——常在消化道中大量繁殖，導致腸道各部位發炎。便秘也可能是 EBV 的神經毒素經由血液上浮至大腦的結果，它會削弱中樞神經系統，造成神經疲勞，使大腦傳至結腸的蠕動訊號減緩。

慢性腹瀉

生病、功能遲滯、毒素淤積、出現脂肪肝或有結痂的肝臟，加上發炎的胰臟和大量的 EBV 輔因子——鏈球菌，當這些情況在肚子裡長期或慢性發生時，就會觸發身體的排出反應。此外，當肝臟釋放大量的 EBV 副產物和其他淤積物進入腸道時，腸道黏膜就會受刺激而發炎，並試著透過腹瀉來將它快速排出體外。此外，EBV 和鏈球菌都以牛奶、乳酪、奶油、雞蛋、玉米、油菜籽（芥花油）和基因改造大豆等食物為食，因此飲食中的這些食物會導致更多腸道的刺激，從而引起腸躁症、克隆氏症和乳糜瀉等病症。

喪失性慾

然而，這也是一種非甲狀腺相關的症狀。許多甲狀腺功能低下和橋本氏症患者都保有性慾。事實上，女性的性慾是由她們的腎上腺功能強度決定的。這是身體的一種保護機制。如果腎上腺沒有足夠的儲備來生育，就會將觸發性慾的開關關閉。另一方面，男性的腎上腺卻可能在受到損害的狀況下依舊保持著旺盛的性慾。

經期異常

月經量和週期不一致可能由幾個不同的原因引起，但都與甲狀腺無關。第一個常見原因是由於子宮和卵巢受到了 EBV 的慢性感染。請記住，在第二期 EBV 的第二階段，病毒會進入生殖器官。無論是否已到了引起子宮肌瘤或卵巢囊腫的地步，病毒的存在都會破壞生殖系統的正常功能。

如果你的月經週期異常，EBV 引起的腎上腺功能障礙是另一個可能的解釋。此外，飲食中蛋白質、脂肪、乳製品和蛋的含量過高也可能造成生理期問題。

視力模糊及其他視力問題

當經歷過莫名的視力模糊，而去看驗光師、眼科醫師及配眼鏡後無法解釋或矯正時，很可能是由於 EBV 的神經毒素進入血液後，（1）導致神經傳導物質短路和減少，以及（2）削弱視神經。

EBV 細胞也會進入眼睛造成破壞，有時甚至會造成視網膜脫落或青光眼。帶狀皰疹病毒也會削弱視神經。

飛蚊症

EBV 的神經毒素會使視神經發炎，造成眼睛出現黑點、白點、眩光和白光閃爍等海市蜃樓般的景象。

眼睛凸出

這種症狀通常與葛瑞夫茲氏症和甲狀腺功能亢進症有關，但需要注意的是，並非每個病例都會出現這種症狀，而且問題也不是由你的身體造成的。再次重申，其根本原因是 EBV：當某些較具侵襲性的病毒株促使甲狀腺製造更多組織時，這些多餘的組織會製造多餘的甲狀腺荷爾蒙。而這些多餘的類固醇化合物會產生腫脹，導致眼睛凸出。這是一種類固醇反應；持續服用大量人類生長激素的人也會出現同樣的情況。

皮膚變色

當你受到低階 EBV 的感染而導致肝臟功能失調時，可能會產生膽紅素問題，但在血液檢驗中又不會嚴重到顯示為黃疸。相反地，如果你的皮膚有一點額外的黃色色素沉澱，你的甲狀腺還可能會受到責難。不要誤會了：這種症狀與甲狀腺功能低下無關，這是肝臟的問題。

正如你在這份症狀清單中一再發現的，肝臟在健康中扮演著重要的角色。當一個人的肝臟長期被 EBV 滲透，尤其是曾經每天服用大量抗生素或其他藥物時，肝臟就會不堪負荷，無法正確處理膽紅素這種由老舊血細胞分解形成的黃色素。膽紅素不但不會被清除，反而會積聚並倒流到血液中，導致皮膚變黃。

有關血液循環相關皮膚褪色的解釋，請參閱下一節的「雷諾氏症」。

你的其他健康問題代表著什麼？

被甲狀腺問題纏上的人通常還會跟其他健康問題糾纏不清，而這些問題常被誤認為是獨立的問題。硬是被塞了好幾個不同的診斷可能會讓人感到非常沮喪——你不僅會覺得自己好像有什麼地方出了問題，以至於不能變得更健康；你還可能會像是在等待另一個健康問題的出現，擔心如果你被診斷出患有自體免疫性甲狀腺疾病的話，你就有可能染上更多的自體免疫性疾病。

不要再讓這些憂慮加重你的負擔了。事實上，EBV 是許多健康問題的幕後推手，許多健康問題都被說是自體免疫疾病，因此你所面對或擔心的，極可能不是獨立、不相干的症狀和狀況。相反地，它們可能都來自同一個來源。所有由 EBV 引起的症狀，包括慢性疲勞綜合症、類風濕關節炎、萊姆病、纖維肌痛和紅斑性狼瘡，往往會與甲狀腺問題並存，因為它們都是由同一種病毒引起。一旦你透過本書發現如何將自己從病毒中解救出來，你就會擁有解決問題真正根源所需的工具，然後重拾你的人生。

讓我們來看看人們在遇到甲狀腺問題時最常見的一些情況。請記得，這些並非你能從其他資源中找到的標準答案。

更年期前期和更年期

熱潮紅、體重增加、落髮、記憶力衰退、疲勞、腦霧——對於究竟該把這些情況歸咎於甲狀腺疾病還是更年期，存在著大量的混淆。女性可能會在被診斷有甲狀腺問題的同時，也被說是更年期到了所以才出現問題。不管是哪種診斷都會讓她覺得自己的身體正在反抗她，並且迅速地老化。

事實上，這些症狀既不是由於甲狀腺功能異常，也不是荷爾蒙的過度或老化。在本章的前半部分，你讀到了 EBV 是如何創造所有這些症狀的。暴露在輻射或殺蟲劑下也有可能導致與更年期有關的典型不適。

正如我在《醫療靈媒》系列的第一本書中所詳細描述的，更年期不該是一個痛苦、不舒服的過程，事實上，它標誌著衰老的速度就要開始減緩。其實，只是因為 EBV 的潛伏期剛好是在女性月經停止時，同樣也是甲狀腺出現症狀的時候，這個巧合被誤認為是因果關係。如今，隨著侵襲性更強、發展更快的 EBV 株出現，婦女在生命早期就罹患甲狀腺功能低下，現在二十五歲甚至大學生被診斷為更年期前期的情況並不罕見。這個錯誤讓許多年輕女性陷入自我認同的危機，覺得自己未老先衰。但事實上，這個問題是病毒性且是可以控制的。

不孕症、流產、和懷孕併發症

在甲狀腺健康運動的領導者中，有一種嚴重的錯誤觀念正在滋長，那就是甲狀腺功能低下會造成流產、不孕、子癲前症和低出生體重等問題。甚至有一種理論認為，母親的甲狀腺功能低下可能會讓肚子裡的孩子出現過動症。在未來幾年裡，這種趨勢會發展到任何與懷孕有關的問題，幾乎都會歸咎於母親的甲狀腺。傳統的醫師將加入另類醫療社群的行列，儘管這看似先進，但卻會分散人們對造成如此多痛苦的真相的注意力。因為如果醫學界還不了解甲狀腺疾病到底是怎麼回事，他們又怎麼能把甲狀腺疾病和懷孕問題確切地聯繫起來呢？

如果你聽說甲狀腺功能低下是導致你流產、求子困難、不易受孕或難產的罪魁禍首，而這個解釋讓你心安理得，我絕對沒有否定你的意思。你所經歷的一切仍然有一個非常真實的解釋，而且這不是你的錯。是的，在懷孕前或懷孕期間出現甲狀腺功能低下是很常見的。但是，這樣的時機並不表示甲狀腺功能不全就是生殖問題的成因。相反地，甲狀腺問題應該被看作是指向問題出處的線索或指標，而不是問題的本身。

問題的起源完全是另外一種東西——一個因為資金不足而被忽視、研究不足的東西。甲狀腺疾病背後的病原體與許多生殖障礙背後的病原體相同：EBV。再一次，這是一個你的身體因為你的痛苦而受到責備的例子，但真正造成問題的卻是這個病原體。事實上，甲狀腺從來就不是流產的罪魁禍首。它會像無線電一樣發出頻率，負責維持生殖系統以及嬰兒的成長，即使在這個腺體出現問題時也一樣。甲狀腺是如此的先進，以至於它能夠在甲狀腺荷爾蒙分泌減少時依舊防止懷孕問題。此外，正如我們之前所見，為了彌補分泌不足，腎上腺會分泌一種調和的荷爾蒙來模仿甲狀腺荷爾蒙（雖然它不會顯示在現今的甲狀腺血液檢測中，因為它獨特的化學成分不會讓它看起來完全一樣，所以暫時無法被驗出）。

真正的麻煩是當 EBV 針對生殖系統時。正如你之前讀到的，在第二階段的中途，EBV 通常會進入生殖器官。這就是日後會出現生育和懷孕問題的原因。當病毒到達第三階段並進入甲狀腺時（通常會在此時引發甲狀腺功能低下），子宮及卵巢已經與病毒奮戰多時，因此在甲狀腺開始發作的同時，問題也開始顯現出來。碰巧的是，這種情況經常發生在女性的生育年齡，也就是最容易受到干擾的時候。

再加上懷孕和分娩，荷爾蒙的大量產生會滋養 EBV，可能會觸發低強度或休眠的 EBV，而導致進一步的感染和擴散。懷孕也會消耗免疫系統的能量，使女性更容易受到 EBV 的感染。也就是說，多年來沒有引起症狀的病毒感染可能會突然擴散到甲狀腺或從休眠中甦醒，並在女性懷孕時出現症狀和問題。

舉例來說，一位在大學時期就患有單核白血球增多症的女性，在畢業時她的 EBV 可能已經擴散至子宮。由於病毒在子宮內駐紮，可能會造成子宮肌瘤，雖然她並不知道這些肌瘤與大一時的單核白血球增多症有關。在她二十多歲時，病毒在活躍期和休眠期之間循環，然後可能轉移到甲狀腺或更遠的地方，她可能會出現其他 EBV 症狀，例如體重增加、腦霧、關節疼痛、疲勞、落髮、皮膚乾燥龜裂等，但同樣地，也沒有任何證據可證明這些症狀與她的大學時期或子宮肌瘤有關，所以她不知道這些都是同一個健康問題。然後，假設她在三十來歲時懷孕，並開始出現之前的那些症狀，甚至差點失去寶寶。醫師可能會給她做血液檢查，並診斷出她甲狀腺功能低下，解釋說她的症狀和幾乎流產都是由於甲狀腺荷爾蒙過低引起的。但事實上，一直以來都是 EBV 在作祟。

因此，不是甲狀腺功能的受損導致生育問題；而是生殖系統中的病毒導致囊腫、肌瘤、經期不穩定、輸卵管阻塞、子癲前症，以及未被檢出的子宮發炎症狀，這些都會干擾健康的受孕和懷孕。

上述的最後一個問題，子宮發炎，就是許多神祕流產的背後原因。當 EBV 針對子宮時，它會使子宮發炎，造成無法察覺的痙攣，但卻可能中斷懷孕。像這樣的流產最常見於病毒量高、有毒重金屬含量高的婦女。（子宮內的有毒重金屬，以及透過精子傳播的有毒重金屬，也會對發育中的嬰兒造成問題。其中一個例子就是 ADHD——關於這種疾病的完整解釋，請參閱《醫療靈媒》中專門討論 ADHD 和自閉症的章節）。

有時婦女在分娩後會出現 EBV 症狀。正如我們在第二章〈甲狀腺病毒誘發因子〉中所說，這是因為當婦女分娩時，大量荷爾蒙會進入血液，成為 EBV 細胞的燃料。在這過程中所釋放的腎上腺素的量，對於不生育的人來說，幾乎是一輩子的總量，這足以削弱免疫系統，並讓 EBV 開始高速運轉。結果就是，女性可能會經歷嚴重的疲勞、憂鬱、焦慮、體重增加和腦霧，卻被醫師誤診為產後憂鬱症、甲狀腺問題，甚至是萊姆病。（如果新手媽媽沒有被 EBV 感染，她至少可能會在短時間內出現輕微的腎上腺疲勞、乏力、沮喪和疲倦，直到她從大量荷爾蒙輸出中恢復過來）。更活躍、更嚴重的 EBV 的存在也代表著較高齡的女性在嘗試受孕或懷孕時可能會碰上更多困難。但以上的情況都不代表你需要避免懷孕或生育。懷孕和分娩是生命中美好而奇妙的部分。你只需要額外照顧腎上腺和整體健康，就可以成為一個堅強的母親。

造成許多婦女生育問題的另一個主要因素是生殖系統的「電量不足」。可能在體內沒有病毒活動的情況下自行發生，也可能是 EBV 消耗了生殖系統能量和資源的結果。在這種情況下，最好的方法是減少病毒量並幫助生殖系統重新充電。有關這方面的詳細資訊，請參閱我的著作《改變生命的食物》中的〈生育力與我們的未來〉一章。

多囊卵巢症候群

正如我們剛才所了解的，當 EBV 在人體內移動時可能會選擇卵巢作為巢穴。當免疫系統試圖阻擋病毒生長，而病毒卻繼續在卵巢內生存和生長時，病毒就可能會促使卵巢形成囊腫。隨著這些囊腫的發展，它們會對免疫系統造成壓力，讓 EBV 更快地進入第三階段，即感染與破壞甲狀腺。這就是為什麼多囊卵巢症候群和甲狀腺問題經常同時出現。

體重增加也通常與多囊卵巢症候群有關。不過，這並不是因為多囊卵巢症候群，也不是因為荷爾蒙失衡——將體重增加歸咎於多囊卵巢症候群僅僅是醫學界跳過真正問題的一種粗糙手法。正如我們在本章前面的體重增加部分所見，這和肝臟與淋巴系統有關。事實上，約有一半的多囊卵巢症候群患者的體重不會增加。那些只有卵巢囊腫問題而沒有體重問題的女性通常比較年輕，肝臟的負擔相對較輕，淋巴系統也較為健康。另一方面，如果一位婦女多年來一直生活在充斥著 EBV、EBV 排出的廢物、其他毒素和無益食物的環境中，肝臟負荷過重，並導致淋巴系統阻塞，體重就會明顯增加。只是 EBV 湊巧的也同時引起多囊卵巢症候群。

乳癌

乳癌的真正成因是 EBV。當 EBV 從肝臟轉移到甲狀腺時，淋巴系統會試著在胸部區域捉住它——某些類型的 EBV 在這裡被捕捉到時，會形成腫瘤、囊腫或病變。這就是為什麼乳癌通常不只會出現在乳房，也經常影響腋下和淋巴結。

MTHFR 基因突變

如果你被診斷出有 MTHFR 基因突變，請記住，不管你在其他地方聽到什麼，這在技術上都不是基因突變。真正發生的是病毒感染，至少是 EBV（視個人情況而定，也可能還有其他病毒）長期影響肝臟，進而影響身體製造和吸收維生素 B_{12} 及其他關鍵、重要營養素的過程。它會造成同半胱胺酸（homocysteine）的濃度上升，在現今極不穩定、新潮的測試中，呈現 MTHFR 基因突變的陽性反應。基本上，這只是另一種（有問題的）發炎測試，就像我們將在〈重大錯誤 4：錯把發炎當病因〉中看到的那些測試一樣。一旦你的病毒感染得到控制或消除，基因突變檢測結果就會改變，顯示你沒有基因突變。這也就證明了打從一開始就不存在真正的基因突變。由於基因突變的診斷有上升的趨勢，優秀的醫師和其他專業人員投入了大量的時間和精力在這個現在令人困惑的領域，這是一個相當熱門的主題。我將在未來為你提供更多相關的資訊。

很難好的傷

如果一個看起來應該早就好轉的傷卻仍然讓你痛苦不堪，而醫師也無法判斷你為什麼還沒有好轉，你的親人也無法理解你為什麼還沒有恢復原來的樣子，這可能會讓你感到非常沮喪。處於這種狀況的人很容易被說成是「他們在虛構自己的疼痛」、「他們是為了引起別人的注意」或「因為害怕好轉而想要繼續維持受傷」，或是「他們沒有努力讓自己好起來」。不要讓這種想法打倒你！這些都不是你一直受苦的真正原因。

當受傷時，覆蓋受傷部位神經的髓鞘會像紗線一樣斷裂，導致神經根部的小毛鬆脫、懸掛或彈出神經。這些受傷的神經會啟動像是種「警報」的荷爾蒙，讓身體的療癒機制出手相救。然而，當 EBV 存在於你的體內時，它也會偵測到這種荷爾蒙，並搶先衝過來侵擾神經。斷裂的根毛讓 EBV 有機會抓住神經，讓它們長期發炎。如果沒有妥善處理 EBV 的話，有時發炎甚至會持續數年。

如果你已進入 EBV 的第四階段，病毒的神經毒素就會破紀錄地被大量釋放，造成前所未有的神經問題——不管你有沒有碰到意外或受傷。正如在之前的症狀（如焦慮、刺痛、麻木和頭暈）中所讀到的，這些在血液中的大量神經毒素會造成神經敏感、過敏和發炎。而當 EBV 在體內活躍時，就會造成額外的療癒困難。一旦擺脫了病毒，你就可以繼續前進。

纖維肌痛

纖維肌痛的痠痛、疲勞和僵硬是由於第四階段 EBV 的神經毒素造成中樞神經系統和全身神經的慢性發炎。這可能會造成神經輕微的裂痕、撕裂和根毛外露，造成敏感點。有些侵襲性強的 EBV 甚至會結合這些弱點，造成更嚴重的發炎和疼痛。

慢性疲勞症候群（CFS）、慢性疲勞免疫功能失調症候群（CFIDS）、肌痛性腦脊髓炎（ME）、全身性勞力不耐症（SEID）

當醫學界試著更努力去了解這種曾被標籤為「懶惰」的史詩級疲勞時，這種病症又有了新的名稱。事實上，慢性疲勞症候群或任何相關的名稱，都是由持續且慢性的第四期 EBV 感染所引起的神經性疲勞。病毒的神經毒素會使中樞神經系統發炎並耗損，造成疲勞，這種疲勞通常會被誤認為腎上腺疲勞（如需更多關於區別的資訊，請參閱本章前面的「疲勞」一節）。在更嚴重的情況下，神經毒素會造成輕微的腦炎（但核磁共振或電腦斷層掃描無法偵測到），造成更嚴重的疲勞。

濕疹與乾癬

這些皮膚問題其實都是未發現的肝臟問題。這並非醫師用簡單的血液檢驗中會發現的肝酶問題，因為血液檢驗無法真正檢測出這個複雜器官發生的所有問題。濕疹和乾癬的出現是由於肝臟中的病原體（通常都是 EBV）攝取了高濃度的有毒銅，再加上累積多年的 DDT 和其他殺蟲劑毒素。當病毒以這些毒素為食時，會釋放出一種強效的皮膚毒素，浮上皮膚後會造成嚴重的紅疹、脫屑、龜裂、刺激和發癢。

理想情況下，肝臟會像過濾其他殘渣一樣過濾掉這些皮膚毒素，腸道和腎臟會將其送出體外。然而，當 EBV 加重了肝臟和身體其他部位的負荷時，正常的排毒過程就會中斷，這就是為什麼這些毒素最後會試圖透過皮膚排出體外。肝臟的狀況越差，濕疹或乾癬的情況就會越嚴重，因為肝臟功能受阻就代表會有更多的皮膚毒素逃逸出來。濕疹或乾癬較嚴重的人也較容易有落髮的問題。

紅斑性狼瘡

醫學界尚未能找出這種發炎症狀的成因，因此把它誤認為是自體免疫疾病。但事實並非如此。紅斑性狼瘡並非免疫系統失控並攻擊身體的證據。紅斑性狼瘡的真正成因是 EBV。基本上，紅斑性狼瘡是對各種病毒廢棄物的一種過敏反應，包括皮膚毒素（因此皮膚問題通常與紅斑性狼瘡有關）、神經毒素、病毒副產品和病毒殘骸。當這些廢棄物淤泥隨著時間累積了太多時，到了 EBV 的第三階段，身體就會對這些淤泥極度過敏，導致各種發炎症狀。這也會讓同半胱胺酸升高，導致基因突變檢測出現假陽性。（當你清除了 EBV 後，這些基因突變測試結果就會恢復正常）。

由於紅斑性狼瘡始於 EBV 的第三階段，這時的 EBV 也會針對甲狀腺攻擊，因此任何患有紅斑性狼瘡的患者的甲狀腺也會受到損害，不論他們知不知情。

多發性硬化症

EBV 是多發性硬化症的隱性病因。導致這個診斷的 EBV 有兩種類型：（1）在這種 EBV 中，患者會出現神經系統症狀，例如腿部無力、手臂無力、輕度顫抖，以及嚴重的刺痛和麻木感。這些都是 EBV 的神經毒素使身體神經發炎的結果。它通常被診斷為多發性硬化症（或萊姆病），儘管醫學掃描並無顯示任何病變。（2）另一種 EBV 會進入腦部，造成病變及輕微的腦炎，症狀與前一種非常相似。如果你已被診斷出腦部有病變，請不要害怕；數以十萬計的人腦部都有或小或大各種不同的病變也依舊繼續正常地過活。多數情況下，隨著這種類型的 EBV 而出現的症狀並不是來自於病變本身，它們還是來自於那些 EBV 神經毒素。

由於多發性硬化症發生在 EBV 的第四階段，所以有此病症的人也會有甲狀腺問題，不論是否已被診斷出來。處理多發性硬化和甲狀腺問題的最佳方式，就是處理 EBV，並強化神經系統。（如需更多關於多發性硬化症的資訊，請參閱《醫療靈媒》中的相關章節。）

萊姆病

根據不同醫師的個別判斷，特定症狀可能會被診斷為多發性硬化症、纖維肌痛、慢性疲勞症候群、類風濕關節炎、肌萎縮性側索硬化症、寄生蟲感染、狼瘡或萊姆病等等，因為這些病症都是由病毒引起的，所以這些標籤之間的界線往往很模糊。沒錯，正如我在第一本書中所揭露的，萊姆病是病毒性，而不是細菌性。我這樣說並不是要否定醫學界的進步：醫學界的進步來自於承認有許多人受到萊姆病症狀的困擾，並努力為他們提供答案。下一個進步則該是醫學研究會發現，萊姆病症狀的成因是病毒，而細菌只是碰巧存在。大多數人的萊姆病症狀是由 EBV 引起的，不過皰疹病毒家族中的其他成員也會引起萊姆病症狀，包括 HHV-6，一直到尚未發現的 HHV-9、HHV-10、HHV-11 和 HHV-12。嚇了一跳吧！如果讀到這裡讓你驚訝不已，請去查閱《醫療靈媒》中有關萊姆病的章節，以獲得所有問題的答案。

如果你已經讀過該章，你可能已經注意到它的「萊姆病誘發因子清單」與本書第二章的〈甲狀腺病毒誘發因子〉非常相似。這是因為，萊姆病和甲狀腺疾病都是病毒性的，所以在誘發症狀的因素上有很多重疊的地方。

類風濕關節炎（RA）

這種關節腫脹、疼痛、僵硬，有時還會變形的現象並不是自體免疫功能失調。一般對於類風濕關節炎的解釋和事實相差太遠。身體不會變得糊塗困惑然後開始攻擊你的關節。相反地，有一種特殊的 EBV 在第四階段進入結締組織、關節和韌帶，造成發炎，這也是你的身體試圖阻止入侵者的證據。指關節、頸椎等部位的腫脹顯示免疫系統正在奮力阻止病毒深入，以免對神經及組織造成永久性傷害。在較輕微的情況下，可能就會出現莫名疼痛。到了後期，患者會出現嚴重的關節腫脹，因此診斷為類風濕關節炎。

結締組織疾病（包括埃勒斯－當洛氏症候群）

這些病症是由第四階段（有時是第三階段）的多種 EBV 所引起，並以肝臟中的不同毒素為食，包括舊款的 DDT 及其他殺蟲劑、汞及一些溶劑。其中，許多都可能是由家族世代相傳而來。當病毒在這種混合燃料中茁壯成長時，會釋放出神經毒素和一種特殊的結締組織毒素，這種組合會削弱結締組織，同時使神經發炎。由於這是一種後期的 EBV 病症，它也是你有甲狀腺問題的徵兆，儘管它不是甲狀腺所引起的。

類肉瘤病

有些類型的 EBV 較少集中在中樞神經系統，而是集中在淋巴系統和器官。在這些病例中，隨著病毒進入後期階段，許多病毒細胞也會留下來攻擊肺部、心臟、肝臟和頸部周圍的淋巴結並使其發炎，造成整個淋巴系統和器官周圍的腫脹和疤痕組織。到了病毒的第四階段，就會出現類肉瘤病，這代表類肉瘤病患者也會有甲狀腺問題（EBV 第三階段），雖然這同樣也不是甲狀腺引起的。

肺部纖維化、囊狀纖維化、間質性肺炎

這些通常會影響肺部的疾病都是由 EBV 和 EBV 的輔因子——對抗生素有耐藥性的鏈球菌株——所引起，這也是許多常見問題背後的罪魁禍首，包括慢性泌尿道感染和鏈球菌性咽喉炎。避免食用雞蛋、乳製品、小麥和豬肉對於對抗這些疾病非常重要。

低血糖和第二型糖尿病

伴隨著甲狀腺問題的第二型糖尿病是很常見的，因為 EBV 與其他毒素以及高脂肪飲食會加重肝臟的負擔，使其變得功能遲滯，無法將葡萄糖儲存為糖原以保護胰臟，而胰臟是胰島素的根本。與此同時，由於腎上腺對甲狀腺的過度補償，過多的腎上腺素會灼傷胰臟，進一步損害胰臟以及製造所需胰島素的能力，結果就是血糖的失衡。（有關低血糖症和二型糖尿病的完整解釋，請參閱我第一本書中的專章）。

胃食道逆流

當有人出現胃灼熱／火燒心，一半的問題出在胃部，另一半則出在肝臟。這是因為胃酸的逆流實際上是由於胃中的鹽酸（一種有益的酸）過低引起——這通常發生在肝臟因 EBV 而出現功能障礙時，因此幫助消化的膽汁分泌不足，胃中的壞酸就會上升。當這些酸進入食道時，就會有胃灼熱的感覺。

但醫學研究不知道的是，EBV 不僅會造成胃酸的倒流，還會妨礙甲狀腺的療癒。當人們因為鹽酸（好酸）過低而造成胃內無益酸的濃度升高時，這些壞酸就會在睡眠時從食道往上升，一直升到喉嚨，在那裡排出氨氣，氨氣會直接滲入甲狀腺，阻礙腺體的療癒。

鏈球菌

因為鏈球菌是 EBV 的輔因子，所以當病毒發作時，鏈球菌也會跟著猖狂起來。這就是為什麼有甲狀腺問題的人也常會罹患鼻竇問題、膀胱敏感、尿道感染、細菌性陰道炎、小腸菌叢過度增生、腸躁症、青春痘和喉嚨痛等等，這些都與鏈球菌有關。

乳糜瀉

乳糜瀉不是一種自體免疫疾病，也不只限於對麩質過敏。相反地，小麥麩質是這種腸道發炎的誘發因子之一，而這種發炎其實是由 EBV 的輔因子鏈球菌所引起的。鏈球菌最喜歡在腸道內找到的其他食物包括蛋、乳製品和玉米，以及生物膜、神經毒素、病毒殘殼、其他 EBV 廢物和從肝臟流入腸道的有毒重金屬。這些物質為鏈球菌提供了繁殖和作怪的燃料。

雷諾氏症

這種皮膚色素沉澱的現象，是由於肝臟部分被 EBV 與其廢棄物堵塞，而這些廢棄物又倒流入血液所致。在大多數雷諾氏症的病例中，患者從孩童時期開始就長期感染 EBV，雖然大部分病毒已轉移到甲狀腺及其他部位，但仍有部分病毒留在肝臟中，造成長期問題。當血液中充斥著這些病毒毒素時，血液就會變濃，導致血液中毒，進而影響四肢血液循環不良，使四肢變色。許多雷諾氏症患者也會感到有點刺痛，有時甚至麻痺，因為倒流到血液中的淤積物含有神經毒素。

庫欣症候群

庫欣症候群被醫學界解讀為一種腎上腺功能障礙，在某種程度上這是正確的。但不被了解的是其中的根本原因：當你的甲狀腺長期受到 EBV 的影響時，你的腎上腺也長期處於超載狀態，忙著充當甲狀腺荷爾蒙的創造者和維持平衡。被 EBV 加重的肝臟負擔也會進一步加重腎上腺的壓力。除了腎上腺的壓力之外，庫欣氏病患者通常也會在生活中遇到巨大的壓力，以及面對其他削弱腎上腺的因素，例如不良的飲食習慣。由於這些多重來源的壓力，腎上腺會被逼到極限，結果導致身體某些部位的重量增加，同時手臂和腿部卻變瘦。雖然你可能聽過其他的說法，但由於腎上腺到達大失衡需要時間，真正的庫欣症通常會發生在四十歲到六十多歲之間。

C 型肝炎

這種慢性肝臟發炎是由於 EBV 在器官中形成疤痕組織所引起的——而醫學研究和科學很快就會發現這點。由於 EBV 造成這種破壞性的疤痕組織需要數年的時間，當 EBV 演變成 C 型肝炎時，其他 EBV 細胞已經擴散到甲狀腺或更遠的地方，這表示 C 型肝炎患者的甲狀腺也受到損害。這也是 C 型肝炎好發於較年長者的原因。

足底筋膜炎

當 EBV 在全身釋放大量神經毒素時，這些神經毒素會分散並聚集在體內脆弱的神經上。如果某人曾經腳部活動頻繁，或曾經腳部或腳踝受傷，無論是因為跳舞、運動、腳踝外翻或意外，神經毒素幾乎就會像是故意瞄準般的找到這些敏感的神經，造成脛骨神經和坐骨神經等神經發炎和疼痛。對於許多人而言，足底筋膜炎是在受傷後很久才發生，因為可能是在 EBV 感染後期前幾年就已經受傷了。

副甲狀腺疾病

雖然被稱為副甲狀腺的四個小腺體與甲狀腺是獨立運作的，但是當它們出現問題時，罪魁禍首與甲狀腺疾病相同：EBV。這些腺體每個都只有去殼的向日葵種子大小，共同負責保持體內鈣含量的平衡，基本上，它們調節血液中的鈣含量。副甲狀腺疾病通常是指其中一個或多個腺體因感染 EBV 而出現發炎、腫大、鈣化、囊腫或腫瘤（醫學研究和科學界還不知道這是病因），從而擾亂了人體的鈣生產和監測系統。

甲狀腺和副甲狀腺之間存在著聯繫：當身體製造甲狀腺結節以試圖阻擋 EBV 細胞時，副甲狀腺就會參與其中。記住嗎？結節是鈣做成的監獄，因此副甲狀腺可能會對結節的形成做出反應，過度分泌副甲狀腺荷爾蒙（協助身體製造結節），或者在某些情況下減少分泌（保護鈣儲備），這取決於你的個人需求。在這種情況下，當副甲狀腺過度活躍時，通常也不會在檢測中顯示出來，因為額外的鈣會立即被消耗使用。

副甲狀腺也會受到甲狀腺的物理保護——這些腺體需要遮擋陽光，而甲狀腺的翼狀結構就起到了遮擋作用。

就像甲狀腺問題一樣，副甲狀腺問題也不一定會在檢測中顯示出來，所以有些人的副甲狀腺機能亢進症不會被診斷出來。造成這種狀況的一個常見原因是 EBV 在第三階段結束時離開甲狀腺，並開始以中樞神經系統為目標。在這時候，大腦開始需要更多的電解質來支持神經傳導物質功能和電脈衝，這會觸發副甲狀腺發出訊號，要求更多的鈣來支持中樞神經系統處理 EBV 所需的額外電脈衝。病毒也會針對副甲狀腺本身，使其功能失調，直接導致副甲狀腺疾病。這些都是醫學研究和科學尚未發現的。

為什麼都是女性？

為什麼你剛剛讀到的許多症狀和病症，影響女性的人數比男性多？為什麼我們經常聽人家說甲狀腺問題和莫名的慢性疾病都是婦女的問題？

首先，有些看法是扭曲的。從歷史上來看，對男性來說，承認自己身體的問題是件丟臉的事。在二十世紀的四五〇年代，當女性去看醫師並描述她們在健康上的掙扎時，男性其實也爆發出憂鬱、焦慮、情緒不穩、多汗、體溫波動、腦霧、心悸等症狀。然而，裝作沒事繼續硬撐對男性來說更是重要。他們在成長過程中一直被灌輸必須堅強、穩定的訊息，因此許多人都不愛看醫師，對自己的症狀保持沉默，造成似乎只有女性才會受苦的錯覺。然後，當女性的症狀在醫學界引起足夠的轟動，並被廣泛標籤為更年期時，男性的類似症狀就更是被污名化。所以，男性不僅會對承認自己的「弱點」感到猶豫；想到自己也會像女性一樣經歷「更年期」就讓他更尷尬了。

即使沒有那麼明顯，EBV 對男性的影響也很大，這沒有什麼好丟臉的。肝臟問題、體重增加、不寧腿、高血壓、高膽固醇和便秘，這些只是其中的幾個例子，你可能至少可以在生活中的某一位男士身上發現；而前列腺癌也是來自於 EBV。

而事實上，女性也確實比男性更容易受到甲狀腺問題等慢性症狀的困擾。這在很大程度上與女性的月經週期有關。每個月，女性的身體系統都會投入大量的能量和資源為生寶寶做準備。當女性月經到來時，她身體內百分之八十的活躍免疫系統和儲備都會用於更新子宮，這會大幅減少她的身體抵禦疾病的能量。而在排卵期間，百分之四十的身體免疫系統和儲備會被用於排卵過程，再次為疾病留下可乘之機。此外，她的皮質醇和腎上腺素的分泌在這些時候都會上升，將 EBV 的燃料送入她的血液中。這表示女性每月有兩段時間會更容易受到像 EBV 這樣的健康威脅。這就是為什麼女性經常在月經前或月經期間患上傷風、感冒、偏頭痛或喉嚨痛，因為她們的免疫系統下降了。

更何況，現今的女性所肩負的期望比以往還高。大多數女性都要兼顧工作、持家、取悅伴侶、對朋友表示同理、照顧家人，而且同時都還要打扮得漂漂亮亮，簡直就像是扛著二、三十份工作。除了身體和精神上的耗損之外，如果沒有機會恢復的話，維護這一切所需的覺察力、直覺和慈悲心也會是一種耗損。在這種情況下，人很容易變得衰弱，而衰弱的免疫系統正是 EBV 最喜歡的進攻途徑之一。

這就代表女性不能逃避，不能不照顧自己。如果你是一位女性，而且你覺得你需要得到別人的允許才能將健康放在第一位，那麼就把這當作愛自己的許可證吧。特別是在經期、排卵期、懷孕期和產後恢復期，請採取你需要的措施來保持身心平衡。這是你能為那些依賴你的人所做的最好的事情。否則，一切都是多說。

無論你是誰，都應該認真面對你所面對的任何健康問題，而不是把它當作自己的弱點或缺陷。如果你是男性，請記得，你在本章所閱讀到的症狀和狀況絕非只是女性的問題；EBV 病原體對男女老幼都是一視同仁的。你也值得自我照顧。揭露了 EBV 的真面目之後，你就能以全新的角度來看待自己的掙扎。

第六章

甲狀腺癌

我是在四歲的時候開始認識癌症的，也就是我第一次從高靈那裡得到我的天賦的時候。當時我正坐在餐桌前，而高靈向我顯現，要我告訴祖母她得了肺癌。雖然我不知道這個詞是什麼意思，但我還是跟著他說了一遍，讓餐桌上的每個人都很震驚。很快地，醫師就證實了這個啟示的真實性。

之後，我問了高靈這是怎麼發生的？為什麼我奶奶會得癌症？高靈回答說，那是一種病毒（EBV），再加上重金屬、DDT 和其他殺蟲劑、溶劑、塑膠和石油等多種毒素的結合。這些字眼對年幼的我來說非常陌生，雖然我能分辨這些東西是真的有害。從那時候，在我擁有這份天賦的每分每秒，我都把癌症當成自己的事在看待。幾十年來，我幫助無數與癌症搏鬥的人找到答案、安全和療癒。

有人問我為什麼不在以前的書中談癌症。事實上，癌症的主題在這兩本書中都有出現，最引人注目的是《改變生命的食物》，書中記載了數十種具有抗癌特性的食物，並針對特定形式的癌症（包括甲狀腺癌）提供具療癒功效的食物。我明白為什麼人們仍然想要了解更多。癌症是個龐大而可怕的話題，對醫學研究和科學而言，它仍然是個謎：關於癌症為什麼會存在，或是如何保護你自己和你所愛的人，這些問題都沒有答案，因此人們對於癌症都感到無所適從。

每一本書，我都希望能盡可能包含更多療癒資訊。我想要一次就給你所有的資訊，但我總得面對現實：這只是一本書，我不可能把所有要說的都寫進去。到目前為止，我還沒有空間能更詳細地談論癌症。但我相信現在終於是時候了。

不遠的過去

你會從其他來源聽到癌症自古以來一直是人類歷史的一部分，可以追溯到五百年、一千年前，甚至是遠古時代，這些消息來源都說，癌症妨礙了生命的發展。有人會告訴你，木乃伊中會找得到癌症；甚至有一天，有人會告訴你，在冰中保存了數萬年的穴居人身上發現了癌症。

事實上，真正的惡性癌症是最近才出現。雖然在古時候，腫瘤如果長到會妨礙器官功能的程度就有可能會危及生命，但它們不是由癌細胞引起，而是良性的。當古希臘人使用癌症這個詞時，他們所指的並非我們今天所說的癌症，而是個泛指所有無法治癒或甚至不知為何致死的疾病總稱，而腫瘤（非癌症腫瘤）只占這個定義的一小部分。當時的腫瘤是由皮肉傷口的舊疤痕組織和活組織中的有毒重金屬所形成。真正的惡性癌症，其真正的起源只能追溯到工業革命時期。

為什麼我們聽到的是另一回事？為什麼要讓我們以為癌症在史前時代就出現了？因為，如果我們相信癌症從人類一開始就已經存在，那麼我們就會認為我們的基因裡就有罹患癌症的傾向，所以我們應該為此負責。如果我們深信癌症是我們自己造成的，或是癌症是我們的錯，因為我們是脆弱的人類，我們就不會更努力尋找我們不該知道的答案。

而你應該得到答案。讓我們解開甲狀腺癌這個謎。

甲狀腺癌病毒

百分之九十八的癌症是由病毒和至少一種毒素引起的。有許多病毒可能與癌症有關，而 EBV 就是其中之一，它會和毒素結合，是導致甲狀腺癌的病毒。（EBV 同時也是引起乳癌、肝癌、幾乎各種肺癌、胰臟癌、結腸癌、前列腺癌、婦女生殖器官癌症、白血病以及其他許多癌症的元凶）。

我們很容易以為，長相相似、聲音相似的母親和女兒在有生之年都罹患甲狀腺癌是因為基因的關係。我們就應該這麼想，因為這樣我們才不會去調查外在的原由。

雖然臉部特徵和聲帶當然是遺傳的，但疾病卻不是。真正的方程式是：**病毒＋毒素＝癌症**。

當特定的病毒，得到特定毒素作為燃料時，就會產生癌症。注意到基因與此完全無關嗎？醫學界所解釋的遺傳與癌症易感性，其實是病毒和毒素的代代相傳，或是因為一家人住在一起，所以在家庭裡面接觸到相同的病毒和毒素。母親和女兒都可能透過家族傳承遺傳了 EBV，然後，在女兒的童年時期，兩人都可能接觸到滋養病毒的惡劣毒素。

要研究 EBV 如何成為癌症方程式的一部分，讓我們回顧一下 EBV 的歷史發展。首先，工業革命開始時，隨之而來的是全新的、含有重金屬的化合物的發展，這些化學化合物開始污染我們的世界和我們的身體。EBV 以這些毒素為食，嘗試保護我們免受這些毒素的傷害，就像它仍然是個忠誠的好病毒一樣。在處理這些毒素時，病毒細胞基本上會將這些毒素重新製造成更具毒性的形式，並釋放出這些毒素，以保護它周圍的任何組織——無論是在肝臟、肺部、胰臟、乳房、甲狀腺或其他部位。一旦成了副產品被排出，這些被重製過的毒素又可能會再次成為病毒的食物。這種情況會不斷地發生，只有最強大的病毒細胞——那些可以耐受越來越強大的毒素的細胞——才能存活下來並繼續繁殖。

當 EBV 第一次像這樣變異時，它還不會致癌。良性腫瘤可能來自於被 EBV 的有毒再製副產品殺死的人體組織，在大多數情況下，事情的發展就到此為止。（惡性 EBV 腫瘤在當時仍然極為罕見，那些確實形成的腫瘤是 EBV 最早的變異株接觸到早期實驗性化學化合物的結果）。但這段時期所發生的，其實已經為特定 EBV 菌株和適當燃料這個組合打下了未來致癌的基礎。

隨著數十年的過去，我們進入了十九世紀的下半期，病毒變得更加強大。之後，更多的工業化學製品出現了，這一次是十九世紀後期的實驗性殺菌劑、除草劑和抗生素，它們將 EBV 推向了一個新的層次，迫使病毒變種，使其不再對我們的身體有益。有了這些新的化學物質作為燃料，EBV 的有毒廢料比過往任何時候都更毒。當這種病毒的副產品充滿了身體任何部位的活組織（例如甲狀腺）時，由受損、結疤的組織和死亡的人體細胞所形成的瘢痕疙瘩和良性腫瘤就變得更加普遍。與此同時，EBV 也在突變，為了能耐受自己重新製造的有毒廢物。它只為自己生存著想。

當我們進入二十世紀後，特定的 EBV 成為了致癌的病毒株。在過去的一百多年中，這些 EBV 菌株攝取了更先進、更新的毒素，依舊在不斷突變中。

甲狀腺癌是如何形成的

當一個人感染了一種可導致癌症的 EBV 變異株時，如果有適當的毒素作為燃料，該變異株就會在體內不斷變異。病毒會吸收途中的毒素，並經過重新製造的過程，釋放出比進入體內時更強的毒素，就像化學公司製造新的強效化學化合物的反覆實驗合成過程一樣。這聽起來可能跟第三章描述的神經毒素和皮膚毒素的製造過程類似，而事實也是如此。不同的是，致癌的 EBV 病毒株產生的神經毒素和皮膚毒素往往比其他 EBV 品種要少；相反的，它們會重新製造毒素，使其成為更全面的破壞細胞的毒素。如果病毒在此時進入甲狀腺，重新被製造的毒素會滲透病毒細胞所在的腺體區域，破壞甲狀腺組織。病毒會吞噬充滿再造毒素的死亡組織細胞，大部分病毒就會開始因毒性而死亡。事實上，在這個階段，甲狀腺內的病毒數量可能會減少百分之五十到百分之七十。

另一個循環就會開始。存活下來的 EBV 細胞是最有能力處理毒素的細胞。它們會以患者體內任何新舊毒素為食。加上它們的病毒副產品——這次經過又一輪的處理後又更加強效——會再次飽和甲狀腺組織，殺死一些健康的甲狀腺細胞，病毒也會攝取這些毒素飽和的組織細胞。無法忍受毒性增加的 EBV 細胞就會死亡，而新一輪的倖存者會比之前更強大。

接下來是第三個循環。這一次，當病毒重新合成又製造另一批毒素時，它會再次充滿鄰近的甲狀腺組織，同樣又攝取由此產生的有毒、死亡的甲狀腺細胞。這次中毒的病毒細胞並沒有像之前六個月到兩年的周期中的病毒細胞一樣正常死亡，而是達到了它們的突變的極限。當病毒細胞無法再突變時，這些垂死的病毒細胞會製造一種酵素化學化合物，將自己轉變成癌細胞來活下去。現在，它們不會再死去，而是有了來生。

有了新的結構、成為癌細胞後，這些細胞會食用布滿重製毒素的甲狀腺細胞來增殖。在此過程中，癌細胞會釋放新的生物酵素到鄰近的甲狀腺組織，慢慢地將這些人體細胞也變為癌細胞。

曾經的病毒癌細胞和曾經的人類癌細胞都有生命，它們會聚集在一起生存。在這些群體中，它們需要食物。血管生成的過程會形成微小的血管，就像葉子上的小血管一樣，將營養帶過固定癌細胞叢的微小薄膜。（血管生成的概念已被醫學科學研究發現，但我們在本章所要探討的具體細節尚未被明確發現）。

與此同時，甲狀腺中仍有沒變成癌細胞的活躍 EBV，它們會繼續循環重複攝取毒素，而它們的廢棄物則會繼續殺死活生生的甲狀腺組織。癌細胞腫塊的血管會吸入重新製造的毒素和已死亡的人類細胞作為燃料，從而形成惡性甲狀腺腫瘤或囊腫，然後不斷生長和擴大。

裡應外合

在此必須說清楚的是，EBV 並不自動等於甲狀腺癌。首先，只有 EBV 第四組和第五組中的某些突變株會形成癌細胞。其次，要有特別強烈的毒素才會是等式的一部分。正如你在我們剛剛研究的過程中所看到的，EBV 在每一步都需要燃料，才能進展到癌細胞的地步。

我們不被允許思考太多關於癌症所涉及的毒素。我們不被允許知道我們遺傳了這些毒素。相反地，正如我所說，我們被迫要認為癌症是遺傳而來的：如果是基因遺傳，那就是我們自己的錯，如果是我們的錯，那其他人就不必付出代價。想想間皮瘤這種因為接觸石棉而導致的癌症（少數不涉及病毒的罕見癌症之一）。當間皮瘤的成因曝光後，公司們被迫為受癌症影響的病人和家庭籌集了數十億美元的基金。這還只是許多工業傳播的毒素其中一種。請想像，如果負責製造餵養 EBV 的各種毒素的產業都被揭露出來呢？光是研究 EBV 及其突變就需要數十億美元。這將會是災難性的，訴訟將接踵而來，以兆計算的金額將會被募集，各行各業將為超過一百五十年的癌症付出代價。

因此，關於各種癌症是如何形成的真相沒有出現，我們反而被告知是我們的 DNA，甚至是我們的想法造成癌症。醫學研究和科學專注於基因是癌症的罪魁禍首，以及如何治療已經形成的癌症，而關於癌症究竟如何開始的真相卻永不見天日。

但現在你知道真相了，而真相涉及毒素。有許多變數會影響 EBV（或任何病毒）引起的癌症的形成與發展。是否有人體內有更多的戴奧辛？更多的重金屬、更多的殺蟲劑、更多的藥物？哪些種類？家族血緣承襲了哪些毒素？還有病毒——是什麼病毒？變種程度如何？如果某人的毒素較少，病毒株的侵襲性較低，他們的癌症可能就不會那麼惡性；如果是其他情況，癌症可能會發展得更快。我們還要考慮免疫系統，它是受到損害，還是依然堅強？如果我們的社會要在了解癌症方面取得重大進展，醫學研究和科學的重點就應該是這些。

療癒的公式

病毒加毒素的公式可能聽起來很可怕。但請不要因此擔心。不知道癌症如何生成，或它會如何困擾我們的那份無知才是真的可怕。

假如你聽說一個九十歲的老人吸了七十年的菸，卻從未罹患肺癌。即使他可能因為吸菸而對健康造成許多其他負面影響，但癌症並不是其中之一。然後，你再想想某位罹患肺癌的人，他一生中從未抽過菸，但卻接觸到另一種有毒的東西。這兩者有何不同？在這之前，你可能會說答案是個謎，很可能是遺傳。但根據本章的內容，你就可以說：那是因為沒有得癌症的人沒有感染那個病毒。

這方面的知識讓你可以控制自己的生活。比起活在恐懼中，這是更好的選擇。無論你是想預防甲狀腺癌症，還是想處理已經罹患的甲狀腺癌症，你現在都知道該採取哪些步驟：（1）降低病毒量；（2）排除體內毒素。這本書讓你有能力做到這兩點。

現在，為了讓你更全面地了解你的健康保健旅程，讓我們來看看甲狀腺血液檢驗到底是如何進行的。

第七章

甲狀腺猜測檢驗

數十年來，婦女們一直在努力訴說自己的各種症狀，但這個過程並不容易。長久以來，我們在第五章中提到的許多健康問題都讓她們覺得是這些疾病只是自己的想像。最後，隨著醫學界開始發現甲狀腺問題的普遍性，這些問題的檢測也進入了主流醫學。這為許多患者提供了驗證，他們從檢測結果中得到證明，他們的身體確實出現了問題。

另一方面，如果你是那些檢測結果顯示「正常」的女性（或男性），該怎麼辦？長期以來，傳統醫師都會從患者的 TSH（促甲狀腺激素）數值來判斷甲狀腺的情況。他們希望看到數值在〇・五到五・〇的正常範圍內，而如果讀數在正常範圍內，這些醫師就會按照他們所學的去判定病人的甲狀腺沒有問題。當你知道明明有什麼地方出錯時，卻聽到一切正常的消息，這反而會讓你覺得很受打擊。

現在，我們的醫師正試圖進行更深入的調查。他們看見許多患者的 TSH 數值正常，儘管有一系列症狀似乎顯示並非如此，因此他們試圖通過同時測試游離 T4 和游離 T3 來更全面地了解甲狀腺的表現。這是一種進步，因為婦女的健康現在比以往任何時候都更加被重視了。

即使有了這樣的覺醒，我們仍然停留在甲狀腺檢測的古董年代，因為所有的甲狀腺檢測都是圍繞一個陳舊的假設而建立的，那就是人們的健康問題是甲狀腺出了問題。而你現在已經很清楚，有問題的甲狀腺並不是問題的本身，它是更大問題的指標：EBV 的病毒量。如果你聽到或讀到的最新資訊沒有這麼說的話，那麼該資訊來源應該被視為黑暗時代甚至恐龍時代的回憶，以及過時思維的遺物。

當醫學界還沒醒悟過來，認清 EBV 才是甲狀腺問題背後的真正元凶——而不僅僅是陪襯——甲狀腺檢測的幫助仍然有限。即使有新的、突破性的甲狀腺激素測試出現，它們仍然是不足的。研究人員可以想出最好、最先進的方法來測試甲狀腺的表現，卻也仍舊抓不到重點。醫師和實驗室真正需要的是更先進的 EBV 測試——追蹤病毒在人體中的位置、病毒在人體系統中的傳播路徑、病毒在不同器官和腺體中的含量，以及病毒如何進食和變種的測試。

因此，檢測甲狀腺荷爾蒙分泌的前提本身就已經有缺陷。這些檢測會誤導專業醫護人員和患者，讓大家只專注於病毒的一種影響（甲狀腺功能受損），而不是從更大的層面來看，即是病毒造成這種損害，並同時在身體其他部位造成破壞。基於這個原因，我不會在此深入介紹具體的檢測方法。

甲狀腺荷爾蒙測試

儘管如此，我們現在所有的就是 T4、T3 和促甲狀腺激素（TSH）等測試，而且它們都是拼圖的一部分。如果你和你的醫師以這樣的心態來解讀它們：它們是病毒影響甲狀腺的指標，而不是甲狀腺變弱而讓你失望的指標，那麼它們就能讓你走上正軌——如果你的檢測結果顯示甲狀腺性能異常的話。

正如我剛才所說，許多開明的醫師和患者已經開始注意到，即使其他所有跡象都表明有問題，這些檢測結果也可能在正常範圍內。這就是原因所在：這些血液檢測的準確性並不一致，這就是我稱之為猜測檢測的原因。首先，甲狀腺荷爾蒙指數可能會因一天中的時間和患者的壓力值而有很大差異。這就像很多人走進醫師辦公室量血壓時所經歷的「白袍症候群」一樣：光是坐在那裡接受觀察就會讓你的手心出汗，血壓也會升高到正常數值以上，進而影響讀數的準確性。

同樣地，坐在實驗室或檢查室準備抽血也會讓你的腎上腺素飆起來，這會完全改變血液化學反應。因為突然之間，腎上腺素和皮質醇這兩種類固醇會充斥在血液中，產生「戰鬥或逃亡」的反應，並在過程中破壞身體的平衡。這些大量的腎上腺素和皮質醇會使血液檢測結果看起來像是你產生了過多的甲狀腺相關的類固醇 T4、T3 和 TSH——不管事實是否真的如此。或者，可能有很多的腎上腺素和皮質醇充斥著你的大腦，使得分泌 TSH 的腦下垂體超速運轉，再次讓血液檢測結果與正常情況下的結果不同。

即使看到針頭完全不會讓你感到困擾，體內的平衡狀態一旦被打擾後仍然可能影響血液的成分。如果你是長期承受許多壓力的人，那麼就可能一直在承受較多的腎上腺素和皮質醇，或者，就像我們之前討論過的，這些數值可能會因為要補償甲狀腺的功能低下而升高，或是你可能有腎上腺疲勞。當腎上腺疲勞時，腎上腺會不規則地分泌腎上腺素和皮質醇，有時太多，有時又分泌不足。在這種情況下，就算醫院是你全世界最喜歡的地方，你的腎上腺還是可能會在你抽血時過度活躍，因此，測驗結果也可能不準確。

我見過有人在一週前做了甲狀腺血液檢測，一週後又為了另一個目的去抽血，結果每次的甲狀腺資料都是完全不同的數字。僅評估一次甲狀腺檢測結果的效果很有限，醫師可能在不知情的情況下漏掉病人是否患有甲狀腺疾病。對於血壓，許多醫師、護理師和專業人士都學會了處理測量不準確問題的最佳方法，就是在就診過程中測量幾個血壓讀數，然後取平均值。類似的方法對甲狀腺測試也有幫助，不過真正該做的是，在三十天內每天進行一次甲狀腺測試，然後到月底再計算平均值。這會更有幫助，但仍然無法解決所有問題，因為檢測本身已經過時。希望幾十年之後，醫學界終於能夠發現甲狀腺疾病的真正病毒性感染原因，屆時測試也會更加完善。在那之前，醫護人員和患者所使用的甲狀腺測試範圍太廣，無法精準測知那些細微的、可以提供甲狀腺疾病相關線索的荷爾蒙變化。而荷爾蒙猜測測試非常不穩定，就甲狀腺問題的測試來說，幾乎沒有「握拳十秒，然後放開，看看是否超過三秒手掌才會恢復顏色」這種測法來的準。

數百萬女性在不知情的情況下患有甲狀腺功能低下症，而這些症狀在現今的檢測中無法被發現。有時候，甲狀腺功能低下需要經過幾個月或幾年的時間，才會發展到可以被實驗室檢測出來的程度。但在此期間，患者的健康狀況因病毒的發展而不斷惡化，卻找不到答案。雖然我們可以假裝什麼事也沒有，但沒有人會因為這樣好起來。

這並不是說你應該略過甲狀腺檢測不理。你只要了解上述背景，就能以正確的觀點解讀檢查結果。如果要進行甲狀腺檢測的話，請要求檢測 TSH、游離 T4、游離 T3 和甲狀腺抗體。

反轉 T3 測試目前只是一種時尚，不值得太執著。雖然它確實可以反映出真正的問題，但是它可以同時發現許多問題，以至於很確知究竟結論為何。做這項檢測是沒問題的，只是它未必能幫助你準確抓到問題。

甲狀腺抗體檢測

甲狀腺抗體檢測在此值得格外注意，因為在甲狀腺檢測中，這些檢測算是最接近病毒活動。不過，還是要看你用什麼角度。目前的醫學界認為在這些檢測中測得的抗體是自體免疫抗體（也稱為抗甲狀抗體和抗微粒抗體）——也就是你的免疫系統為了攻擊你自身的甲狀腺組織而產生的抗體。這些抗體被視為你的身體正在攻擊你的甲狀腺的證據，也因此被診斷為自體免疫性疾病。實際上情況並非如此；這種解讀完全是基於假設。當科學家第一次發現抗體活動，卻不知道為什麼會發生這種情況時，「一定是人體出了問題」這樣的假設顯得很方便。但問題是，無論是傳統或替代醫學界至今仍然停留在這個理論。這仍是未開發的科學。

請記住，你的身體不會自我攻擊。在甲狀腺過氧化酶（TPO）測試等測試中出現的抗體，實際上是你的救星。它們不會攻擊你的甲狀腺——它們不會在任何層面上對甲狀腺造成損害。這些抗體是由你的免疫系統產生的，目的是針對真正的麻煩製造者：EBV。

令醫學界感到困惑的部分原因是，醫學研究和科學尚未發現甲狀腺的個人化免疫系統，我們在第五章〈各種甲狀腺症狀與狀況說明〉中已經介紹過。那些還沒被醫學界認可的特殊淋巴細胞被分配到甲狀腺區域，就像守衛甲狀腺的士兵一樣。雖然在從第二階段過渡到第三階段的過程中，這些淋巴細胞暫時離開了甲狀腺，但是一旦甲狀腺意識到它受到了攻擊，這個高度智慧的腺體就會發出緊急信號，讓這些特殊的淋巴細胞回歸。一旦就位，淋巴細胞會與你的免疫系統產生的抗體共生，允許這些抗體進入甲狀腺，這樣抗體就可以攻擊那裡的 EBV，並將其排出體外。讓人迷惑的是，醫學界看到抗體活動就馬上認為這是問題的根源，而這並不準確。你的特殊淋巴細胞和這些抗體正在聯手保護你。

因此，當查看任何甲狀腺抗體測試的結果時，請提醒自己，如果出現抗體，那是由於甲狀腺中的病毒活動引起的，而不是你的身體的錯誤反應，如果抗體沒有出現，這並不代表甲狀腺中不存在 EBV。與其他測試一樣，它仍在發展中。但和甲狀腺荷爾蒙測試不同的是，不是血液的化學組成會使測試失效。相反的，抗體檢測的弱點是它們還不夠全面或靈敏，無法檢測到相對少量的抗體。當早期階段的 EBV 還躲在甲狀腺時，你的免疫系統還不會啟動全部的功能，所以抗體的活性可能不足以被檢測到。

此外，EBV 的種類繁多，而且仍然持續不斷突變，這種多樣性代表著抗體的反應和它們可能誘發的新抗體也更加多樣化，而某些抗體又是專門針對這些並未出現在血液檢驗室的清單上的突變而被製造。目前只能檢測出其中一些反應和抗體產生。換句話說：你的體內很可能有檢測結果無法顯示的抗體。這些真的是找不到的品種，因為它們根本還沒被發現，所以血液檢驗室也不會尋找它們。如果血液檢驗室不知道某種抗體的存在，它就不會被委託尋找這種抗體。但要跳脫已知的框框來尋找抗體則需要資金和授權——但是不用我說，你也一定聽說過一般組織裡的繁文縟節和規章制度能有多麼麻煩，而爭取資金和授權又會是多麼困難的一件事。

你就是甲狀腺專家

有鑒於這些科學的診斷方法仍在發展當中，當涉及到判定你是否患有甲狀腺疾病時，你才是你自己最好的專家。如果檢測結果無法給你任何啟示，你就要知道，當你出現了我們在第五章中提到的任何晚期症狀，它們都可能是主要的跡象，表明甲狀腺已經成為 EBV 的目標，而且即使 EBV 朝著你的身體其他地方前去時，你的甲狀腺也會繼續受到影響。

最重要的是，要記得，你的甲狀腺只是你的健康狀況的一部分。儘管醫學界對甲狀腺檢驗的關注可能會讓人覺得恰恰相反，而且過去的檢驗結果可能會讓你覺得你的問題是自己編造出來的，或者你的甲狀腺狀況很糟糕，而你在某種程度上應受到責備。請不要因此而失望：現今的甲狀腺素猜測檢驗並不是要找出你的健康問題的根源、為你提供答案。它們的目的是決定一個人是否應該接受甲狀腺藥物治療——而我們將在下一章介紹這個主題。

第八章

甲狀腺藥物

幾個世紀以來，有種觀念一直在流行：如果你的身體某個部位生病了，你可以通過食用動物的相同身體部位來治療。舉例來說，如果你的腿有病，你可能會吃羊腿來讓它恢復健康。如果你的大腦或腎臟出了問題，你就會吃大腦或腎臟。如果眼睛有問題，就會被建議以某種形式吃下動物的眼球。順便說一下，這並不僅限於民間療法。這可是醫師們在知名的醫學大學受訓期間所學到的醫學智慧。

這種治療模式的問題在於：它從未奏效。你的腿、大腦、腎臟、眼睛或其他身體部位的問題會繼續發作，除非你找到其他療癒方式——但沒有人會承認。從表面上看，這個理論似乎很有道理，以至於從中世紀一直到現在的幾百年間一直都被沿用著。（信不信由你，在今天的營養補充品世界裡，仍然有人相信如果你吃了含有腦部或肝臟膽汁物質的膠囊，就會對你的腦部或肝臟有一定的幫助）。到了工業革命時期，甲狀腺腫開始成為一個普遍的問題時，這仍是醫師們慣用的醫療手法之一。因此，有個醫師決定試試，看看對甲狀腺腫的患者提供乾燥磨碎的豬甲狀腺是否可以緩解甲狀腺的腫脹。在「以形補形」的醫療歷史上，這還是第一次成功。於是在十九世紀，脫水的甲狀腺成為一種常見的甲狀腺腫治療方法，你可以在藥店就買的到。沒有人知道為什麼它會減緩甲狀腺腫的症狀，但他們還是很樂意照做。

它是神藥嗎？不是的。之所以食用甲狀腺素對這些早期甲狀腺病患有效，只是因為當時的甲狀腺腫是由嚴重缺碘（由於工業化後的食品加工剝奪了食物中的營養），再加上污染環境造成的毒素過量引起的，而豬的甲狀腺為他們提供了豐富的碘源來恢復平衡。

隨著時間的推移，廣泛的碘缺乏讓為第一波的早期、粗糙的 EBV 有機會攻擊甲狀腺——雖然當時的病毒還非常溫和，只需要一點劑量的碘（一種防腐劑的概念）就能殺死製造問題的 EBV，而乾燥的豬甲狀腺正好派上用場。

慢慢的，EBV 發生變異並變得越來越強，人們出現了比缺碘性甲狀腺腫及不太嚴重的低度病毒性甲狀腺腫還要更大的問題——他們出現了我們在前幾章提到的 EBV 症狀，而這些症狀被誤認為是甲狀腺症狀。然而，乾燥的豬甲狀腺似乎對這些患者中的許多人有所幫助。為什麼呢？並不是因為藥物為他們提供了 T4 或 T3——這與甲狀腺荷爾蒙代替療法無關。相反的，這是因為有了乾燥豬甲狀腺後，醫學界也在不知不覺間發現了第一種類固醇化合物。動物甲狀腺中的濃縮荷爾蒙對某些病患而言，可發揮免疫抑制、抗發炎藥物的作用——也就是說，甲狀腺腫脹會消退，其他病毒症狀也會減輕，看起來好像狀況變好了。但實際上，這種混合物會導致他們的免疫系統不再對 EBV 做出反應。

關於甲狀腺荷爾蒙的真相

今天的甲狀腺藥物與過去的甲狀腺藥物相差不遠。事實上，這些藥物中有一些仍然是由乾燥的豬甲狀腺製成的；還有一些則是合成的。無論哪種方式，目前的甲狀腺藥物的原理和早年的類固醇藥物差不多，儘管許多醫師並沒有意識到這一點——也沒有人知道，類固醇的效應讓有些人在開始服用甲狀腺藥物時發現精力更充沛、精神更清晰、睡眠更好了。但這只是因為他們低度病毒感染有部分得到緩解，僅此而已。

另一個常見的原因是，有些人在服用甲狀腺藥物後感覺輕鬆或體重減輕，這與藥物本身無關。正如我剛才所說，絕大多數看到這些改善的人，都是在服用處方藥的同時，改變飲食習慣、服用補充品，及做了更多運動的人。移除 EBV 最喜歡的食物，再加上增強免疫力的營養素和生活方式的改善，才能讓這些人的健康變得更好。（常年服用甲狀腺藥物會導致肝臟功能遲緩，而且由於藥物是類固醇化合物，還會導致腎上腺功能低下。這些因素最後通常會讓腹部和身體其他部位的體重增加）。

醫學界誤以為上述改善是由於甲狀腺荷爾蒙替代物所致，但事實上，這與填補人體難以產生或轉換的荷爾蒙無關。無論是動物來源還是人工合成，這些藥物中的荷爾蒙都不是人類甲狀腺荷爾蒙的生物同質物，意思就是，它們缺少了人類甲狀腺荷爾蒙所特有的關鍵化合物，只是這些化合物也尚未被醫學界發現。（另外，甲狀腺藥物中的甲狀腺素基本上是在欺騙腦下垂體，讓它以為甲狀腺生產的荷爾蒙足以滿足身體需要）。

將合成甲狀腺素、脫水動物甲狀腺素和人類甲狀腺素之間的差異想像成餵哺嬰兒工廠配方奶、牛奶或母乳之間的差異。現在已有足夠的研究顯示，不管人工製造的東西有多好，也無法和母乳相提並論。有一天，研究也會顯示人類的甲狀腺素也是如此。（唯一可以補足這些荷爾蒙的來源來自於人體內部——它是腎上腺為補償甲狀腺機能不足而產生的特殊混合物）。當一個人對甲狀腺藥物有不良反應時（成千上萬的人都會這樣），那是因為她的身體完全能清楚的分辨，以至於無法容忍來自非人體的荷爾蒙。

我們需要牢記的是，無論一個人在服用甲狀腺藥物後感覺好一點、差一點還是一樣，這都不是為甲狀腺開的處方——它不能治療甲狀腺。但許多患者並未意識到這一點。他們以為去看了醫師，拿了治療甲狀腺症狀的處方，就是在治療問題的本身。與此同時，EBV 會繼續損傷甲狀腺（並引起其他症狀惡化），甲狀腺疾病也會繼續惡化。如果你服用治療甲狀腺功能低下的藥物，你的甲狀腺功能仍然會減退，EBV 仍然會存在，除非你採取我們在第三部「甲狀腺的重生」中提到的明確措施來清除病毒並保護你的甲狀腺。

這就解釋了為什麼即使在你服用治療甲狀腺問題的藥物之後，你仍然會發胖、落髮、感覺疲勞，並且感到痛苦。這是數百萬人的共同經歷：他們每天勤勉地服用藥物，就算藥物會讓甲狀腺檢測結果顯示荷爾蒙數值正常，長年下來他們的甲狀腺卻越來越差，因為沒有人知道要挖掘根本的問題並解決真正的病因。

我見過一些已經摘除甲狀腺且沒有服用任何甲狀腺藥物，但在擺脫 EBV 之後，都感覺非常好。我也見過正在服用甲狀腺藥物的人（無論他們是否移除了甲狀腺）但他們還沒有擺脫 EBV，狀況很糟糕。如果病情好轉得全靠甲狀腺荷爾蒙，那麼這兩種情況都不會存在——沒有甲狀腺的人需要服用甲狀腺藥物才能正常運作，而服用甲狀腺藥物的每個人都會恢復健康。但現實是，這一切都與甲狀腺病毒「EBV」有關。當 EBV 存在且活躍時，無論是否服用甲狀腺藥物，它都會對健康造成損害。

此外，還記得我們在第四章〈甲狀腺的真正目的〉中看見的那些由腎上腺複製的荷爾蒙嗎？因為當甲狀腺活動不足時，你的腎上腺會產生複製甲狀腺荷爾蒙的腎上腺素混合物，基本上，你的身體創造了你自己的藥物。儘管它們與你的真正甲狀腺荷爾蒙非常接近，你的身體也會以相同的方式使用它們，但它們卻有微妙的差異，以至於血液檢測無法將這些混合物當成甲狀腺荷爾蒙。因此，醫師還是會開立甲狀腺藥物處方，但卻不知道你的內分泌系統正在製造一個自己的處方劑量來代替甲狀腺的任務。但身體真正需要的幫助，其實是支援免疫系統，降低病毒量。

當你採取本書中的步驟來擺脫 EBV 時，如果你也想真正地增強你的甲狀腺荷爾蒙，可以依照第二十五章〈甲狀腺療癒技巧〉中的指示來製作自己的甲狀腺補充品。

甲狀腺藥物和促甲狀腺激素數值

了解 TSH 讀數和甲狀腺藥物之間的真正關係非常重要，因為這常常被誤解。

以下是一個常見的情況：你的血液檢測結果顯示 TSH 讀數為十・〇，醫師認為這是甲狀腺功能低下問題的開始，因此開始為你提供藥物治療。在開始服用處方藥之後，你又去做了另一次血液檢測，這一次你的讀數在四・〇到五・〇之間，於是很容易就認為這表示甲狀腺正在因為治療而好起來。

事實上，所有發生的事情都是藥物在體內產生的甲狀腺荷爾蒙正欺瞞著腦下垂體，告訴它你正在製造足夠的荷爾蒙，這樣一來腦下垂體就會製造較少的甲狀腺刺激荷爾蒙。較低的 TSH 讀數會產生錯誤的安全感；你的甲狀腺本身並沒有從藥物中得到任何緩解。以你的身體真正運作的方式來看，TSH 數值應該仍然是十・〇。藥物只是在掩蓋它。

隨著時間的推移，由於 EBV 沒有得到解決，而且它仍然在甲狀腺內高度活躍，可能是由於生活中的誘因，甲狀腺性能將繼續惡化。這代表在服藥一段時間後再去看醫師時，TSH 濃度又會再次攀升。醫師很可能會讓你服用更多的藥物。（如果你的生活中沒有很多甲狀腺病毒的誘發因素，甲狀腺藥物劑量可能可以保持穩定一段時間後才增加）。多年以後，你的 TSH 讀數可能會再次達到十・〇，這表示，如果沒有藥物的遮蔽結果，你的 TSH 讀數真的會是二十・〇。甲狀腺功能低下症並沒有被藥物治療，只是看起來有那麼一回事而已。

甲狀腺藥物對 TSH 讀數的這種影響，就像是在又深又髒的傷口上貼個 OK 繃。如果沒有適當的照顧，傷口會繼續潰爛。直到有人注意到：「嘿，這個傷口怎麼會在這裡？」

或者，想想藥物對 TSH 數值的影響，其實跟把煙霧偵測器的電池拿掉沒什麼兩樣：雖然它可能會讓你安心，因為嗶嗶聲停止了，但你所做的只是讓警報系統失效，而不是撲滅火災。

甲狀腺萎縮

長期服用甲狀腺藥物的副作用是完全不為醫學研究和科學界所知的：對某些人來說，甲狀腺藥物可以訓練甲狀腺減少荷爾蒙的分泌，使腺體隨著時間慢慢萎縮。基本上，藥物會使甲狀腺變笨。

就像你的肌肉需要使用才能保持強壯一樣，你的甲狀腺也需要定期工作才能維持在一定的狀態。你知道當一場暴風雪把你困在室內時，你一開始可能會感到沮喪嗎？不過，如果暴風雪持續一段時間，日復一日，你就會稍微習慣這種被迫的懶惰。穿著睡衣待在室內的感覺越來越舒適自然，等到暴風雪過去時，一想到要挖開積雪，重新回到外面的世界就覺得好累。這就是長期服用甲狀腺藥物會對甲狀腺造成的影響。甲狀腺失去了一些對製造荷爾蒙的渴求——它的靈魂幾乎被綁住了——因為藥物告訴了腦下垂體，T3 和 T4 分泌已經足夠了，所以甲狀腺得不到讓它繼續運行的 TSH 信號。

不過你不需要擔心。這種部分甲狀腺萎縮的情況只會發生在一些長年過度服用處方前甲狀腺荷爾蒙的人身上——並不是每個服用甲狀腺藥物的人都會出現這種情況。即使甲狀腺藥物減少了甲狀腺的工作，甲狀腺還是會不顧一切地生產一些甲狀腺荷爾蒙。此外，甲狀腺用來監測和促進各種平衡的無線電般的功能，在面臨萎縮時仍會繼續發揮作用。（請記住，在這些頻率中發揮作用的未被發現的甲狀腺荷爾蒙 R5 和 R6 幾乎是不可能耗盡的）。不過，這仍然是你應該要知道的可能副作用之一。

就像你在這本書中一再看到的，你的甲狀腺具有韌性。所以你也應該知道，當你開始採取步驟來馴服 EBV 並復甦你的甲狀腺時，它會讓甲狀腺的智慧恢復生機。你的甲狀腺高度裝備的資料庫能夠克服萎縮的狀態，讓你的甲狀腺恢復它應該恢復的功能。

停用甲狀腺藥物的注意事項

如果降低或停止服用甲狀腺藥物是你與醫師共同做出的決定，那麼你需要知道一些關鍵點。

首先，當一個人服用甲狀腺處方藥等藥物時，肝臟會自動吸收並處理這些藥物，因為肝臟是身體的保護神，保護身體不受外界物質的侵害。你服用的劑量越高，服用的時間越長，你的肝臟吸收的藥物就越多，而且還在持續保留著。這不會是在醫院或診所測量的結果；醫學研究和科學仍在忽視這個事實。如果你取下一個服用甲狀腺藥物多年的人的肝臟，把它擰出來，把擠出的藥物全部脫水，然後裝進膠囊，你可以裝滿幾百瓶甲狀腺藥物。

如果你剛開始服用甲狀腺藥物，你的血液檢測一開始可能不會顯示你的荷爾蒙數值有任何變化，因為你的肝臟吸收大部分藥物的速度實在是太快了。因此，隨著時間，醫師可能會開出更高的劑量，而這些劑量多半又會繼續被肝臟吸收。到了某個時候——每個人的情況都不太一樣；可能需要十年的時間——甲狀腺藥物在肝臟中的積聚會對器官造成毒性和負擔，而肝臟會慢慢地開始將藥物釋放回血液中，有時候是間歇性的，因為它已經超載了。當這種情況發生時，血液檢測就會出現偏差，讓醫師以為你的甲狀腺荷爾蒙分泌量比實際的分泌量還要多——這也是為什麼血液檢測只是猜測，而醫師會發現自己在不斷調整許多病人的治療方式。

很多時候，醫師會看到你的甲狀腺檢驗結果好轉了，他們會以為那是因為你的甲狀腺表現更好了，但實際上，那是因為肝臟已經滿載，並開始向血液中釋放藥物。但釋放回血液中的藥物並不如當初服用時那麼活躍或可用，它對身體只有百分之五的 OK 繃效果。

由於藥物會這樣回流到血液中，而不是被吃進去、在胃裡分解、經由消化吸收，因此你的身體可能會產生不良反應，你可能會對藥物過敏。這通常會造成某種程度的過敏反應，例如會感到腫脹、心跳加速或難以入睡，而你之前從未遇到過這種問題。當這些反應發生時，通常需要從合成藥物轉換為天然複方藥物，或反之亦然，甚至被迫完全停止甲狀腺藥物，因為你的身體已經對它變得非常敏感。即使沒有這種溢出效應，長期服用甲狀腺藥物——有些人已經服用了二十多年——也會對已經因為 EBV 而變得遲緩和停滯不前的肝臟造成額外的壓力，久而久之，除了其他症狀之外，還會導致體重增加。

如果你長期服用甲狀腺藥物，你可能需要和醫師討論降低劑量，以便你的肝臟可以進行排毒。請謹慎處理，不要自己做決定。有些時候，人們會決定立刻做出大改變，一下子就停掉甲狀腺藥物。但身體的反應可能會讓人難受，像是疲勞等症狀會立即復發。然後這樣又會讓人覺得自己需要這種藥物，所以他們又繼續服用，覺得自己會終生依賴這種藥物。

以下是這些症狀的真正原因：首先，需要考慮停藥問題。當一個人多年來一直服用類固醇時，當這些藥物突然消失時，身體就會非常不適應，結果可能會造成很多身體上的不適。基於這個原因，醫師們都很清楚必須要讓病人非常緩慢地停止服用其他類固醇藥物，因此對於甲狀腺藥物的處理方式也不應該有任何不同。

其次，當你一下子停止服用甲狀腺藥物時，肝臟會立即獲得釋放感，並將長期吸收的舊甲狀腺藥物釋放回血液中，通常速度非常快。由於所有這些荷爾蒙突然出現在血液中，身體可能會產生不良反應，導致人們誤以為是甲狀腺藥物依賴的症狀，但其實這是排毒症狀。對於服用甲狀腺藥物僅三個月到一年的人來說，排毒症狀可能並不嚴重——你可能只會在一天或一週內感到有點疲憊，這取決於你服用的劑量。當你服用甲狀腺藥物超過一年時，一步步慢慢停止服用藥物就會特別重要，這樣系統才不會負荷過重。這樣的排毒最終是有幫助的，因為它有助於疏通肝臟，防止你的體重增加。

在評估患者的斷藥過程需要多長時間時，醫師都應該考慮患者服用甲狀腺藥物的時間長短——這對患者在降低劑量時的健康和福祉有真正的影響。如果某人服用甲狀腺藥物的時間只有二到五年，則應該每次減少四分之一的劑量，至少持續兩個月。如果某人已經服用甲狀腺藥物五到十年，那麼斷藥過程應該至少延長四個月。如果某人已經服用甲狀腺藥物十到二十年，那麼斷藥過程至少需要六個月。如果某人已經服用甲狀腺藥物超過二十年，那麼斷藥過程至少需要一年。非常重要的一點是，無論患者服用甲狀腺藥物的時間有多長，都需要考慮到他們的敏感性。有些人可能已經出現了由 EBV 引起的神經系統疲勞或其他神經性症狀或病症，這可能會放大他們在停藥時的反應。如果你是想要降低劑量的患者，請向你的醫師諮詢最適合你的方式。

與此同時，你的甲狀腺在某種程度上仍在分泌自己的甲狀腺激素，另外你的腎上腺也在分泌那些在檢測中看不到的後備荷爾蒙。為了給它們提供支援，你的目標應該是積極地將 EBV 從你的體系中清除，並使用本書中的工具使你的甲狀腺恢復健康，這樣甲狀腺就可以重新平衡並產生它應該產生的荷爾蒙數值。當藥物離開你的身體時，這將會為你提供支援，讓你有最好的機會重拾健康。

不同層次的新發現

一些領先的醫療專家已經了解了甲狀腺檢測的局限性。他們注意到一些患者出現了典型的甲狀腺功能低下症狀，而他們的甲狀腺檢驗結果卻在正常範圍內。無論如何，這些醫師都會讓患者服用甲狀腺藥物，有時患者會開始感覺好些。對於甲狀腺患者來說，他們終於被認真對待和聽取他們的意見，這是一種進步。

這比以前的女性帶著長期的莫名症狀去看醫師，結果聽到的回答是「沒有問題」要好得多。她們得到的建議是「你只需要多做運動」。或者，「找個興趣吧。你只是太閒了」這樣的非診斷方式會讓人對自己的感知能力完全失去信任。

比起女性因疼痛、心悸、體重增加、落髮、記憶力衰退、神志不清而去看醫師，聽到的都是「荷爾蒙失調」，或是「更年期或更年期前期」這樣的解釋，這種新方法確實更開明。以前的診斷讓無數女性覺得自己未老先衰，好像受苦就是衰老的自然現象。（但事實絕非如此。）

當甲狀腺成為醫師評估病人慢性健康問題的因素時，它就是一種進步。當醫師意識到即使檢測沒有發現問題，甲狀腺也可能牽涉其中，或者從複方藥房開出的處方比合成藥更好時，那就更加有智慧了。

然而，這些新發現都還沒能普遍實現，在未來的教科書上才會被記載。你剛剛研究的真相——關於 EBV 才是甲狀腺問題的真正原因等等，關於你的症狀的真正含義，關於甲狀腺測驗是如何運作的，以及關於甲狀腺藥物是如何完全遺漏且繞過疾病的根本原因——則是為了你現在的生活。你的甲狀腺只是一個信使，而不是問題所在，這個發現會是你確保美好未來所需要的專家級知識。

在邁向健康的路上，人們可能會很容易分心。新的理論會冒出來，舊的理論又會被挖出來重新流傳，你可能會忍不住猜想，你在電視上聽到的，或在最新的文獻中讀到的甲狀腺資訊，是否才是你應該聽信的。請記得這一點：如果這個甲狀腺理論把責任歸咎於你、你的身體或單獨的誘因，它就是不正確的。如果某種治療方法不是針對潛在的病毒而做，它就解決不了任何問題。

為了讓你對抗眾多相互競爭、混淆視聽的錯誤資訊，我們現在要談談療癒慢性疾病的重大錯誤。透過發現這些阻礙醫學進步的關鍵錯誤，你將獲得新的清晰視野、信任和自由，讓你終於能夠好起來。

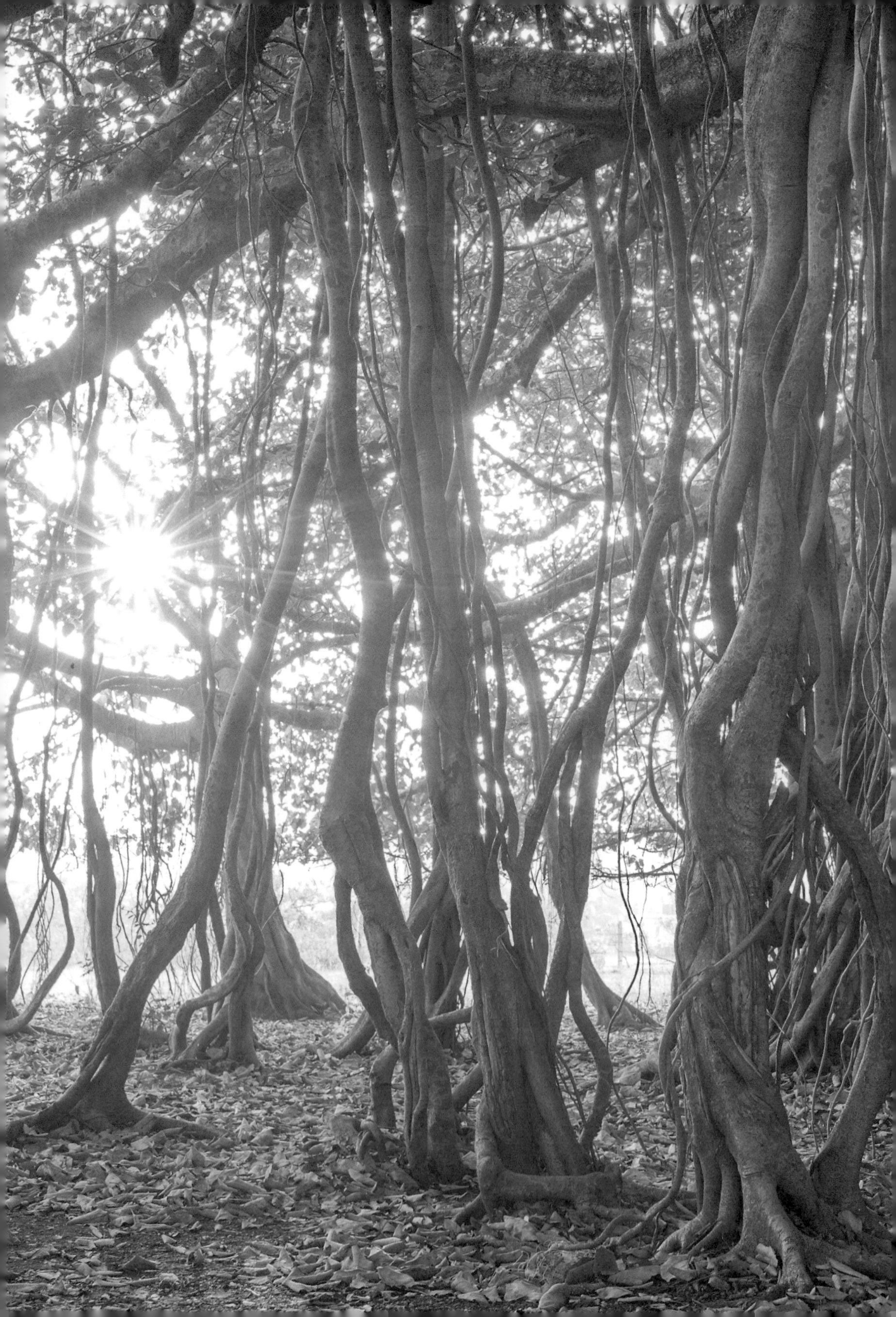

第二部

阻礙你的重大錯誤

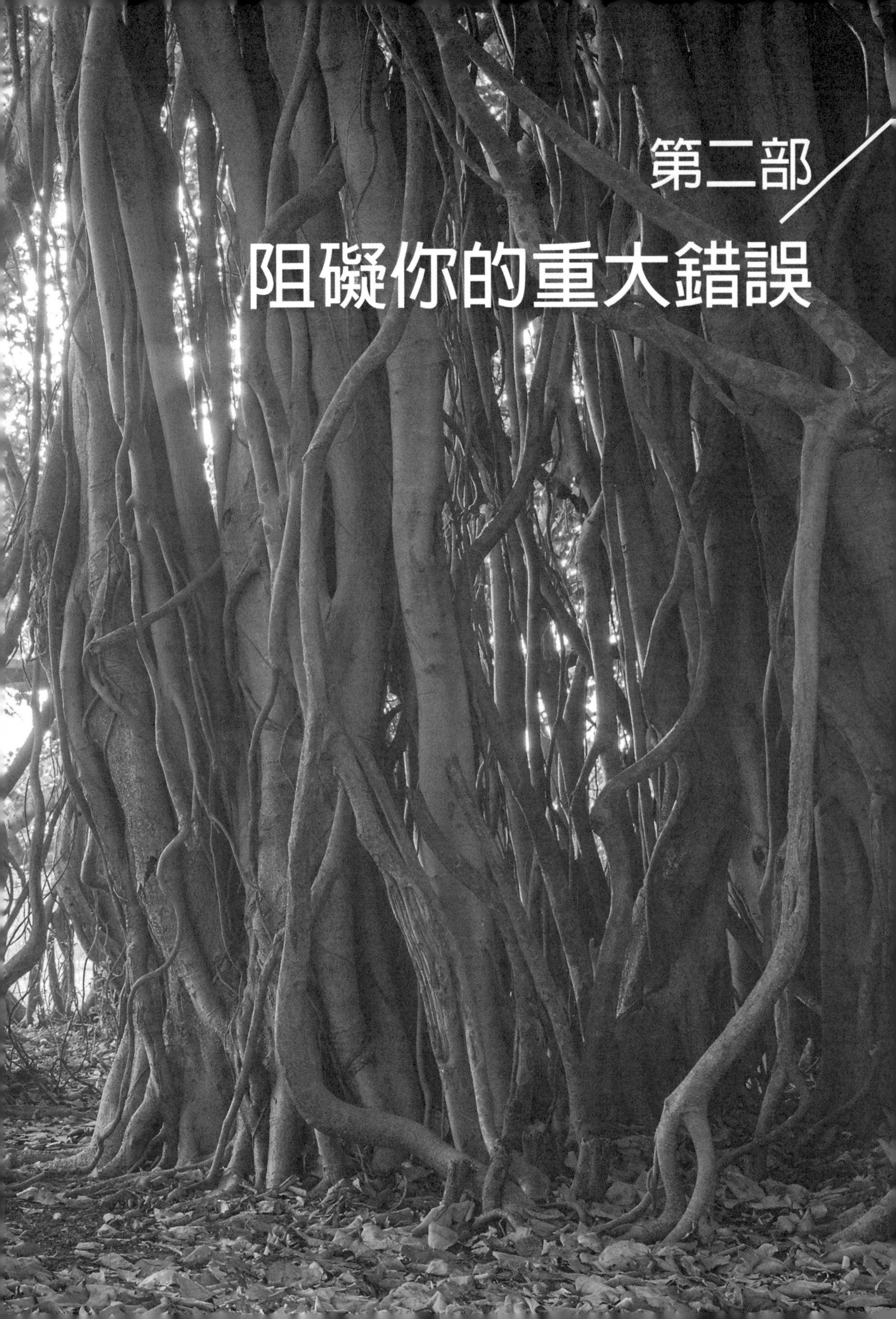

第九章

通往健康的橋樑

你如何從現在的位置到你想去的地方？我們要如何將自己從現在所處的地方運送到障礙之外的那個地方？只要人類還活在這個星球上，我們就一直在問這些問題，並透過建造橋樑來作為回應。

這可能是從我們的祖先遇見自然形成的橋開始的——也許是一棵倒下的樹橫跨了兩邊河岸——從那時開始，這個想法就形成了：土地的終點不一定是路的盡頭。我們可以創造自己的支撐結構，將我們自己和彼此帶到新的土地上。

幾千年來，建造者和工程師們不斷開發各種技術和工藝，使橋樑建造技術發展到今天，已成為最高深的科學之一。我們現在生活的世界中，這些發明的奇妙之處已經讓人習以為常。我們走路、騎腳踏車或開車都會經過這些橋樑，卻不一定會多加思考。然而，如果你停下來想一想，每一座橋都代表著巨大的關懷。想想蓋每一座橋所需的所有數學、物理、設計、規劃以及實際的施工，就知道會需要非凡的技術才能了解並運用大自然的定律，並在最後建造出一座安全無虞的橋，讓數百、數千或數百萬的人可以通過。

造橋的必備條件是：它必須是正確的。在最終的產品中，不容許有任何差錯——因為這攸關到人們的生命。如果有人對於新橋樑的設計有高見，或是對於已被接受的實務有改良的直覺，都需要進行測試。我們需要製作原型，然後再製作更先進的模型。每條線都必須精確、每個角度都必須精準、每項計算都必須經過四重檢查、每種材質都必須經過試驗。所有的元素都必須計算在內，而且地基必須完全符合該地形。

在現今的醫療社群中，要治療慢性疾病，要消除病患在身體不適與健康活力之間的隔閡，就沒有類似的計算。醫師無法測量、秤重或度量慢性疾病；他們也無法像工程師一樣，將規格丟進先進的軟體系統就得到病人療癒路徑的影像呈現。能夠引領醫學研究與科學發展到最正確、最先進的診斷與處方的資金，目前還不存在。相反的，醫師只能自己摸索。部分情況下，他們會依賴那些獲得經費的醫學領域，並嘗試在自己的領域中善用那些相關性薄弱的研究結果。

大多數情況下，當涉及到甲狀腺疾病等慢性疾病時，醫師必須依賴理論——我在本書前面幾章中提到的理論，例如自體免疫、基因遺傳和新陳代謝。將這些理論稱為「理論」聽上去可能有點奇怪，因為在當代醫學中，這些理論被視為事實。然而，一旦你對這些理論進行深入研究，你就會意識到支撐著這些理論的，有太多都是未知的因素。這些類型的理論，如果是建築橋樑的話，就必須先經過嚴格的測試，才能付諸實行。但在測試過程中，這些醫學理論會開始崩潰；會形成裂縫；弱點會顯露出來。專家們會意識到，例如「橋本甲狀腺炎是免疫系統攻擊甲狀腺」這個理論，不能夠被當成答案提供給人們，因為這並不能真正幫助他們。「你的身體會攻擊自己」這個理論，無法將人們帶向更好的健康，因為這不是事實。

專家們也會了解到，試著用膠布來掩蓋裂痕，就像指著發炎說它是病因一樣，無法阻止裂痕的加深或橋樑分崩離析。

這就是慢性疾病的有趣之處。在這個領域裡，「專家」一詞是獨一無二的。在許多其他學科，甚至是其他醫學領域，例如手術，專家是指了解問題成因的人。外科專家知道如何恰到好處地使用手術刀，以及如何縫合心臟來修復漏血的瓣膜。法律專家則了解法律的漏洞，讓罪犯得以逍遙法外。工程師專家知道，當橋樑倒塌時，該如何確認、記錄、研究、找出潛在的問題（也許是使用了錯誤等級的鋼材），然後在未來的設計中解決這個問題。

然而，被譽為甲狀腺疾病或其他慢性疾病專家的人卻不需要先弄清楚這些症狀發生的原因，就能獲得「專家」的稱號。在行業和專業領域中，這是唯一一個如此灰暗的領域。儘管這些人是出於善意，但他們所依據的卻是那些「似乎能」改善「某些」病患症狀的舊觀念以及那些被視為可接受的老舊理論。

所以，現在該是你成為真正的甲狀腺專家的時候了。通過研究甲狀腺病毒及其工作原理、你的甲狀腺的真正目的、甲狀腺問題和相關疾病引起的症狀背後的祕密，以及甲狀腺測試和藥物背後的真相，你已經獲得了很多。現在我們來看看在慢性疾病方面一些最大的錯誤。知道如何避免這些錯誤，就是掌握了建立健康之橋最重要的因素之一。

重大錯誤

錯誤難免會發生。我們都會犯錯。有些時候，我們甚至不知道自己犯了這些錯誤——我們只是根據他人提供的不正確資訊進行操作，並相信他們的話。這不是任何人的錯，但就算這樣也不會讓人好過半點。

舉例來說，你開車去雜貨店。你兒子的朋友正和你們住在一起，他的家人正經歷一段艱難的時期，而他在窘迫的狀態下只會吃玉米片。這是你在忙碌的一天中唯一可以囤積食物的時間，但當你走到穀類食品的貨架前一看，玉米片的位置是空的。你攔住店員。「對不起，你還有這些的存貨嗎？」你問。

「我去儲藏室看看，」他說著就匆匆離開了。當他回來的時候，兩手空空。「對不起，我們都沒有了。你得等我們下次送貨時再來。」這不太對勁。超市沒有玉米片了？你要求和經理談談。當店員把她帶到你面前時，你解釋了你的情況。「你確定店裡一盒都沒有嗎？」

「他已經檢查過倉庫了，」經理說，然後和你四目交會後，「我們再檢查一次吧，」她補充說。經理和店員一起消失了。過了很久之後他們才回來，每人手上都拿著一大堆玉米片盒。

「我很抱歉，」店員說。「真不敢相信我告訴你我們沒貨了。它們被放在一個沒有標記的托盤上，在房子的另一邊，而不是它們應該在的地方。」

「是的，我們道歉，」經理說。「我們不知道這是怎麼發生的，不過我們不會找藉口。我會和你一起走到收銀台，告訴你的收銀員給你一個折扣，以彌補我們的錯誤。」

因此，有些人犯了一些誠實的錯誤。你不得不在雜貨店多花一點時間。也許真的沒有人犯錯——也許通常負責拆封的人生病了，而她的替代者對工作不夠熟悉。到頭來，也沒什麼大不了的。你抓出了錯誤，也沒有空手離開。此外，那只是一盒麥片。沒有人的生命受到威脅。

我們在日常生活中所犯的錯誤，即使是可能影響到他人的糟糕錯誤，也都是一般的錯誤。它們是人類經驗的一部分。儘管這些錯誤可能會在當下造成傷害，但我們可以嘗試從中學習，並以新的智慧繼續前進。

但是，「重大錯誤」並不是一盒玉米片。它是一個你沒有犯過的錯誤，但你卻必須為它付出極大的代價。這裡所說的重大錯誤非常嚴重。它不是任何一個人的錯，雖然這並不代表它的危險性降低。而且它是一個根本不被承認是錯誤的錯誤。

你曾經被開過玩笑嗎？它可能會讓你覺得不舒服、煩厭，甚至是心灰意冷。最後，你發現那是個玩笑。你發現是家人、同事或朋友把水桶放在門頂，當你走進去時，水桶傾倒，你就被淋濕了。也許你明白了之後還覺得好笑。也許你根本沒搞清楚是誰幹的，這也沒關係，因為至少你知道這是個惡作劇，而且已經過去了。

如果你被騙或被愚弄了，而你自己卻不知道呢？如果你的一生都活在一場沒有人告訴過你的惡作劇中呢？如果同樣的玩笑也開在你的父母身上，而他們也從來不知道呢？如果你的祖父母、曾祖父母、曾曾祖父母、曾曾祖父母也被這樣捉弄過呢？那就不好笑了，雖然對那些已過世的祖先來說，至少這個惡作劇已經結束了。

但如果這個惡作劇還在你的孩子和你的孩子的孩子身上上演呢？那就不再是玩笑了。沒有人會願意接受。因為這會是一個大錯誤。

在現今的社會中，我們被教導在生活中我們總是有選擇的。無論如何，我們聽到，我們有能力選擇我們的方向。但是，一個從來不讓你知道的惡作劇卻剝奪了你選擇的自由。一個在生活中默默阻礙你的惡作劇，現在也在阻礙你的孩子，剝奪了你做出選擇的權利——因為你根本不知道這些限制的存在。

在美國婦女投票權運動之前，當婦女不被允許投票時，很多人都承認這是錯誤的。讓它最終得以改變的原因是，它不是一項祕密規定。法律是公開禁止婦女投票。婦女和她們的支持者知道這不應該是如此，因此她們選擇了採取立場，爭取婦女投票的權利。

重大的錯誤是看不見的，它不在眾人的視線之內，所以你無從選擇。除非你發現真相，否則你不知道自己錯失了什麼機會。

關於慢性疾病的重大錯誤

慢性疾病已經到了一個非常嚴重的程度，我稱之為史詩級的流行病。慢性疾病的重大錯誤，就像婦女罹患乳癌的風險一樣高。數百萬人過著被局限的生活，無法體驗基本人權——在這種情況下，就是健康的權利——儘管這一直是祕密。我們並沒有被告知，這些都是牽制數百萬人的大錯誤，因此沒有人知道要站出來反對這些錯誤。它們是如此根深蒂固，以至於看起來就像是生活中現實的一部分。我們相信它們，就像我們會相信，如果一條路通向一座橋，那麼開過去就是安全的。如果沒有橘色圓錐或繞道標誌，我們就會相信當局已將一切都安排妥當，而我們也應該繼續走大家都走過的路。

然而事實上，構成「重大錯誤」的醫學理論、趨勢和錯誤觀念，確實是錯的。其中有些錯誤已經拖了我們好幾代人的後腿，除非加以阻止，否則還會繼續。許多錯誤一開始是為了真正幫助別人，或是為了以高超的推理讓同事折服，然後就像開過頭的玩笑或失控的火車一樣，勢頭越來越猛。現在，每個人都搭上了這些趨勢列車，而且它們的速度是如此之快，讓人誤以為他們一定是走在正確的軌道上。沒有人意識到，這些列車的列車長和工程師早已失去控制，列車現在只自己在往前猛衝。

有些錯誤，例如認為你的疾病是你自己造成的，這些錯誤還不夠新，我們還能使用緊急煞車讓火車停下來。其他的錯誤，像是自體免疫理論，正以極端危險的速度前進，而唯一能救自己的方法就是在火車出軌之前，從逃生門跳到逃生車廂。當發現「九大錯誤」的真相時，你就能獲得保護自己和你所愛的人所需的安全機制，並找回你甚至不知道自己已失去的自由。

我們會在第二部逐一探討關於慢性疾病的九大錯誤，它們分別是：

- 自體免疫造成的混淆
- 對莫名疾病的誤解
- 把標籤當答案
- 錯把發炎當病因
- 新陳代謝的迷思
- 把問題推給基因
- 致病四因子
- 這都是你的想像
- 你創造了自己的疾病

這些錯誤造成廣大的痛苦；剝奪你的選擇、自由和權利；讓你覺得自己是罪魁禍首。這些都是不被承認的錯誤，你沒有辦法叫經理來幫你重新檢查。在你身上犯了重大錯誤之後，也沒有人會回頭承認他們一直在錯誤的地方尋找答案。重大錯誤也不會被召回，不會像一批被發現受大腸桿菌污染的碎牛肉一樣。「我們很抱歉，」公告不會這樣說，「這些點子不能安全使用。請將它們退回，以換取你的精神健康全額退款。」

你是否曾經與他人分享關於甲狀腺的苦惱，而他們的眼神透露著他們已經不太知道你在說什麼了？不管你是第一次還是第 n 次向他們講述你的故事或近況，對於那些試圖為你做見證的人來說，他們的腦海中總會悄悄出現一種細微（或不太細微）的懷疑。這種懷疑是由於他們的想法被「重大錯誤」所影響。這些人想的是，「明明有這麼多的方法可以解決，為什麼這個人還沒有好起來呢？」接下來，他們不會覺得「嗯，一定是資訊有問題」，反而是「唉，一定是這個人有問題」。這種想法可能會隨著你所面對的任何症狀或狀況，開始悄悄地滲入你自己的腦海，而這種想法可能會造成很大的破壞。

在某種程度上，無論你埋藏得有多深，你已經知道你沒有做錯任何事，而且這些重大的錯誤也不是真的答案。即使不是全部，你應該也已經經歷了幾個。如果它們是答案，你就不會還在尋找通往健康的道路。

我們沒有要為了錯誤的慢性疾病理論怪罪任何人。正如我所說的，我們都會犯錯。我們都曾在不知情的情況下犯下不屬於自己的錯誤。進步的真正象徵不在於我們少走了多少冤枉路；而在於當我們知道自己走錯方向時，我們能如何巧妙地糾正方向。

為了糾正方向，我們真的需要知道錯在哪裡。我們需要能夠指著地圖說，「看到了嗎？這就是我們離原定目標有多遠，這些就是我們看錯、走錯的地方。」否則，我們要怎麼找到正確的道路呢？

大多數的重大錯誤都是由於醫學界的否認所造成的。就像所有的否認一樣，這會妨礙進步。否認會讓狀似仍有功能的假象持續下去，而事實上，一切正在崩潰。面對慢性疾病的真實情況的人們會覺得自己像是被當成用過的紙巾一樣對待，被揉成一團之後拋棄。面對這個現實可能會讓人感到不舒服，但沒關係。我們寧可感受這些情緒也不想再花五十年來重蹈覆徹。但除非這些真相浮出水面，否則不會有所不同。

如果你需要另一個關於重大錯誤的參考，只要想想五大湖就知道了，一九六〇年代，五大湖已經被污染得非常嚴重，以至於伊利湖被宣布「瀕臨死亡」。這是人為錯誤造成的另一場悲劇。最後，環保人士同心協力，通過立法並採取措施限制肥料徑流和污染物，讓湖泊重現生機。但近年來，又出現了被嚴重污染的「死區」，於是人們再次要求控制污染。

我們可以將這個故事作為未來「重大錯誤」的試金石。正如伊利湖流域的居民曾經在讓伊利湖恢復生機方面取得巨大進展一樣，醫學界也可以改變他們對甲狀腺疾病等慢性疾病的看法——只要有足夠的人圍繞著這個議題。改正人為的錯誤需要我們不斷保持警惕，不能讓表面上的改善就讓我們沾沾自喜。正如我們仍需密切觀察並宣揚真相，才能讓湖泊的最佳利益持續待在在大眾關懷的視線中。我們可以為了彼此，持續保持關注，確保進步持續向前。

擺脫過時的老東西

為了看清今日慢性疾病的大誤解，我們必須牢記，終有一天，我們會從歷史的角度回顧現在。科學的特點在於它的研究會隨著時間的推移而發展，讓我們對世界有更深入、更豐富、更真實的了解。新的實驗改善了舊的實驗；清晰的洞察力取代了錯誤的假設；因為錯誤的原因而走向錯誤方向的「進步」會被收回並重新導向。因此，今天看似最先進的理性思考，有一天可能會因為新事實的出現而被視為過時。我們必須從這個角度來分析現代醫學理論：有些理論經得起時間的考驗，有些則不然。

舉例來說，扁桃腺切除手術剛出現並受到重視的那時，當許多兒童開始出現扁桃腺發炎時，那時的流行智慧認為扁桃腺應該切除。這成為了主流的想法，而沒有人想過，扁桃腺發炎的病因是否可以用其他方法來解決？扁桃腺切除手術在醫學上的進步，完全掩蓋了扁桃腺炎廣泛傳播的謎團。一旦扁桃腺切除手術變得普遍，醫學院就不會再鼓勵學生去探究這個問題，因為這已經不再是什麼新鮮事。反正切除扁桃腺，就能解決問題。那幹嘛還要花時間思考這個問題呢？

醫學界現在已意識到扁桃腺與免疫系統息息相關，因此扁桃腺受到感染時，切除扁桃腺並非最佳的第一選擇。現在抗生素已成為最受歡迎的第一道防線，但這是很有問題的，因為雖然當作輔因子的細菌會使扁桃腺進一步發炎，但細菌並非扁桃腺炎的根本原因，EBV 才是。一直以來，都是未成熟的 EBV 導致扁桃腺發炎。在兒童身上，EBV 難以診斷，因為它通常不會引起血液檢測所能偵測到的警號。同時，扁桃腺所在的淋巴區域在嘗試對抗病毒時會受到感染，造成神祕莫名的扁桃腺感染。這是隱形的單核白血球增多症的另一個例子，也是醫學研究與科學在解決問題上犯的另一個錯。

或者，我們可以回想那個不鼓勵母乳餵哺的年代。幾十年前，母乳餵哺被認為比不上市場上嶄新的、以科學方法製造的嬰兒配方奶粉。婦女們被告知停止母乳餵養，因為科學比人體更了解人類。（提醒你一下，那時的汽車還沒有安全氣囊來防止撞擊時對頸部的傷害，安全帶也只有橫跨大腿，卻被認為是先進的發明）。那時的家庭都把這些建議奉為圭臬，把配方奶當成神……直到多年後，研究才發現母乳具有未知的價值。隨著越來越多的人意識到——人體是值得信賴的，而科學其實才是落後於人體的——整個慣用的模式就開始轉變了。但可惜的是，這份理解和認知還被局限在這個單一領域。

所以你就會明白，有一天我們會從一個全新的觀點來回顧現今對甲狀腺疾病和其他慢性疾病的醫療方法：根本就是古董。在當代的傳統醫學中，對於慢性病有三種主要治療方法：類固醇（包括荷爾蒙治療和免疫抑制劑）、抗生素和用手術移除問題。你可能已經接受了這三種治療。而如果其中一種或全部都沒有讓你感覺好一點，你可能會被告知：你才是問題所在。但這種情況總有一天會改變。醫學的發展和應用將會不斷進化。

因為事實是，你不是問題所在，你也沒有做錯任何事。有關「重大錯誤」的資訊將會讓你知道一直以來的錯誤是什麼，要避免什麼樣的思考方式，以及要避開什麼樣的陷阱。而這些資訊會告訴你，你可以重新信任自己，而且你可以利用這種信任，讓自己從目前的健康現況成功蛻變到你想要的樣子。

第十章

重大錯誤 1：自體免疫造成的混淆

「自體免疫」這個觀念，就算是從最基本的定義來看，也是錯的。是的，「自體免疫」這個詞本身就是一個巨大的錯誤。「Auto」這個字首源自希臘文，意思是「自己」，所以這個詞是在說你的免疫系統在對付你，也就是自己在對付自己！這使得「自體免疫」淪為一個將責任歸咎於你和你的身體的標籤。這是一個錯誤的名稱，甚至導致我們無法在不延續誤解的情況下談論自體免疫疾病的真相。更貼切的術語，應該是「病毒免疫」，因為免疫系統追擊的是入侵者。而「自體免疫」疾病不只是傳統醫學界的錯誤定義，連替代醫學、功能醫學和整合醫學界也採用了這個錯誤的觀念。

為什麼會有這種理論？因為到了一九五〇年代，醫學界對於無法解釋為何橋本氏甲狀腺炎、葛瑞夫茲氏症、紅斑性狼瘡、類風溼性關節炎、克隆氏症、乳糜瀉、潰瘍性結腸炎和多發性硬化症等病症會讓人病痛，甚至殘廢而感到沮喪。在密切觀察一些病患的血液檢驗結果後，抗體的存在被發現了。一場令人精疲力竭的猜測遊戲於是就開始了，而最能維護醫學界自己的理論也開始流行：「這一定是身體變得混亂並自我攻擊」。突然間，這一切變成了傳遍全球的悄悄話——只是訊息在傳遞過程中不只沒被搞混，它還被美化和放大，完全淹沒了不為人知的真相。

試著解釋自體免疫問題、試圖給人們答案，都是個正直的努力，但與上一章的玉米片故事不同的是，沒有經理介入說：「讓我們再檢查一次」，然後承認：「原來我們找錯地方了」。「自體免疫疾病就是身體自我攻擊」這段耳語，反倒成了鐵則。

現在，自體免疫理論儼然已成為一場巨大的海嘯或暴風雪，讓每個人都看不清真相，就像一列以危險的速度疾駛快要失去控制的火車。

是時候該退一步重新評估。也是時候該團結一致，說出真相：「自體免疫疾病是身體自我攻擊的理論是不正確的！」身體不會自我攻擊，它攻擊的是病原體。（目前還沒有發明可以完全偵測到那些造成問題的病原體的科學測試）。如果不接受這個事實，自體免疫疾病的研究將無法朝正確的方向前進。這個領域仍將處於混亂，而所有飽受這些讓人症狀折磨的人都將因此付出代價。這可不是浪費個半小時找玉米片這麼簡單；不承認這個錯誤的後果將是毀滅性的。它會毀滅生命！現在已經發生了，未來也依舊會繼續發生。

你會從某些地方聽到，當身體在防禦某種誘發因子（例如病原體或麩質）時會產生自體免疫反應，在這個過程中會變得混亂，無法分辨外來物質和自己的身體組織。但正如我們在「誘發因子」一章裡所看到的，誘發因子不是這樣運作。任何抗體活動都是因為這些抗體發動了對病毒的攻擊，而不是你自己的身體。請記得，你的身體是無條件愛你的。

同樣的，你也要記得，儘管科學已經進一步了解了身體功能的許多方面，但是在很大程度上甲狀腺仍然是個謎團。今天的醫學界對甲狀腺的了解並不比一百年前多到哪去，這使得醫學界更容易將甲狀腺疾病標籤為自體免疫性疾病——因為當器官或腺體本身是個謎，就會很難評估它到底出了什麼問題，而「自體免疫」是一個方便的標籤，表示「我們不知道你出了什麼問題，所以一定是你的錯」。

這也不是哪個醫師的錯。醫師和其他專業人員都是英雄，他們無私地將生命奉獻給協助他人。他們只是還沒有得到最好的診斷工具或架構，才無法妥善理解那些患有橋本氏症、葛瑞夫茲氏症和其他自體免疫疾病的病人的真正情況。

醫學並不是注定要永遠誤解自體免疫疾病。研究人員仍然可以在這個領域取得深遠的進展，並發現我們在這本書中所探討的祕密，但前提是，他們必須先摒棄自體免疫疾病背後的錯誤理論，並在新的基礎上重新開始。一旦醫學界終於發現了自體免疫的真相，甲狀腺疾病和其他慢性疾病的研究和治療終將會向前邁進。

只有到那時，醫學研究才會發現，人體從來不會攻擊自己，它只會追擊病原體。抗體是人體內有病毒（或其他抗原）的跡象，免疫系統正將所有能量用於對抗該病毒（或其他抗原）。病原體入侵細胞的過程會造成發炎，而身體會努力擊退病原體。有一天，醫學科學會考慮到，當病毒開始在病人身上引起慢性疾病時，它通常已經深深地鑽進了病人的器官深處，以至於傳統的血液檢驗無法顯示病毒的存在，所以看起來會像是身體機能失常。希望在不久的將來（雖然很有可能還是會很久），新的檢測方法可以找到病毒的藏身之處。

讓我們記住，醫學已經在許多領域取得進展。它在器官移植、顯微手術等領域都有突飛猛進的發展，這些領域都沒有被否認所阻礙，可以做出診斷，而且也很清楚下一步的方向。這就像你把車子開到修車廠，修車師傅可以用觀察或電腦診斷找出問題所在。如果剎車器磨損了，就把它換掉。如果起動器鬆了，就把螺栓鎖緊。如果汽車故障不在易於檢測的範圍內，那麼就需要進行一步步故障的排除，可能會變成一個漫長的猜測遊戲。除非你的技師真的很投入地徹底解決問題，否則問題可能會被略過，而奇怪的噪音又會在你下次開車時響起。

自體免疫性疾病的標籤是否讓你覺得自己的問題被略過了？你是否看過一位又一位的專科醫師，嘗試過所有的替代療法，當你無法告訴你的醫師你在他們的協助下有所改善時，你是否覺得很失望？是否在某個階段，你覺得大家都放棄你了？如果是的話，你並不孤單。

許多橋本氏症和葛瑞夫茲氏症病患都被告知，他們的免疫系統莫名地產生針對並破壞甲狀腺的抗體，簡直就是把甲狀腺是外來物體一樣。這個假設是站不住腳的，因為它不是真正的答案。

如果我因為極度疲勞、喉嚨腫脹和對溫度敏感去看醫師，而醫師告訴我這是因為我的身體變得混亂迷惑，把健康的細胞誤認為有害的細胞，那麼我一定會想，我到底做錯了什麼，竟然讓我的身體變得如此失控？我會覺得自己有缺陷、破壞、有問題、超失敗。「自體免疫」是有史以來最大的錯誤之一。這個診斷框架將責任導到了錯誤的方向，它讓人們認為自己的身體背叛了他們。一旦他們不再信任自己的身體，他們就會失去療癒的信心。

現在，如果你帶著我所描述的那些症狀去看醫師，而你的醫師回答說：「你的身體正在跟一種病毒進行驚人的鬥爭，這種病毒已經在你的系統中存在了很多年而沒有被發現，現在已經進入了後期階段。你的喉嚨發炎，表示你的身體正在抵抗病毒細胞對甲狀腺造成的傷害。你的疲勞和容易感冒是由於病毒的神經毒素對你的神經造成了損害。我知道這些症狀很難處理。但請放心，它們是身體在幫助你的跡象。請記得：我們的身體為我們工作，保護我們，無條件地愛我們。」

「因為這是病毒性的問題，我們就用自然的方法來解決病毒。我們可以制定一個抗病毒飲食計畫，用大量的療癒食物、草藥和補充品來消滅病原體，滋養你的神經和甲狀腺組織。與此同時，如果你的身體非常不舒服，我們也能暫時讓你服用免疫抑制藥物或類固醇，幫助你度過難關，直到你的療癒計畫讓你感覺好些。」

當你聽到這些話時，你對自己的疾病和療癒的希望，是不是會有很大的改變呢？不只如此，它還是確確實實的真理，也是擺脫自體免疫混亂的不二法門。

第十一章

重大錯誤 2：對莫名疾病的誤解

關於莫名疾病的重大錯誤十分危急，所以我寫的第一本書都是關於它。長話短說：慢性疾病是一個普遍存在的謎。請不要被流行的觀念所迷惑，以為「莫名疾病」這個名詞只適用於在偏遠小鎮上的幾個孩子得了不明紅疹和發燒的罕見病例。

莫名疾病是指任何讓人無所適從的疾病。無論這種疾病是否被取了名字，都無關緊要。對於現代醫學來說，甲狀腺功能低下症、橋本氏症、葛雷夫茲氏症、甲狀腺功能亢進症，以及甲狀腺結節、囊腫和腫瘤，就像沒有任何標籤的莫名麻痺一樣，仍舊是謎。如果你看了醫師，卻無法獲得合理的答案以及最終能讓你療癒（而不只是控制症狀）的計畫，那麼這種疾病就是醫學之謎。

在所有的症狀和疾病中，至少有五千種健康問題對現今的醫學界來說仍然是謎。假裝看不見像是偏頭痛、憂鬱症、萊姆病、類風溼性關節炎、疲勞、念珠菌、熱潮紅、心悸、糖尿病等等，還有其他許多問題對專家來說的艱深難懂，就好像忽略了鐵達尼號即將要撞上的冰山一樣。所有的重大錯誤都伴隨了共同的問題和危機；以為它們不存在，並不表示它們的危險性就會降低。

人們不禁要問，為什麼這麼多人生病了而我們卻沒有治癒的方法。這並不是因為醫師做錯了什麼。醫師們都是最聰明、最誠實的一群，這也是他們一開始進入健康領域的原因。但問題在於，他們所面對的是一個已經被破壞且不見得講信用的系統、一個無法面對現實的系統、一個在沒有答案時卻總是不承認的系統，因為他們害怕這樣會損害他們的公信力。假裝自體免疫疾病等慢性疾病對於全世界來說不是個謎，就是極大的誤導。這會妨礙病患尋找答案，也妨礙研究人員的追尋及獲得經費，也會妨礙專業人員敞開心胸接收所需的新資訊來幫助更多人。

事實上，要解決這個問題，我們就必須承認，對科學而言，人體和健康依舊有太多仍屬未知。這樣才會有尋找答案的意識和動力。唯有承認真相，我們才能改變方向。

第十二章

重大錯誤 3：
把標籤當答案

一旦讓我聊起標籤的問題，就會真的沒完沒了。醫學界為慢性疾病取的許多名字，其實會害人們無法找到真正的答案。正如我們所看到的，最大的錯誤之一就是「自體免疫」，這個名稱本身就是不正確。當你再進一步，給所有不同的自體免疫疾病都貼上標簽，情況就更失控了。

被貼上「橋本氏」、「葛雷夫氏」、「紅斑性狼瘡」、「類風濕關節炎」等等的標籤，也可說是有其正面的一面。把症狀加上一個名稱，會讓人覺得自己得到了理解，如果疾病已經非常嚴重，需要被歸類為殘障人士才能獲得支援和補助，這也會對你有所幫助。在和自體免疫疾病或其他慢性疾病對抗時，任何一點認同都會有所幫助。

問題在於，我們會把標籤當成答案——我們經常如此。標籤會讓我們聽話、順從。告訴病人她或他患有愛迪生氏病、類肉瘤病、乾癬、落髮、淋巴結增生、子宮內膜異位症、格林—巴利症候群、發炎性腸病、修格蘭氏症候群或類似的疾病，會讓人覺得「就這樣，一切都在掌控之內」。病人不會覺得自己有權為了自己的健康繼續追問：「為什麼？」、「是什麼引起的？」還有「這個問題的相關研究有什麼結論嗎？」

你還記得在高中的時候，幾乎每個人都被貼上標籤，讓人看不見彼此真正的樣貌嗎？一旦某人被貼上頭殼壞掉、蠢蛋、跟風仔、金屬咖、怪胎、乖寶寶、魯蛇、綠茶婊、唬爛王、假面人、騙子、憂鬱咖、娘娘腔、廢人、資優生、書呆、肌肉男、阿宅、蕩婦、emo、三隻手、瞎咖、嬉皮等等這些標籤，在接下來的幾年裡他們就會被歸類成那一種人。就算你打棒球只是因為你爸逼你拿體育獎學金，而你在閒暇時其實會寫詩或幫忙考古挖掘，後者對其他人來說顯得一點都不重要。一旦人們給了你一個「頭腦簡單的運動員」標籤，他們就會覺得已經完成了對你個性的探索，這會讓你很容易覺得也許自己真的是他們眼中的那個人，而不是你自己覺得的那個人。

別讓診斷結果把你當成上面說的高中生給框住了。首先，慢性病的誤診極度普遍。由於這些病症都還是個謎，且通常無法透過檢驗得到清楚的解讀，所以往往要靠個別醫師的觀察，才能為你的痛苦命名。但這個名稱又可能是錯的。

其次，診斷結果背後的名稱沒有什麼意義。畢竟，「橋本氏甲狀腺炎」是什麼？一個名叫橋本的人觀察到甲狀腺發炎的情形。他是在二十世紀初用手觸診來發現到這症狀的。在當時是個實際有用的做法，但在今天已經不流行了。一百年後的今天，當談到如何緩解造成橋本氏症的根本原因時，我們仍然處於黑暗時期——除非你讀過本書，或是《醫療靈媒》中的〈甲狀腺機能不足與橋本氏甲狀腺炎〉章節中的詳細資訊。那是甲狀腺問題的正確解釋第一次被揭露。

如果讓你受苦的慢性病被貼了標籤，而這個標籤讓你感到絕望，請放鬆心情，因為你還沒有被告知這一切苦難的真正原因。當你真的清楚知道背後的一切，而不只是一個敘述表面問題的名稱時，這份絕望就會消失，因為知道真正問題的所在，就是療癒的第一步。

第十三章

重大錯誤4：錯把發炎當病因

「發炎」是一個被過度濫用的標籤。從癌症、肥胖症到心臟病，發炎都被視為致病原因，而且它也是關於甲狀腺疾病和自體免疫疾病的重要主題。無論你走到哪裡，補充品和健康食品都被標榜為抗發炎。它已經成為不再遭人質疑的萬用詞彙。

但問題不在於觀察發炎或試圖減輕發炎。問題在於把「發炎」當成答案。但事實並非如此。它是一個懶惰的術語，是一個簡單的答案。發炎不是自發性的，也不是單獨的存在。應該說，它是一個指標。我們需要注意的是發炎背後真正的根本原因，包括許多不同種類的 EBV、帶狀皰疹病毒、HHV-6、其他尚未發現的菌株，像是 HHV-10 和 HHV-12，以及抗生素耐藥性細菌，又如同鏈球菌和幽門螺旋菌。正如我們在第五章〈各種甲狀腺症狀與狀況說明〉中所說，發炎是入侵和受傷的結果，而這些病原體都可能造成發炎。

反之，所謂的「發炎性食物」卻被當成罪魁禍首。穀類就是一個主要的例子。特別是在另類醫學社群中，穀物被認為會導致發炎，甚至造成自體免疫疾病。這裡的關鍵字是「黴菌毒素」（一種可感染穀類作物的微小真菌），它常被用來解釋穀物為何會有問題。但問題是，很多人吃穀物後都完全沒事。我們要如何說明一個九十歲的老人一生都在吃穀物和加工食品，卻從來沒有健康問題？真正的原因是，患有自體免疫疾病的人其實體內含有病毒，而這些病毒以穀物和真菌為食，導致發炎。因此，完全沒有病原體的人不會對穀物產生反應，因為穀物不會引發病毒的餵食狂潮。但是，患有橋本氏症、修格蘭氏症、硬皮症、多發性硬化症或類風溼性關節炎的人吃了麵包或貝果之類的東西後，就可能會感到頭昏腦脹或疲勞。

發炎這個詞，是意識到慢性疾病患者所承受痛苦的好開始。這是必要的一步，就像在解決伊利湖最初的污染問題之前，必須先有人指出藻類大量繁殖的問題一樣。在清理伊利湖的道路上，下一步是追問藻類所代表的意義，並弄清楚在這表象底下真正發生的事情。

相反地，發炎本身仍然是醫學的焦點。以前，對於在病人身上觀察到的發炎，每個醫師都會有不同的見解。現在，傳統和替代醫學的研究和科學都停留在測試人體發炎「程度」的循環中，還在猜測該如何稱呼發炎。紅斑性狼瘡和牛皮癬關節炎就是最好的例子。你必須知道，紅血球沉降率（ESR）、C- 反應蛋白（CRP）、血漿黏度（PV）、免疫球蛋白 A（IgA）、免疫球蛋白 G（IgG）及抗核抗體（ANA）等檢測項目根本無法得到任何結論，而且對於那些宣稱發炎檢測日益先進的實驗室來說，也是有利可圖的。這些測試其實無法判斷一個人的問題所在。相反地，實驗室得出的圖表會隨意將不同的疾病名稱與不同程度的發炎配對。也就是說，只是因為你的發炎指標處於某個數值，你就可能被診斷為萊姆病而不是類風溼性關節炎。它們就像甲狀腺測試一樣，只是猜測，它們利用你的發炎來對付你，把你歸類，給你一個標籤，而不是解釋你的發炎來幫助你、讓你療癒。最近，實驗室分析已開始在血液檢測圖表上不同的發炎程度旁加上病原體名稱。但他們不會檢測病原體本身，儘管他們聲稱會這樣做，他們也沒有找出和不同的慢性發炎疾病相對應的真正病原體。血液實驗室不會告訴你的醫師它沒有檢測病原體本身，但醫師以為它做了，而這會讓病人誤信某種病原體已被有系統地檢測和定位。醫師和血液實驗室之間的關係是脫節的。

這就是為什麼你做萊姆病的檢測時，會得到一個「臨界值」的結果——因為你血液中的發炎標誌物落在某個區域的邊緣，而在這個區域中，他們列出了一種或多種現代醫學誤以為會導致萊姆病的熱門細菌。正如我在第一本書中所揭示的，引起萊姆病的不是細菌，而是病毒。如果你現在對此感到煩惱，請先閱讀《醫療靈媒》中有關萊姆病的章節，然後再煩惱也不遲。即使撇開細菌與病毒不談，如果你的體內有任何病原體，不論是什麼病原體，它要嘛就在，要嘛就不在。是的，正如我們在第七章〈甲狀腺猜測檢驗〉中所確定，這類測試仍有很大的誤差空間，因此某人體內的病原體可能無法被檢測出來。如果可以檢測出來，就不會有灰色地帶，你也不會是個臨界值。你要嘛看到，要嘛看不到。由此可見，萊姆測試和其他類似的炎症標誌物測試是完全不可靠的。

我提到萊姆病，是因為它讓我們看到其他慢性疾病的發炎熱潮將會走向何方。在未來幾年，發炎會得到所有的關注，但它卻掩蓋了一個事實，那就是沒有人會告訴你為什麼你一開始會發炎。萊姆病是一種時髦的診斷，如果病人有任何病因引起的一丁點莫名發炎，很可能在檢驗結果還沒出來之前就會被診斷為萊姆病。最後，基因將被歸咎於萊姆病，無數的人將感到他們的本質，他們的 DNA，就是他們受苦的罪魁禍首。

值得注意的是，幾乎所有罹患萊姆病的人都有甲狀腺問題，不管有沒有被發現。這是因為，正如我所說，萊姆病是病毒性的。而通常患有萊姆病的人會同時感染多種病毒，其中一種病毒幾乎總是 EBV，如果它已經足夠引起萊姆病的症狀，那麼它也足以干擾甲狀腺的功能。這表示經常會有多重診斷（例如：橋本氏症、甲狀腺功能低下、萊姆病），但事實上問題只有一個——病毒感染，而不是多種不同的來源。只要採用抗病毒的程序，就有助於緩解所有的症狀。

當你知道莫名的發炎並不是身體在自我毀滅和創造疾病，其實是入侵者出現的徵兆，而身體正在追擊入侵者——你的整個健康觀就會改變。與其把問題歸咎於身體，你可以更有信心地知道，在慢性症狀的背後還有更大的真相等著你去發現。留意這個重大錯誤，你就能保護自己和家人，不被誤導而分心。

第十四章

重大錯誤 5：新陳代謝的迷思

「新陳代謝」這個名詞老早就過時了。它看似是一個被現代科學充分理解的概念，並有大量的數據支持，但事實上，「新陳代謝」只是一個很久以前的發現：人體是一個有生命的機體，可以吸收食物並將其用作能量。自從這個發現出現後的幾百年來，醫學界仍未破解人們為什麼會與體重糾纏不清的原因。然而，這個名詞仍被用來作為答案和解釋——於是我們又多了一個標籤，讓人們覺得自己就是自身健康問題的罪魁禍首。

「新陳代謝緩慢」就是有些人減肥困難的原因，這個說法根本是個迷思。這觀念就像一輛老爺車，在當時是最美麗、最先進的，載著人們很多年。但隨著時間過去，它變舊了；它變得過時了。有人把它停在後院，開始生鏽。地板爛了、引擎也壞了，機油滲漏，鏽蝕的金屬也滲入草地，造成健康的危害。只是，沒有人能放手。大家太熟悉它了，有著太多的感情價值。

從早期醫學院獲得資金，並簽約要教導這類理論時，新陳代謝這概念就已經成為現代醫學的一部分。（許多其他的重大錯誤也都是以類似的理由存在著的。）它是個很容易堅持的觀念，因為它似乎為病人的痛苦提供了一個解釋。這樣的理論有其自己的生命——因為它變得如此龐大且占據了主導地位，以至於讓所有提出問題的懷疑者看起來都極為愚蠢。不過，如果你仔細想想，新陳代謝的理論並不太科學，而且有一個很明顯的漏洞：你無法以確切的方式測量新陳代謝。科學不就是要客觀測量嗎？如果我們只有粗略的測試，仍無法準確估算一個人燃燒了多少卡路里（不可能真正測量一個人的卡路里燃燒量），我們又有什麼依據，敢膽斷言新陳代謝是造成神祕體重問題的原因呢？

如果解決神祕體重問題的方法真的是吃比你燃燒的卡路里少的食物，或是測量你每分鐘的心跳，那麼人們的問題早就解決了。這些建議過於普遍，每個人都聽過，而且一目了然，每個有體重問題的人現在都應該能遵循這些建議，並且找到解脫之道。相反地，許多人遵循計算卡路里的建議，卻沒有任何效果，或是發現體重又回來了，然後被貼上懶惰的標籤，或是被告知他們根本沒做對。

所以，如果體重問題不只是你消耗的卡路里與你攝取的卡路里之間的平衡問題，那到底是什麼問題呢？在某些情況下，這與腦下垂體、腎臟、腸道問題甚至心臟有關。絕大多數的時候，體重問題與肝臟和淋巴系統有關。當一個人體內充滿過多環境中的毒素，飲食中脂肪含量過高或充滿無益的食物，或者就像我們在第五章所看到的，面臨病毒性問題（如 EBV）時，肝臟和淋巴系統就會不堪負荷。當身體無法排毒時，這些毒素就像不速之客一樣，會纏著身體，造成阻塞。作為一種保護機制，身體會保留體液以保持毒素懸浮，而由此產生的水腫會導致體重增加。在沒有經過調查並發現這一切的情況下，告訴別人「新陳代謝緩慢」也就像是個輕鬆的解決方案。

甲狀腺問題通常被認為是造成長期體重問題的根本原因。也許有人告訴你，你的甲狀腺功能低下是你無法減掉頑固體重的罪魁禍首，因為你的甲狀腺機能不足，無法產生足夠的促進「新陳代謝」的荷爾蒙來控制你的體重。不要讓這個錯誤的理論分散你的注意力。「新陳代謝的速度決定了一個人控制體重的能力」只是建立在這個迷思上的另一個錯誤。「新陳代謝過慢」這件事並不存在，所以說甲狀腺是新陳代謝慢的「罪魁禍首」只會讓這個理論更加錯誤。對於像 EBV 這樣尚未發現的健康問題來說，這只是多了一個代罪羔羊——我稱之為「烙跑羔羊」。

體重問題經常與甲狀腺問題同時出現的原因是 EBV 可以同時導致這兩個問題。這並不是一個骨牌般的遊戲，要等 EBV 衝擊了甲狀腺後才會讓體重失去平衡。相反地，它是個埋伏的遊戲，EBV 會進入身體的多個位置，以多種方式直接造成問題。

當人們服用甲狀腺藥物時，他們的體重問題不會消失。這是因為甲狀腺荷爾蒙不能調節體重。事實上，人們經常在服用甲狀腺藥物後體重增加，因為肝臟必須從藥物中吸收多餘的甲狀腺素，進一步加重了肝臟的負擔。正如我們在第八章〈甲狀腺藥物〉中所看到的，絕大多數服用甲狀腺藥物後體重下降的人都是因為他們同時也改變了飲食、運動和補充品方案。體重的減輕並不是因為甲狀腺荷爾蒙加速了新陳代謝。

甲狀腺在維持身體平衡方面扮演著重要的角色，而平衡則是身體達到平衡體重的關鍵；但即使甲狀腺受到損害，甲狀腺和內分泌系統的其他部分仍會繼續扮演這個角色。要尋找整個健康的平衡，重新回復到健康狀態，卻不是把焦點放在甲狀腺上。這一切都與排毒有關。如果你感染了 EBV，就需要使用第三部「甲狀腺的重生」中的技巧，將病毒及其廢物排出體外，並清除助長病毒的毒素和食物。即使你沒有感染 EBV，這些技巧對於清除毒素和調整飲食習慣，使其對肝臟和淋巴更為友善，也有很大的幫助。這些方法不是要你花一個月的時間閉關做果汁排毒，而是讓你盡量將排毒融入每天積極的生活中。這些方法與你平常看到的廣告裡所說的「能促進新陳代謝的多種維他命」，有著天壤之別。那些廣告應該說，「這種藥丸能幫助你找到大腳怪」，反正他們也不在乎自己說的到底有幾分真假。

值得注意的是，在清除毒素之前和之後，你的新陳代謝都是一樣的。無論你的肝臟和淋巴系統是疲弱還是處於最佳狀態，無論你的甲狀腺是不夠活躍、過度活躍還是運作正常，你的新陳代謝都會自動進行。因為當我們談到新陳代謝的時候，我們真正要說的是，我們是活生生的人，我們的身體系統是會活動的。那些說新陳代謝可以解釋某人的飢餓和體重增加，並不了解慢性症狀和疾病的真正原因。而這沒有關係。也不是任何人的錯，這只是過去的老舊路線。

我了解新陳代謝可能是個很難被接受的重大錯誤，因為它已經是我們日常用語的一部分。不過，這種習慣性也是讓它如此具傷害性的原因之一——這個概念已被廣泛接受，沒有人會覺得它是可以被質疑的。有了「新陳代謝」這個人人都會說的詞彙，就更會把這些症狀歸咎於患者自己，也會讓研究人員更不必尋找真正的答案。當你看清新陳代謝理論的真面目時，你就能一起改變世界。你會放下這個沉重的包袱，讓你更可以幫助他人了解，他們的體重問題並不是自己的錯。

第十五章

重大錯誤 6：把問題推給基因

如果你曾經面對慢性症狀或病症，就像我們在本書中討論過的那些，你很可能已經被灌輸了一個信念：你的身體讓你失望了——這很可能會讓你覺得自己是不是犯了什麼滔天大罪，才會受到這樣的懲罰。將慢性疾病歸咎於你的基因（就像最近的理論），是另一種強化這種罪惡感的方式。

現今盛行的「將慢性疾病歸咎於遺傳基因」就是個典型的例子：把一個科學真理，像是「我們都有 DNA」，而且它在我們的生命中扮演著重要的角色，然後加以竄改。基因當然是真實存在的，我們每天都可以從父子相同的笑容、新生嬰兒長了祖母的鼻子，還有接聽電話的聲音中見證基因的存在：你明明從電話裡聽到你的妹妹講話，但結果卻是你的外甥女！

我們不能被騙，以為基因代表一切。基因並不能決定我們的一生。我們的身體都是被設計成健康的樣子，是外界因素造成許多讓人們停滯不前的慢性問題。畢竟，過去三十年來，慢性疾病的人口增加了四倍。依邏輯來看，那不就是說基因在過去三十年裡壞了？這說不通。

當被灌輸要相信你之所以受苦，是因為你的基因變異了、扭曲了、壞了或機能失調時，這會在你的意識裡創造出一個強大的訊息，阻礙你的療癒。如果有人告訴你，你的疾病就是你無法擺脫的一部分，你要如何對療癒康復懷有希望呢？

無論你所面對的挑戰是甲狀腺功能低下症、甲狀腺功能亢進、橋本氏症、葛雷夫茲氏症、甲狀腺結節、囊腫、腫瘤，或是其他慢性問題，你都要知道，你的狀況並不是對你的家族血統或你的個性的審判，也不是監禁。遺傳在疾病中可能會扮演某個角色。然而，就自體免疫疾病和其他慢性疾病而言，基因只是拼圖其中一塊裡的一個小碎片。人們生的病有許多成因跟基因是完全無關的。

雖然任何有關基因的說法聽起來好像都很厲害，但別被騙了。不要讓自己走上這條路，相信你的病是你自己造成的。如果你在多年尋找答案的過程中，已經在這條不見光明的道路上走了很遠，那就回到光裡面吧！有許多疾病看起來像是遺傳性的，原因是病原體和污染物會從父母傳給子女。此外，家庭成員通常會接觸到相同的環境影響因子，原因很簡單，因為他們一起生活、一起旅行。

因此，如果你和你的母親都患有橋本氏症，這並不是因為甲狀腺炎是「家族遺傳」。更真實的情況是，你的母親在你出生之前的某個階段感染了 EBV。當她懷孕的時候，她將這種甲狀腺病毒株傳給了你，而你的父親也把他從自己父母那裡繼承的「古老的汞」遺傳給你。然後，當你還很小的時候，你和你的母親都接觸到了家中的殺蟲劑，這對你們的免疫系統造成了損害。由於你和母親都承受了很大的壓力，也許是因為家庭經濟不好，生活在有毒重金屬含量極高的環境中，而且吃著相同的無益食物，例如火腿、煎蛋卷和芥花油炸玉米餅，因此病毒有機會在你的肝臟中繼續繁衍，然後跑到你的甲狀腺。你的母親的甲狀腺問題和其他 EBV 症狀會更早出現，因為她感染病毒的時間更長。而你的健康問題則會較遲出現，因為病毒會以自己的速度在你的體內移動，所以不會很明顯地看出你們倆同時經歷了誘發因子。而基因遺傳在此根本完全無關。

除非醫學界能夠接受病原體和環境因素與這些問題的關聯，否則他們將無法幫助人們真正從甲狀腺和其他慢性疾病中恢復過來。請牢記這一點，特別是在未來的幾年裡，當基因遺傳理論有爆炸性的發展。我們真的還沒見識到「將健康問題歸咎於一個人肉體的最根本」的基因遺傳理論能走樣到什麼地步。十年之後，當你再回來看這本書的時候，可能你會覺得在這裡讀到的一切都過時了，因為基因遺傳已經成為慢性健康問題的主流解釋。

雖然聽起來很有說服力，但這並不是真正的答案——你在這裡讀到的東西還是會先進得多。基因歸咎是個幼稚的遊戲，每個人都是輸家。當你在未來聽到基因可以解釋一切的同時，如果你四處看看，你會發現疾病和痛苦也將會前所未有地大增。這不僅讓科學研究無法找到真相，把問題推給基因這件事也會成為破壞未來世代免疫系統的種子——除非，這本書所載的真相能被公諸於世，而專家們開始承認病原體和污染物才是真正的罪魁禍首，才能取得真正的進展。（有關疾病背後真正因素的更多資訊，請參閱〈重大錯誤 7：致病四因子〉）。

資金對於發展的方向非常重要。看看資金對某些生活領域的影響就知道了。比方說，我們今天的孩子可以玩由資金充裕的公司所開發的最先進到令人匪夷所思的電玩遊戲，但同時，這些孩子卻可能患有神祕的氣喘、青春痘、其他皮膚問題、鼻竇問題、失眠、乳糜瀉、胃痛、焦慮、憂鬱、疼痛、過敏，甚至甲狀腺問題，以及慢性鼻塞，這些問題卻還沒有答案，只因為研究經費無法挹注於此。

基因遺傳學的資金是非常龐大的，因為這是一個非常吸引人的話題，也常上頭條新聞。你可能讀過的一則新聞是，基因可以根據環境暴露的情況而開啟或關閉。這個理論也不算完全不正確，只是，它無法解釋慢性疾病。當環境在疾病中扮演一個角色時，並不是因為接觸的環境對基因有影響才造成某人的症狀。而是因為環境暴露破壞了免疫系統，並餵養了 EBV 等病毒。正如我剛才所說，一個人生病是因為他的免疫系統因外來因素而負荷過重所導致，不論這些因素是經由血脈相傳，在子宮裡時碰到，或是在出生後才接觸到。無論基因是開啟、關閉或愛開不開，在下一章中會讀到的「致病四因子」才是慢性疾病流行背後的真正原因。鼓吹基因影響的風潮將會變成一隻無法阻擋的巨獸，吞噬每個人的基本常識。

由於疾病是由外界因素造成的，這表示你可以保護自己不受這些因素的影響——這也是我的著作《改變生命的食物》的主題：用水果和蔬菜隱藏的療癒力量拯救你自己和你愛的人。另一方面，把錯推給基因的責怪遊戲則讓人們覺得自己的毀滅是來自於自己。當有人罹患疾病並被告知是基因遺傳時，會讓人幾乎立刻想放棄，只想等著某天聽新聞說找到治癒的方法。這會讓他們走上一條黑暗、無助的道路，只能渴望有一天科學能以基因的奇蹟來回應他們的祈禱，而這永遠不會實現，因為真正的答案並不在那裡。

想想所有接受檢測的女性，看看她們是否有罹患乳癌的遺傳基因風險。BRCA1 和 BRCA2 基因是某些人會罹患乳癌的指標，這個理論讓婦女們接受雙重乳房切除手術，這是一個非常痛苦的過程，但事實上，沒有 BRCA 基因突變的婦女罹患乳癌的人數比有基因突變的婦女還要多。乳癌不是由基因引起的；正如我們在第一部分所看到的，它幾乎都是由 EBV 引起的。如果能注入足夠資金到 EBV 的研究中，而非基因遺傳學，我們才有辦法遏止乳癌及甲狀腺疾病的流行。

我們很容易被慢性疾病的基因遺傳理論蒙蔽，畢竟 DNA 和遺傳的某些方面確實有許多迷人之處。不過，別讓這類非凡的發現對你不利。如果它讓你覺得自己的健康命運是注定的、好轉的機會只有百萬分之一，或是覺得身體不舒服是自己的錯時，就要小心怪罪於基因是一列失控的火車，只會讓你遠離你應該去的地方。

第十六章

重大錯誤 7：致病四因子

輻射、病毒大爆發、DDT 和有毒重金屬，這四種外在因素才是慢性病和神祕病背後的真正問題，我稱之為「致病四因子」（The unforgievn 4）。忽視這些因素是一個不容忽視的極大錯誤。（如需更多關於這些的資訊，請參閱《改變生命的食物》。）

福島、廣島和車諾比電廠等世界核災難所造成的輻射並沒有消失。這些輻射仍會從天空落在我們身上，而且在未來很長一段時間內仍會持續。此外，歷史上的輻射錯誤使用，例如 X 光的誤用及濫用，仍然會繼續影響我們。

即使在今天，新的輻射暴露也是一個令人擔憂的問題。首先，在 X 光檢查時應該要採取更多的防護措施，而我們在這方面仍然不夠保守。此外，X 光突然轉變為數位化這件事應該要讓我們瞠目結舌，也讓我們不禁要問，究竟舊式 X 光出了什麼問題，才讓數位化成為更安全的選擇。未來，我們需要並發展更好、更精簡的技術。

輻射不僅是 X 光的問題。舉例來說，搭飛機時暴露於輻射的機率比以往任何時候都多，像是福島核災的輻射。然而，輻射對於健康的威脅，卻被藏了起來，幾乎被所有人都忽略了。

正如我之前在書中提到的，只有不到百分之五的甲狀腺疾病是由輻射引起的。那是因為嚴重的輻射照射會使腺體過熱，幾乎要把腺體本身煮熟——基本上就是以輻射灼傷的方式傷了甲狀腺。

無論是否到了傷害腺體的地步，輻射也抑制了免疫系統——無論是甲狀腺自身專屬的免疫系統，還是人體的整體免疫系統——而這等於為 EBV 敞開了大門，讓它得以破壞甲狀腺，也使得各種其他疾病在人體中得以發展。

而病毒的爆發則是為今天如此多的慢性疾病提供了解釋。當你從這本書中了解到 EBV 的破壞力時，人類皰疹病毒家族中的其他病毒，像是皰疹病毒、巨細胞病毒、HHV-6、HHV-7，以及尚未發現的 HHV-10、HHV-11 和 HHV-12，也在人群中肆虐，將人們拖垮。

當今最具代表性的神經性症狀，像是腦霧、記憶力衰退、耳鳴、五十肩、偏頭痛、耳聾、刺痛、麻木、神經病變、神經痛、肌肉痙攣、抽搐、痙攣、不寧腿、焦慮、憂鬱等等，還有那些健康上的挑戰，如橋本氏症、葛瑞夫茲氏症、慢性疲勞症候群、萊姆病、纖維肌痛、類風溼性關節炎、多發性硬化症、紅斑性狼瘡、埃勒斯一當洛二氏症候群、類肉瘤症、水腫和 C 型肝炎等等不勝枚舉的問題，都可以追溯到病毒的爆發。正如我們在第六章〈甲狀腺癌〉中所看到的，百分之九十八的癌症起源，都是病毒與至少一種毒素的結合。

當這些病毒擴散時，它們會變種，變得更加有害。也就是說，造成健康問題流行的原因，並非如研究人員所猜測的基因突變，而是數百種的病毒突變。

然而這些病毒並沒有得到應有的關注，因為它們很難被發現，而且被誤解得很深。舉例來說，由於萊姆病被認為是細菌性的疾病，研究人員便將注意力從病毒身上移開，也就完全幫不上忙。忽視病毒爆發的代價，就是找不出在慢性疾病背後的答案。

DDT 也同樣被隱藏起來——不過在這種情況下，是因為我們被說服它的危險已經過去。但事實上，這種曾經廣受歡迎的殺蟲劑雖然在世界上許多地區早已被禁用，它並沒有離開我們。它不僅能在環境中存活，也就是說，它能進入我們的食物供應中；它還能代代相傳。儘管我們已經對有害化學物質有所認識，但 DDT 的表親仍在以現代殺蟲劑、除草劑和殺菌劑的形式被活躍地使用，我們會在傳統農產品上接觸到這些殺蟲劑，在庭院中使用，甚至在家中噴灑，儘管其中一些會被貼上有著骷髏頭的警告標籤。

DDT 之所以危險，是因為它會破壞肝臟、滋養 EBV 等病毒，並削弱免疫系統，為病原菌和其他污染物大開方便之門。然而，由於它會透過家族血緣傳承，所以它會被誤認為成是透過基因遺傳的弱點，因此不再受到任何關注。

大家總以為只要看不見，這些「致病四因子」的危害就不存在。有毒的重金屬也是如此。我們看不到銅、砷、鎘、鉛、鎳、汞、鋁、鋼和金屬合金，它們透過殺蟲劑、除草劑、殺真菌劑、DDT、抗生素等藥品和血脈相傳進入到我們體內，所以它們的傷害就不存在。要是真的這樣就好了。

如果沒有被排出體外的話，這些有毒重金屬本身就可以造成嚴重的破壞。它們是病原體最愛的食物，而且會消耗免疫系統。隨著時間過去，這些金屬會氧化並滲出副產品和殘餘物，這些有毒的流出物會污染並破壞人體組織，且比當初的原始狀態更精煉，讓病原體更容易攝取。（你可以把重金屬的逕流想像成豬圈的糞水池）。

而結合起來的重金屬就更糟了——它們會形成反應性合金，其中兩種或更多的金屬會相互結合，並同時引發彼此的反應。就像禁藥一樣，它們的反應對身體極為有害，會更進一步削弱整體的免疫系統和甲狀腺的個別免疫系統，讓 EBV 等病毒建立大軍，導致甲狀腺問題等疾病。

儘管這些資訊令人憂慮，但致病四因子並不代表世界末日——完全不是的。對於這些因素，最重要的是保持對它們的覺察，這就是為什麼忽略它們是大錯。當你知道要在日常生活中注意這些因素，以及如何使用我在《醫療靈媒》叢書中提供的技巧來將它們排出體外時，就不必再活在恐懼中了。

第十七章

重大錯誤 8：這都是你的想像

當你得了慢性病時，可能就已經痛苦到快抓狂了。在發現「致病四因子」之前，你可能會問自己，為什麼你的朋友和摯愛的人如常生活時，你卻像是被遺棄了；是什麼原因讓你在陽光明媚的星期六因為身體不適只能躺在床上，無法開車，只能讓鄰居帶你的孩子去參加足球練習？慢性疾病成因的隱晦不明，時常會讓你覺得自己就像住在隱形的牢籠裡。

這種隱蔽和不可見性讓你的情況對其他人來說也是個謎——從醫師到同事，再到依賴你的家人，這讓整個情況變得更糟。由於甲狀腺功能低下症和橋本氏症等慢性健康問題的成因尚未有主流的答案，當實驗室檢驗、影像和檢查結果都沒有答案時，其他人對你的質疑，會比質疑診斷的結果還要多。

他們可能會問你，你為什麼還在生病？你什麼時候才會好起來？然後是更多的探究性問題：你確定這不是童年時的創傷重現，讓你現在想要引起注意嗎？你要不要試著把注意力放在自己以外的事情上，比如說找個新的嗜好？你就不能振作起來嗎？再加把勁好好活著吧？他們想說的是：這都是你自己想出來的、都是心理作用、虛構的、好好振作起來吧。

如果這些人知道你的痛苦有多深，而你想好起來的意念有多強就好了。事實上，他們看到你生病可能會感到害怕，因為這讓他們覺得，這也可能發生在他們身上，或是，他們會失去你，所以他們就說這是你憑空想像，來讓自己好過點。我們所能做的就是為他們感到難過，因為告訴你這一切都是你編造出來的，是最嚴重的錯誤之一。

這種想法真正開始於一九四〇年代末期，我們之前談到的成群婦女在那時開始因為疲勞、精力不足、憂鬱、腦霧、疼痛、落髮、體重不自然地增加、熱潮紅和焦慮而去看醫師。由於醫學教科書上並沒有對這種流行病作出任何解釋，因此人們認為這是「瘋婆症」：貧窮且身體不適的女性被認為是懶惰，富裕且身體不適的女性則被認為是無聊過頭。這就是在對女性貼上「歇斯底里」的新標籤，而這種「歇斯底里」不是會讓人笑出來的那種。（順便說一下，歷史上那些被歸咎於子宮的「歇斯底里」病例，其實病因都是當時的汞療法所造成的汞中毒）。在「瘋婆症」成為主流觀點大約十年之後，有關荷爾蒙失衡和更年期的理論開始登場，以荷爾蒙為治療重點的這台列車也就隨著啟程了。

我多希望我可以告訴你，「這都是你的想像」這種推理被留在過去。但你也很清楚，它仍然與我們同在。不管男女老幼，都會不斷聽到這種話：他們的症狀都是自己想像出來的。有時甚至不用明說，只是一個眼神或一種語氣。但不管是否被明顯的表達，他們的懷疑感無庸置疑。

它驅使人們去看精神科醫師，尋找為什麼他們會拖自己後腿，也懷疑自己是否有人格障礙才讓他們表現得像生病了一樣。他們也常被告知，焦慮和憂鬱就是造成他們各種症狀的病因。但事實上，焦慮和憂鬱本身就是慢性疾病的常見症狀（而非病因）——因為，正如我們在第五章所了解的，病毒的神經毒素和重金屬會干擾大腦的活動。

即使你現在已經找到了一位富有同理心的醫師，相信你的症狀來自於真正的生理原因，但是曾經被告知「你的痛苦都是自己造成的」這種舊傷可能仍然存在於你的心中，這是可以理解的。這樣的訊息可能已經讓你失去許多：像是依賴多年的精神科用藥、犧牲了自尊，損毀的人際關係，這些都是巨大的傷痛。而這是一個很糟糕的錯：它破壞了許多婚姻，並導致孩子因為挫折和誤解而與父母反目（反之亦然）。「這都是你的想像」這個成見會重度傷害一個人的直覺，讓人們對自己的判斷失去信任。

當這種想法繼續流傳時，就會傷害到處於類似情境的所有人。它孤立了正在受苦的人，並讓在乎他們的人不再尋找真正的答案。我誠心希望上帝能讓這種錯誤早日成為過去。

第十八章

重大錯誤 9：你創造了自己的疾病

說起直覺的破壞者，沒有什麼比這種迷思更糟的了：如果你曾經覺得是你的想法、業力或能量，創造、吸引或顯化了你的疾病，你真的該徹底擺脫這種想法。你的病不是你創造的、你沒有顯化你的疾病、你的病不是被你吸引來的，你根本就不該生病。你的恐懼和偏執，並沒有帶給你這些痛苦。你的病不是你的錯。當你認為自己是罪魁禍首時，你就會和對自己的信任脫節，而你需要這份信任來掌握生命和從病痛療癒。

「你創造了自己的病」是「這都是你的想像」的更新、更時尚、重新包裝過的版本。它也更會騙人，因為這個理論確實承認你的身體症狀是真實存在的。因此，它混合了對事實的認知（你在受苦）與非事實的責備（你自找的），讓人難分真假。請記住：這絕不是你自找的！

請聽好，沒有人會想生病。事情就不是這麼運作。那些會這樣講的人其實只是在說：「我不知道你怎麼了。但願我知道，我也希望我能幫助你。但我所能做的就是提供這個理論。」

沒有人會害怕療癒。如果「你的恐懼會成為你的現實」這句話是真的，那麼就不會有一個健康的人，因為每個人都害怕生病。沒有人在潛意識裡希望被疲勞和肌肉疼痛困在沙發上。沒有人會暗自希望自己體重增加、掉頭髮、心悸、發燒、憂鬱、焦慮、受了傷卻無法復原、失眠、頭暈和腦霧。

然而，許多人，尤其是年輕一代，現在得到的訊息是，他們自己的想法和感覺創造了自己的現實，所以他們要對任何負面的事情負責。他們被告知，如果他們的生活不完美，那是因為他們做錯了什麼，因為他們和靈性的連結不夠。甚至有人說，這輩子的肉體承受的痛苦，乃是源自於前世犯的錯。我會如何回應呢？這根本就不是真的。

話又說回來，我不想低估思想、意向和肯定的神奇力量。正向思考是需要的，而我完全支持正向思考。我希望你能牢牢抓住你的快樂回憶，重溫它們，並能在當下喚起那些溫暖的感覺。我希望你能找到自己的聲音，表達自己的心聲，對未來懷抱夢想，將對於職業、人際關係和豐富的生活的所有憧憬都清楚地視覺化，這些都能幫助你實現自己的目標。我希望你能看見那個健康、快樂、療癒的自己。我希望你能在當下找到那些值得感恩的時刻——即使它們現在極為短暫，而你不得不把大部分時間花在過去和未來，幫助自己撐下去，直到情況好轉。專注在這些不同形式的輕鬆和樂觀，對於療癒和創造你自己想要的生活來說，都是非常重要的步驟。

我們必須在「顯化疾病」這裡劃下界線。我們不能因為還沒有找到人們罹患慢性病的真正原因，就錯把這個善用意念的美好概念拿來對付他人或自己，硬是把每個人生命中出現的負面事情都怪罪給他們。你只要看見一位因為沒有精力或體力餵養她的孩子而啜泣的母親，你就會真正明白，把身體的痛苦當作宇宙的懲罰是不對的。你只要見到一個被診斷出患有橋本氏症的年輕新婚夫婦，而她的伴侶無法理解她為什麼不能快樂健康地生活，你就會明白，絕對沒有人會選擇這種痛苦。

對於那些年紀稍長，見過不同慢性疾病理論來來去去的人來說，要看清這個並不難。但對於十多二十歲的人來說，過早接觸這類概念可以是危險，甚至災難性的。舉例來說，如果你受到一位靈性領袖的啟發，他的見解讓你對生命感到驚奇，但唯一的問題是，他要你接受，你之所以會長期偏頭痛，是因為你被困在一個童年創傷所導致的受害者心態中。這種想法無法讓人療癒。相反的，為自己的疾病陷入自責是邁向痊癒的一大障礙。

是的，情感的傷害、苦難和創傷確實會對靈魂、心靈和精神造成毒害，讓人崩潰。正如我們在第二章〈甲狀腺病毒誘發因子〉中所看到的，這些事件和經驗可能會成為潛在健康問題的誘發因素，例如讓 EBV 趁虛而入。因此，為了獲得最佳的健康，盡一切的可能去支持我們的情緒狀態確實會很有幫助。正面的想法會帶給我們正面的感覺，讓身體感到舒適，並促進免疫系統強化，這些都很值得我們牢記。但是，將誘發因子誤認為病因是完全沒有用的。

經歷生活中的考驗並不會導致疾病，負面的想法和情緒不會造成或誘發疾病，它們是很自然的。我們有神賦予的權利，可以感受恐懼、憤怒或沮喪。對生活的「負面」反應，例如認出傷害或辨識危險，是讓我們作為一個物種夠保持安全、繼續存活的要素之一。真正讓人生病的，是人們所承載的病原體和毒素。

你有沒有遇過一個人，他的人生很悲慘、很憤世忌俗，但是卻非常健康？那是因為如果一個人沒有病毒或毒素的問題，就算他腦子裡有全世界的的負面想法，這些想法也不會變成腫瘤，那些情緒也不會神奇地顯化成疾病。你也許能想到，一個你認識的有福報的靈魂，充滿關懷和熱情的人，但是卻生病了。那個敏感的人生了病，是她自己的錯嗎？她的病是因為她腦子裡浮出了三個負面想法而造成的嗎？「你創造了你的疾病」這個觀念有許多漏洞，多到讓人笑不出來。而只有病原體存在的情況下，極度的壓力和困難才會引發疾病。

即使醫學研究和科學並不支持「你會把疾病吸引過來」這個觀點，不知何故，這個重大錯誤仍然會造成足夠的壞影響。好的一面是，它的影響和破壞還不像其他大錯誤那麼強大。正如我剛才提到的，有些錯誤，例如自體免疫，正在急速地失去控制，而你的最大希望就是脫離這列車。如果我們能阻止這個錯誤——如果我們能在它失控之前剎住剎車——那麼我們就能防止現在的年輕父母將這個錯誤教給他們的孩子，以及未來的子孫。我們可以告訴彼此真相：「致病四因子」才是妨礙生命的因素；如果我們能多加留意，就能保護自己；如果我們給予身體真正需要的東西，自然就會有驚人的療癒能力。

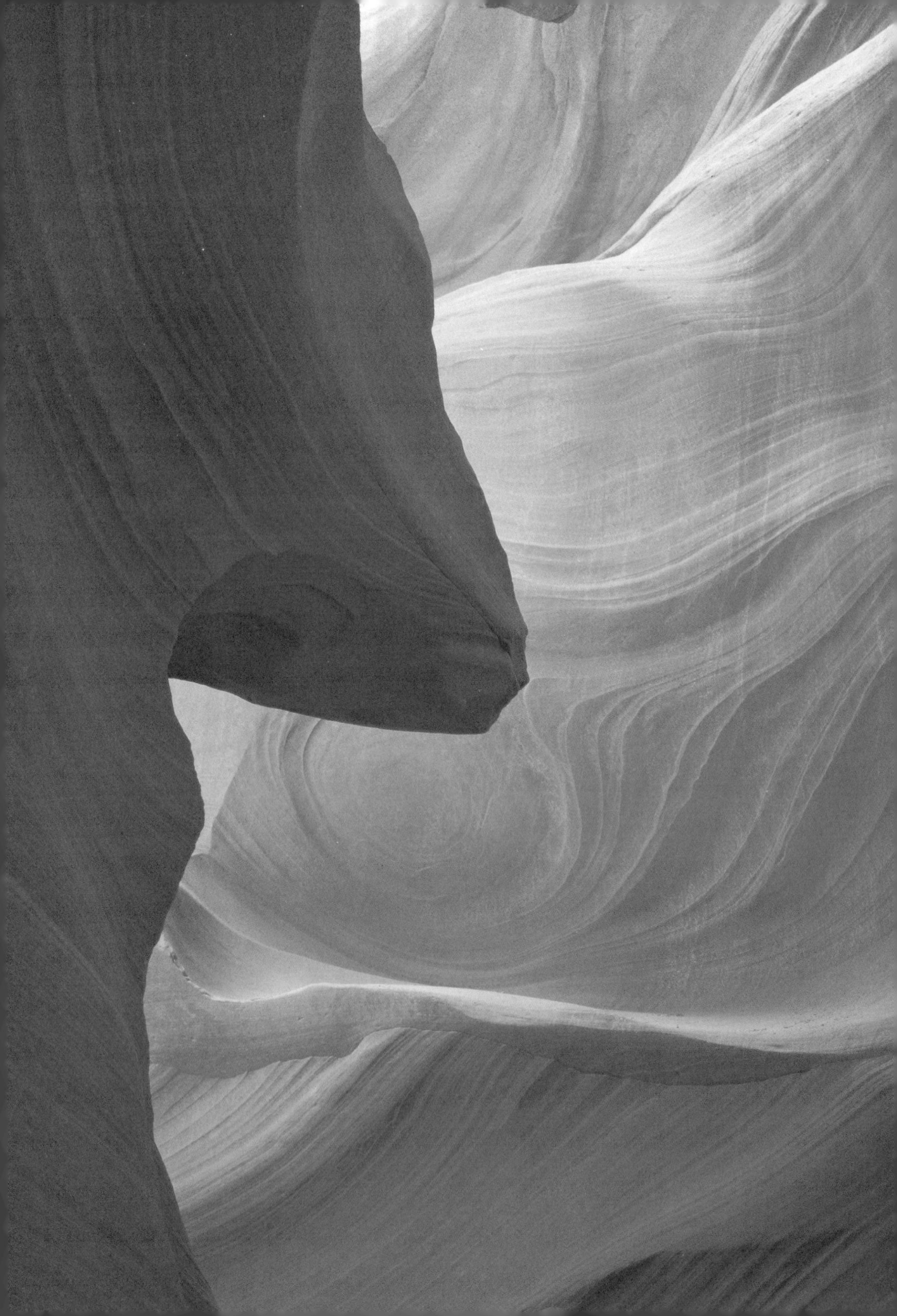

第三部

甲狀腺的重生

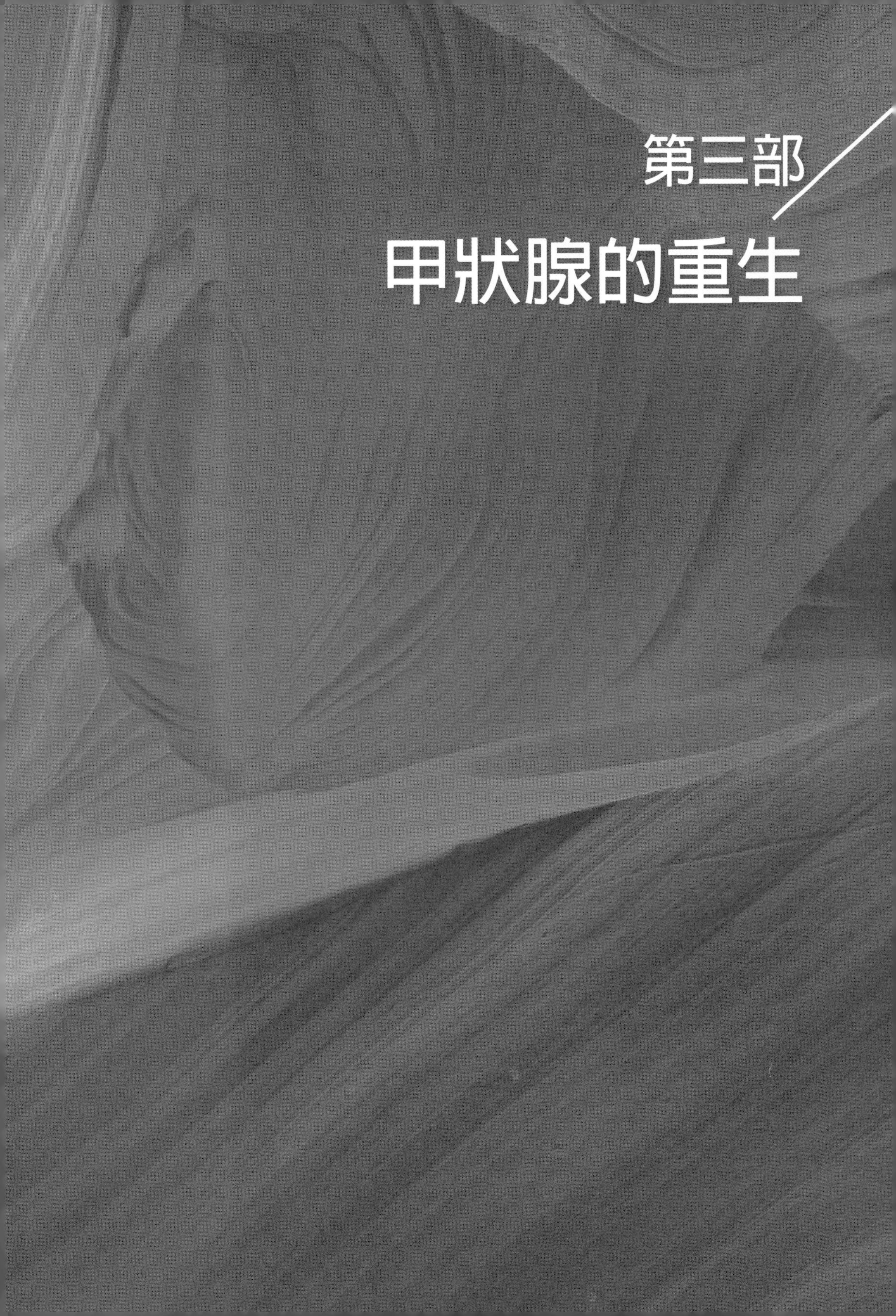

第十九章

該是重建身體的時候了

現在，你應該已經明白了，要想好好生活，就必須擺脫甲狀腺病毒：療癒你的甲狀腺和身體的其他部分，就是要跟 EBV 說再見。恢復你的免疫系統，就是和 EBV 說再見。要消除症狀，就要根除 EBV。

就這樣嗎？有趣的地方來了：儘管你想降低 EBV 含量並讓它失去活性，但你的目標不該是驅除體內的每一個 EBV 細胞。沒錯，你只要清除約百分之九十的病毒就行。

剩下百分之十的休眠 EBV 在你的體內會不斷提醒你的免疫系統保持警覺。正如我們在第三章〈甲狀腺病毒如何運作〉中所看到的，EBV 有六十多種。雖然你已經克服了一次病毒感染，但這並不代表著你不會再感染另一款 EBV ——這當然不會是你想要集好集滿的時候！我相信你也會同意，EBV 的麻煩碰過一次就夠了。因此，每當進入一個新的環境、開始一段新的親密關係時，都有可能會遇到各種不同的 EBV 菌株，你必須確保身體足夠強悍並準備好摧毀任何新的 EBV。而可以讓你擁有這種優勢的，就是要保留一點已經擁有的被馴服的、休眠的 EBV。

請把免疫系統想像成消防隊，隨時做好準備、熱心奉獻並能夠處理任何危害健康的問題。現在想像一下，如果消防隊從來沒有接到任何求救電話，沒有案件需要關注，然後幾年就這麼過去了。於是消防員就變得自滿而懶惰。他們會開始預期不會接到任何報案電話。他們會請假，不再好好鍛鍊，轉而把精力都放在鑽研美味的辣肉醬和炸雞料理上。

現在，如果有一天晚上，消防員在酒吧待到很晚，喝了很多酒，吃了一堆水牛城雞翅，突然被警鈴驚醒後會發生什麼事呢？首先，他們會慌慌張張、手忙腳亂地在腦子裡張羅整個流程——而這本來應該是他們眨眼間就能做出的判斷。他們對於自己被召喚去處理緊急事件仍然有點惶恐不安，所以會慢慢地將裝備和設備東拼西湊堆在一起，而這些裝備和設備本應被完美地佈置。等他們到達消防車，就會發現電池竟然長期未經使用而沒電了。當他們終於充好電，趕往火場時，卻發現水箱漏水，水管一滴水也擠不出來。但這時的火勢已經過度猛烈了。如果他們早有準備，就能及早趕到火場，撲滅火焰，拯救房子和裡面的人。

這就是你的免疫系統，你希望它處於最佳狀態，隨時準備就緒。那一小部分被擊敗的 EBV 可讓免疫系統持續鍛鍊，隨時待命，而不是每晚在電視機前吃披薩。

找到你的立足點

你不需要做任何特別的事情來保留一點休眠的 EBV 於體內。你的重點還是要放在馴服病毒上，這就是本書這部分的內容。重要的是知道背後的情況，這樣你就不會擔心在你的血液檢驗中仍然會出現那些過去感染過的 EBV 抗體。當你一直在做這本書中的每件事時，體內的 EBV 就會休眠並被抗病毒措施擊敗。（如果你在血液檢驗中沒有發現抗體的話，也請別擔心；正如我們所討論的，檢驗的結果不會有多正確）。

如果需要一段時間才能恢復正常，也不要失去信心。每個人的療癒時程都不同。如果你生病的時間不長，可能只要三週就可以恢復正常。如果你的病程較長，就可能要等三個月、六個月，甚至幾年才能完全恢復正常。

在這段期間，你會感覺越來越好，某些症狀會完全遠離你，而其他症狀則會再持續一段時間，這樣你就能感受到自己的進步。即使有時是進兩步退一步，也要記得，這是療癒的自然過程：當你攀登岩壁時，並非總是向上、向上、向上。有時候你需要向旁邊移動一下或向下一點，才能找到正確的立足點，讓你踏上通往頂峰的道路。可以找一位富有同理心的專業人士或醫師，讓他們清楚你的計畫。

如果你已經病了三十年，而且你知道你還有很多療癒的工作要做，請不要氣餒。光是發現這本書中的資訊就已經等於讓自己踏上了向上的道路。當你繼續前進的時候，請偶爾花一點時間，回顧過去，數數自己的進步。

當你以自然的方式改善健康，並使用正確的食物和健康的做法來建立你的免疫系統時，甲狀腺就會隨著 EBV 的消退而開始自行改善。更棒的是，身體的其他部分也會有所改善。包括你的肝臟、淋巴系統、神經、血液循環等等，在妥當的溫柔關懷和照顧下，你就可以重建身體，重拾生命。

你的療癒時間

有鑒於檢驗的結果無法帶來清楚的結論，你或許仍然不確定自己是否帶有甲狀腺病毒。好消息是，多多幫助保護甲狀腺一定是沒有壞處的。無論結果是 EBV 針對腺體而引起症狀，還是有其他原因讓你受苦，接下來的資訊都能為你的健康帶來奇蹟。排出重金屬和其他毒素、清除病原體及其廢物、增強免疫系統、幫助你的甲狀腺，這些永遠都是有幫助的。許多年來，身體一直給你愛和保護，現在，該是時候讓它感受到愛的回饋了。

接下來是為了因手術或放射碘治療而失去甲狀腺的人所特別撰寫的一章，讓我們來看看如何清理你的症狀、戰勝疾病、馴服 EBV、讓你的甲狀腺重生，並藉此找回健康的自己。

第二十章

沒有甲狀腺的生活

如果你失去了甲狀腺怎麼辦？沒有甲狀腺的人經常覺得他們沒有讀甲狀腺書籍的權利，就像他們不能學習關於甲狀腺療癒的知識，只因為這些知識不再適用於他們。我在這裡要告訴你，並不是這樣的。

幾十年來，我認識了很多人，他們都認為自己的甲狀腺已經是過去的故事。他們會因為其他健康問題來找我，但是我會問：「為什麼我們不聊聊你的甲狀腺呢？」

幾乎每次，這些人都會感到震驚。有什麼好說的呢？他們認為，那個腺體已經消失了，什麼也不能做，就這樣。他們諮詢過的健康專家和專業人士一直都無法解釋一開始到底發生了什麼才導致甲狀腺出現問題；他們對於究竟是什麼讓他們失去了自己的一部分也一直都沒有答案。這些人甚至連「考慮」談論他們的甲狀腺都不敢想像，更別提這樣做有可能會改善他們的健康。

當我們聊得越來越多的時候，他們發現了在他們體內到底發生了什麼，導致甲狀腺結節、囊腫、癌症或者甲狀腺功能亢進，最終使得醫師想要移除或者「殺掉」這個腺體。他們意識到，即使沒有甲狀腺，甲狀腺病毒仍然可能活躍並引起症狀，因為 EBV 也存在於身體的其他部位。不僅如此，他們還發現他們的甲狀腺仍然具有意義。甲狀腺仍然是他們身體中具有潛力的一部分。

如果你的甲狀腺已經被全部或部分切除，或者你已經接受了放射碘治療來破壞甲狀腺，不要覺得自己被排除在外，好像你沒有辦法重拾健康。

首先，有一個重要的細節需要被記住：被標籤為「甲狀腺機能低下症狀」的症狀幾乎都是病毒引起的，與缺乏甲狀腺荷爾蒙無關。因此，當你身上的 EBV 撤退時，症狀也會消失——即使你沒有甲狀腺。

你需要的第二個關鍵資訊是：你的身體仍然相信你的整個甲狀腺都還在。

就像這樣：如果你的房子被搶，它仍然屹立不倒。牆壁還在，你的家還在。你的甲狀腺也是一樣。當你的甲狀腺有一部分被移除時，它的纖維仍然殘留著；那些「牆壁」仍在。你的身體仍然認為你有甲狀腺。

當你的房子被推倒時——當甲狀腺手術更具侵略性時，或者當放射碘殺死組織時——你仍然擁有房子的地基。你可以在你所擁有的基礎上進行建設。

即使地基被挖掉，家的精神依然存在。你仍然有地址；你仍然可以收發郵件——就像身體仍然可以運作，彷彿甲狀腺還在一樣，即使它的全部或部分已經消失了。

你必須有意識地與這個事實相連結，因為這是你的身體幫助你生存、適應和療癒的方式。這意味著你的內分泌系統的其他部分會按照它的本意工作，處於平衡狀態，並繼續支持甲狀腺。

為什麼甲狀腺不在了，你的身體卻還會繼續支持它呢？因為即使你被告知你的手術完全切除了甲狀腺，或者你的放射碘治療完全殺死了甲狀腺，在絕大多數時候，你仍然擁有尚具功能的甲狀腺組織。許多被告知甲狀腺已經完全消失的人，其實還有百分之三十到百分之四十的甲狀腺組織。即使你的甲狀腺組織只剩下百分之一，它仍然可以產生少量的甲狀腺荷爾蒙 T4 和 T3，這些荷爾蒙對療癒很有幫助，還有尚未發現的甲狀腺荷爾蒙 R5 和 R6，這些荷爾蒙會發出甲狀腺的無線電頻率，促進全身的平衡。除此之外，就像我們在第四章所看到的，你的腎上腺也會產生自己特製的混合類固醇，以取代任何短缺的甲狀腺荷爾蒙。

無論你剩下的甲狀腺組織是多是少，它都在為你工作。對你來說，它甚至可能比那些因長期感染甲狀腺病毒而造成大量疤痕的人更好用，因為這些人的整個甲狀腺可能只能完成百分之四十的工作。當你缺少甲狀腺組織時，你剩下仍然存活的甲狀腺組織就會加強它的功能。細胞會學習適應，變得更強壯，並承擔更多的責任，保護自己免受未來 EBV 的攻擊，因為它們的數量是有限的。它們會與甲狀腺的自身的專屬免疫系統溝通，向這些特殊的淋巴細胞發送類似無線電頻率的特殊訊號，指示它們需要額外的保護。

如果你接受過放射碘治療，你可以用療癒食物來螯合這種物質。在日常飲食中加入少量甚至微量的大西洋紅藻和螺旋藻對於慢慢清除甲狀腺中的放射碘尤其有幫助，能以平衡穩定的方式讓腺體恢復生機，而這些食物也不會讓腺體過度活躍。紅藻類和螺旋藻中有益的生物活性碘可以和殘留的放射性同位素結合，將其從甲狀腺中排出，同時也排出因日常污染源接觸而進入甲狀腺或身體其他部位的舊的、不需要的輻射。這些微量碘也對甲狀腺整體有好處。（關於碘的更多資訊，請參閱下一章。）同時採用其他抗輻射食物來協助這些食物是最有效的，在第二十二章〈強效的食物、草藥和療癒補充品〉中就能找到它們。還有更多有益的食物，都可以在我的另一本書《改變生命的食物》裡找到。

有了適當的照護，你的甲狀腺組織可以再生，讓你的甲狀腺功能慢慢地得到改善。所以，當你讀了這本書的這部分時，要知道這一切也適用於你。要清楚的了解，你的甲狀腺就在那裡，為你努力工作，讓你想要保護和培養它。如此就能走上療癒之路。

第二十一章

常見的誤解和應避免的事項

正如你在第二部「阻礙你的重大錯誤」中所看到的，保護你的健康很大程度上是要知道什麼是「不」該言聽計從。為了預防慢性疾病，並讓人們從慢性疾病中恢復健康，醫療健康的主管機關們提出了許多關於如何減輕症狀的觀點。可悲的是，其中的絕大多數，運氣好的話只會讓人浪費精神時間，最壞的情況則是可能讓你病得更重。

如果你遵循了所有的甲狀腺健康建議，你的生活就會像迷宮一樣，一下轉這，一下轉那，走遍一個又一個死巷，從來看不清你要去的方向。這不僅令人精疲力竭、心灰意冷，也浪費了你本來可以用來療癒的寶貴時間。

把這一章當成是橘色的三角錐和警戒膠帶吧，把那些死巷都封住。當你知道該避免什麼時，你就能從迷宮裡找到出路。

對碘的疑慮

許多人會擔心碘與甲狀腺機能不足及橋本氏甲狀腺炎的關連。要了解碘對於甲狀腺功能不全及發炎的人是有益還是有害，我們就必須先從甲狀腺問題還沒被發現的病因：EBV 的角度來思考。

碘是一種殺菌劑，能有效殺死病毒和細菌。你可能已經使用過，或聽說過它被用來當作清潔傷口和預防感染的殺菌劑。當高品質的碘透過飲食或補充品進入人體後，也能發揮同樣的殺菌功能。這也代表缺碘的人會更容易受到細菌和病毒的感染。所以，如果你的甲狀腺感染了 EBV，導致甲狀腺功能低下及橋本氏症，你不會想要缺碘，因為這可能會更容易感染 EBV，等同於更容易感染甲狀腺疾病。

為什麼有這麼多關於碘和甲狀腺的疑惑呢？因為當碘達到甲狀腺時，它會加速殺死病毒細胞，從而暫時升高發炎。對於那些 EBV 只會引起輕度甲狀腺功能低下的患者來說，服用碘通常會有很好的效果，這是有益的，因為碘可以在病毒進展到引起橋本氏症之前幫助消滅病毒。另一方面，對於患有嚴重甲狀腺炎（EBV 感染了甲狀腺）的人來說，一次服用過多的碘可能會讓人難以適應，因為碘會快速殺死大量病毒細胞，以至於發炎反應會相當嚴重，讓人很不舒服。

這種發炎常常被誤認為是自體免疫反應。常見的顧慮則是，以為碘會造成甲狀腺荷爾蒙過度分泌，而身體會將這些荷爾蒙視為外來入侵者，促使免疫系統攻擊甲狀腺。這種理論是不正確的。它遺漏了一個最重要的因素，即橋本氏症就是病毒感染的結果。

對甲狀腺功能低下症患者來說，很重要的療癒關鍵之一就是要不能缺碘。避免缺碘也有助於預防甲狀腺癌、乳癌、腦癌、肺癌、肝癌、口腔癌、胰臟癌以及口腔和顎部癌症等等。由於大多數的癌症都是由病原體引起的，因此碘是你的盟友，因為它能殺死這些病原體具有殺菌的功能。碘參與超過五千種身體的化學功能（而幾乎所有的這些功能都尚沒被醫學科學研究發現），因此碘對甲狀腺和免疫系統都是重要的支援。

如果你是一位醫師或專業人員，千萬不要因為我們生活在現代社會，就假設向你求助的人並不缺碘。身為注重健康的專業人士，你自己很可能會確保飲食的營養豐富，包括一些天然的碘來源，而且你很可能也會運用一些技巧來避免壓力侵擾生活，但這並不代表其他人不會每天飲用汽水、能量飲料、糖果棒、甜甜圈和白麵包，同時還要應付過多的壓力。經常攝取碳酸飲料、咖啡、玉米糖漿、精製麵粉以及持續過量的腎上腺素，會剝奪人體內珍貴的微量礦物質，例如碘。甚至可以在出生時就繼承碘的缺乏症。

碘鹽的發明並沒有消除對碘的缺乏。添加到某些食鹽中的碘對你的甲狀腺和免疫系統只有部分作用，甚至可能永遠無法到達你的甲狀腺。就像我們不會把吃加鹽的白麵包當作是營養保護一樣，我們也不能依靠灑在劣質食物上的廉價「強化鹽」來解決問題。使用加碘鹽作為你的碘來源，就好像只購買一千元的汽車保險：一千元在車子出事的時候多半也不夠修整的開銷，就像碘鹽中的碘也無法在健康危機中提供什麼幫助。

全世界對碘的需求和過去大不相同。大量人口的免疫系統功能低下，讓我們再也無法逃避缺碘的問題。今天的我們生活在和過去完全不同的病菌環境中——變種的細菌和病毒，例如鏈球菌和 EBV，以及金黃葡萄球菌之類的超級病菌——伴隨著毒素的轟炸，有時還要加上比山還大的壓力。此外，輻射的影響也越來越多。即使是牙科照 X 光的輻射或手機的輻射，也足以耗盡我們的碘儲備。為此，我們的免疫系統需要比以前更加強健，也因為這樣，身體消耗碘的速度也比以往任何時候都要快。在大多數情況下，如果我們體內的碘含量只是比以前多一點的話是不夠的。由於這些需求的增加及其對身體的影響，比起一九五〇、六〇或甚至七〇年代時，現今的碘缺乏對健康的影響更為嚴重。

雖然血液檢測有時可以檢測出血液中微量的碘，但它非常難以捉摸，所以檢測並不完全可靠。一個快速的線索是指甲的顏色。如果指甲的顏色不健康，很可能是因為你缺乏碘。缺碘的一些真實症狀包括慢性尿道感染、慢性鼻竇感染、青春痘、幽門螺旋桿菌感染、潰瘍、癤腫、容易感冒、支氣管炎、肺炎、扁桃腺炎和咽喉炎。缺碘也會造成許多免疫力下降的細微症狀，例如：唇皰疹、口腔潰瘍、針眼、眼睛癢、耳朵癢、過敏、鼻涕倒流、喉嚨痛、慢性咳嗽、痔瘡、甲溝炎、灰指甲，以及割傷或抓傷感染。現在比過去更需要給予免疫系統它所需的支持。

不一定要用碘的補充品。大西洋海域的藻類，例如紅皮藻類、昆布和墨角藻中的碘，對增強免疫系統和對抗甲狀腺感染都很有幫助。也可以選擇螺旋藻、綠葉蔬菜（包括羊齒菜、芝麻菜、菠菜、蘿蔓菜、紅葉萵苣和奶油萵苣）、洋蔥、芽菜、菜苗、歐芹和蒲公英。如果你想知道自己是否適合補充碘以及哪種碘最好，請與你的醫師討論專為內服設計的高品質初生碘使用。由於它是一種微量礦物質，不需要大量使用，所以不要過度補充它。特別是如果你的甲狀腺炎已經到了後期，在生活中慢慢引入碘，這樣你就不會被連甲狀腺專家都還不知道的病毒死亡時引發的症狀所淹沒。此外，請記住，無論如何攝取碘，鋅都能為生活帶來活力。鋅可同步啟動碘，使其功能「開啟」，並讓它更具生物活性和生物可用性，以便身體使用。當你缺鋅時，身體會無法留住碘，而且碘會很快離開，因此即使攝取大量的碘，也會失去碘的療癒功效。另一方面，當攝取足夠的鋅時，它可以讓身體吸收你所攝取的碘，並留住它，讓它為你服務。

對鋅的疑慮

有人擔心服用鋅的補充品會消耗你體內所有的銅，請不要讓這個誤解阻礙你。正如你在第二章〈甲狀腺病毒誘發因子〉中所看到的，缺鋅是所有病毒感染問題（如橋本氏症）的誘因之一。現在全世界都缺鋅，這讓 EBV 有機會在人群中占據優勢。當你個人缺鋅時，你就更容易出現我們在這本書中所提到的症狀和狀況。當你服用正確的鋅補充品，也就是液態硫酸鋅時，你不需要擔心銅會流失。這種鋅不會移除有助於你健康的重要微量礦物質銅，它只會移除任何有毒的銅，而這兩者之間有很大的差異。事實上，即使使用品質稍低的鋅補充品，你也不必擔心銅會流失，因為微量礦物質銅是最容易被吸收的礦物質之一，而且可以從日常食物中取得，所以我們都含有大量的礦物質銅，能夠快速補充，不會有缺乏的風險。一般人身上有毒的銅含量也很高，所以如果品質稍低的鋅補充品能幫你清除銅的毒性，那就是幫了一個大忙。當然，最好還是選擇高品質、不含防腐劑的液態硫酸鋅。

最近有另一個關於鋅的趨勢逐漸流行起來。這個趨勢聲稱，如果你能嚐出鋅補充品中的鋅的味道，就表示你不再需要鋅了。這並不正確。如果你已經服用了幾個星期或幾個月的鋅，突然間你開始嚐到鋅的味道，這並不表示你突然間不需要鋅了。或者，如果你的喉嚨發痛，想嘗試一下鋅是否對你有幫助，但因為鋅的味道很重，所以你決定你不需要鋅，那麼就會喪失提早結束症狀的機會。在因為細菌或病毒感染而導致喉嚨不適的情況下，補充一些液態硫酸鋅補充品，可能會能讓你從痛苦中走出來，早日恢復。也有許多因素會影響鋅在特定時刻的味道，包括處方藥、數十種食物、飲料及其組合。例如，喝了加檸檬和蜂蜜的花草茶後，至少在四到六小時內，鋅的味道會被強化。喝咖啡則相反，咖啡的苦味會壓制味蕾，降低味蕾對鋅的敏感度。因此，是否能品嚐到鋅的味道，並不能判斷是否缺鋅。更好的判斷方法是觀察你是否有甲狀腺問題或其他慢性症狀或疾病。鋅的缺乏症非常普遍。和碘一樣，鋅的缺乏甚至可以在出生時就遺傳。

如今已經難以從食物中攝取足夠的鋅。即使是最好的有機農場，土壤中也往往缺少這種礦物質，部分原因是從天上落下的有毒重金屬含量過高，改變了土壤的 pH 值平衡，消耗了土壤中的微生物，並與土壤中的微量礦物質（如鋅）產生負面反應。這表示雖然南瓜子（因含鋅量高而備受讚譽）以及第二十二章中提到的某些含鋅量高的食物可以幫助你，但如果你正在面對某種症狀或病症，補充高品質的液態硫酸鋅更可以幫助你提高免疫力。請向醫師諮詢適合你的劑量。請記得：對鋅的恐懼只會妨礙你的療癒。

對「致甲狀腺腫因子」的恐懼

十字花科蔬菜，如甘藍、白花椰、綠花椰、高麗菜、羽衣甘藍等，近來名聲不佳。桃、梨、草莓和菠菜等其他完全無害的食物也是如此。不要相信這些含有所謂的「致甲狀腺腫因子」的食物對甲狀腺有害的謠傳。「致甲狀腺腫因子」的概念，也就是引起甲狀腺腫的化合物，已經被誇大過頭了。首先，這些食物所含的致甲狀腺腫因子不足以構成健康問題。其次，這些食物中的致甲狀腺腫因子與植化素和胺基酸結合後，可阻止致甲狀腺腫因子造成傷害。即使你一天吃掉一百磅的綠花椰（但這是不可能的），致甲狀腺腫因子仍然不會對你的健康造成問題。

實際上你的甲狀腺依賴這些食物。它們含有甲狀腺最需要的一些營養素，這就是為什麼十字花科蔬菜在下一章會得到特別的關注。因此，不要在意這種致甲狀腺腫因子食物的流行說法，否則你會錯過一個重要的療癒機會。

該避開什麼

不管你的奉行什麼飲食法，高蛋白、素食還是其他，當你面臨甲狀腺問題時，最好從飲食中去除雞蛋、乳製品、麩質、菜籽油／芥花油、大豆、玉米和豬肉。這並不是說這些食物會導致發炎，也就是你可能聽說過的理論。相反的，這些食物會滋養 EBV ——甲狀腺病毒，然後 EBV 會引起發炎。如果你的飲食中含有這些食物，病毒就會繼續生長繁殖，這代表你的甲狀腺和病毒症狀會繼續存在。在醫療靈媒系列的前兩本書中，你可以找到更多關於這些食物會對慢性症狀或疾病患者造成問題的資訊。

蛋

你知道煎蛋有多美味嗎？ EBV 也這麼覺得。談到 EBV，雞蛋是最應該被避免的食物，因為雞蛋是病毒的頭號食物來源。如果你在培養皿中打碎一個雞蛋，然後引入活躍的 EBV 細胞，病毒會迅速增殖。即使是有機雞蛋、放山雞蛋也沒有比較好，如果你感染了 EBV，它們仍然有害。不要被標籤所迷惑，有些標籤聲稱雞蛋不含荷爾蒙，那只表示它們不含額外的荷爾蒙，卻仍然充滿 EBV 喜愛的天然荷爾蒙。如果某人處於病毒的第一階段，只要再吃一個煎蛋卷或炒蛋，EBV 就會進入第二階段的全面性單核細胞增多症。在病毒的任何階段都是如此——在任何特定時間，任何人都可能只差一個雞蛋，就會讓 EBV 的攻擊進入下個階段。聽著，我知道雞蛋有多麼誘人，有多少消息來源會告訴你它們是完美的食物。再次重申，這與任何飲食的信仰系統無關。我不是反對雞蛋；雞蛋的營養確實對某些人很有效。只是，當你在處理任何甲狀腺狀況或其他病毒問題時，雞蛋的壞處會比好處多，而且它們會與你在試圖療癒時所採取的所有其他步驟都相抵觸。當你想要放縱自己時，請提醒自己，雞蛋是造成 EBV 在人群中如此強大和廣泛傳染的原因之一。當你正在努力恢復健康時，請遠離它們。

起司

乳製品蛋白質是 EBV 第二喜歡的東西。如果你正面臨我們在這本書中提到的症狀或病症，在努力恢復健康的同時，最好避免所有乳製品。這包括乳酪、牛奶、奶油、優格、鮮奶油、克非爾、無水奶油——你懂的。我希望事實是剛好相反的，因為我知道乳製品有多有趣。我希望我能告訴你，在起司披薩上放上煎蛋是對你的甲狀腺最好的食物。但我更希望的是你的療癒。我的工作是支持你，所以我必須告訴你真相，那就是如果你想從 EBV 和甲狀腺疾病中療癒，即使是來自最幸福的牧場飼養的草飼牛產出的最好的奶製品，也會拖你的後腿。

麩質

幸運的是，人們逐漸意識到麩質對於那些有慢性健康問題的人來說是一種有問題的食物。與幾年前相比，現在有更多不含麩質的產品和食譜可供使用，而且說當你不吃小麥類的食物時，也不再顯得那麼孤單了。麩質從菜單和食材清單上消失的原因，並不是因為大家都了解麩質的問題所在。相反的，許多醫師和病人都發現，在飲食中剔除小麥的生活可以明顯著改善人們的健康。

當你有本書所提到的慢性問題時，避免食用小麥麩質的原因，並不是因為麩質含有黴菌毒素，或是像外面的理論所說，麩質只是一種發炎性食物。而是因為，如同許多這個清單上的食物，麩質會助長病原體，包括 EBV。（如果是從基改的小麥來的麩質就更糟糕了）。當你感染了 EBV 並吃一塊麵包，EBV 就會瘋狂進食，在過程中釋放出神經毒素的廢料，並引發刺癢和麻木、頭痛、偏頭痛、疲勞、腦霧、眼花、疼痛和情緒不穩等症狀。剔除麩質是餓死 EBV 的其中一步，這就是為什麼當你避開麩質時，就會發現許多健康上的改善。

菜籽油／芥花油

這是另一種症狀的誘因，特別麻煩的是，它經常被當成健康食品。你可能聽過油菜籽對健康有益的說法。要知道，如果你有 EBV，油菜籽會對你不利。你不僅應該從自己的廚房中杜絕使用油菜籽。你在外面用餐時也要小心，確保你的食物不是用芥花籽油或芥花籽混合油烹調的。也要檢查包裝食品的標籤，將含有芥花籽的食品留在架子上。否則，你的免疫系統、器官和以及其內膜都有可能受損，同時助長 EBV。

玉米

在早期，玉米是我們的朋友。它是健康、美妙的營養來源。然後，在一九三〇年代末和一九四〇年代，玉米作物上殺蟲劑、除草劑和殺菌劑的使用以驚人的速度成長。正如你在這本書中所讀到的，這些化學物質是 EBV 的燃料，所以當人們食用這些含有 DDT 等有毒物質的玉米時，就開始滋養了 EBV。當玉米繼續被大量這些化學物質處理時，EBV 就將玉米本身與這些毒素視為同類，因為它們一直都會一起出現。

這種情況持續了數十年，傳統種植的玉米一直餵養著 EBV，然後，基改玉米就出現了。這時玉米帶來的麻煩才要真正開始，基因改造以符合病毒的方式改變玉米。目前，不幸的是，即使是使用非基改種子所種植的有機玉米也很可能受到污染，仍然可能引發健康問題。

你不需要害怕玉米。當玉米和以玉米油、玉米粉等製成的菜肴出現在你面前時，你只要保持警覺，並考慮自己的症狀和狀況就可以了。盡可能避免各種形式的玉米，總是對普通玉米說「不」，並避免使用檸檬酸、高果糖玉米糖漿和穀醇（植物酊中常見的防腐劑）等可疑成分。當你沒有生病時，也可以享用有機玉米，不過請少吃。如果你願意的話，你可以把它和第二十二章中的一些療癒食物一起吃，來抵消任何不良的影響。

大豆

大豆在過去也是一種相對健康的食物，但不如玉米那麼健康，雖然它仍有許多好處。再一次地，過度使用殺蟲劑和除草劑，加上基因改造，使得大豆作物變得不穩定。今天的大豆已經不是昨日的大豆了。它已經變成了餵養病原菌的副產品。雖然大豆通常不會像玉米那樣大規模地餵養病毒和細菌，但它還是保有這個潛力。

大豆的主要問題之一是其脂肪含量相對較高，其中又隱含 GMO 資訊以及高濃度的殺蟲劑和除草劑。你想找的是有機、非基因改造的大豆，但這也不能保證它是純淨的。如果你喜歡吃大豆，盡量不要讓它充斥你的飲食，應該要少吃。盡可能選擇發芽的大豆，它的脂肪含量較低，因此有毒化學物質的濃度也較低。

豬肉

豬肉製品的問題之一是，即使是「瘦肉」或「白肉」，脂肪含量也比其他動物製品高。另一個問題是豬肉所含脂肪的種類。儘管它看起來像是典型的動物脂肪，但事實上，它在餐後從血液中消散的時間比起其他要長幾個小時——通常是十二到十六個小時，而其他動物脂肪所需時間則是三到六個小時。由於豬肉脂肪離開血液需要的時間較長，如果你晚餐吃了香腸披薩，第二天早上又吃了培根，在早餐給你新的脂肪前，前一天晚上的豬肉脂肪根本沒有機會離開你的血液。這表示你的血液沒有機會在兩餐之間進行氧合作用。其他脂肪來源，像是其他動物蛋白質，在晚餐和早餐之間的時間至少還夠讓你的身體休息一下。

氧合作用非常重要。當你正在處理甲狀腺疾病或其他健康問題時，你不會希望血液中的脂肪含量過高，尤其不希望長時間如此。你的血液中脂肪含量越高，血液中的含氧量就越低，而氧氣可以幫助你殺死細菌和病毒，像是 EBV。較高的脂肪和較少的氧氣會讓 EBV 和它的病原體表親們有更多的機會在你的體內茁壯成長。較低的脂肪和較多的氧氣代表身體會有較強的能力對抗 EBV。

豬肉脂肪也會對肝臟造成負擔，使體內的重金屬、殺蟲劑、EBV 細胞或病毒廢物幾乎無法排出體外。相反地，這些毒素會被你的器官重新吸收，進而妨礙身體機能，例如讓肝臟轉換甲狀腺荷爾蒙的功能受阻。

如果你想給你的身體最好的休養機會，在你療癒的過程中，請遠離培根、香腸、火腿、豬皮、烤豬肉、排骨、豬排、豬柳、肉燥、加工豬肉製品和豬油——儘管它們可能很美味。

每天進步一點

我知道在努力療癒的同時，捨棄某些能為你帶來慰藉的食物可能會讓人覺得無所適從。請記住，你不一定馬上就要完全不吃火腿起司三明治（或其他食物）。可以一點一滴地，慢慢減少有問題的食物。也可以將你想要避免的食物清單貼在冰箱上，提醒自己和同住的人。也可以從第二十四章的一、兩道新料理開始，試試看沒有這些有害食物的生活會是什麼樣子。

向前邁進的最佳方法之一，就是在生活中大量加入我們在下一章中將會介紹的療癒食物，讓冰箱或餐盤中沒有多餘空間來放那些過去在你的飲食中比較常見的食物。我見過很多人因為專注於這些好食物而獲得很多樂趣，以至於對於捨棄過去的最愛而產生的失落感消失得無影無蹤。如果你真的感到失落和渴求，你可以在我的著作《改變生命的食物》中的〈靈魂的食物〉一章中找到慰藉。

最重要的是，你要知道，在你的人生經歷這些轉變時，我就在你身邊。我百分之百相信你，百分之百地支持你。你一定能做到，而你並不孤單。

第二十二章

強效的食物、草藥和療癒補充品

你的器官和腺體需要營養。在某種程度上，我們都知道這一點。畢竟，我們經常聽到「補腦的食物」這個名詞。為了應付我們每分每秒的生活，我們的大腦需要各種燃料。

甲狀腺也需要食物。尤其是當它在跟甲狀腺病毒搏鬥數週、數月或數年之後消耗殆盡時，你的甲狀腺，也就是你身體的第二個大腦，會準備好接受營養治療，以便它能恢復健康。此外，你的神經、免疫系統、肝臟、淋巴系統、腎上腺，還有大腦，在與 EBV 搏鬥之後，都需要它們的支持。這就是本章的重點所在。本章的主要內容是提供你身體所需的工具，以殺死病毒、修復病毒所造成的傷害，以及幫助組織再生，讓你擁有最美好的明天。

你可能會問自己，我必須在一夜之間改變我的生活嗎？絕對不需要。請將本章視為你所有可以做選擇的目錄，而不是一本規則手冊。將這些療癒食物融入你的生活，就是為你創造一個可持續的生活模式。最重要的是，請以適合自己的方式前進，這樣你才不會在三天之後放棄，或是在開始之前就篤定自己無法完成任務。你絕對可以做到。請堅持下去，並以輕鬆愉快的心情面對這一切。這並不是要完全採用另一套飲食法，而是要找到最適合你個人的方法。

療癒 EBV 所面臨的挑戰之一，就是當 EBV 在身體某些部位開始消亡時，它會反擊，會嘗試發動第二輪甚至第三輪感染。這就是為什麼你在感覺身體好多了後的一段時間，還可能會出現新的症狀或新一輪的疲勞。請放心，這是療癒的自然過程，當你的生活中有越多這些療癒工具，就越有能力縮短或預防這些額外的病毒週期。

重要的是，不要把在飲食中加入這些療癒食物與工具當成一件苦差事。食物、草藥和補充品將會成為你新的好朋友。這些朋友不是那些會消耗你的損友，也不是那些為了讓你保持理智而需要避免接觸的朋友。這些食物、草藥和補充品是你的好朋友，無論發生什麼事，它們都會在你身邊照顧你。當你努力擺脫 EBV，讓甲狀腺和身體其他部位恢復健康時，這些抗病毒、抗菌、修復組織、增強免疫力、穩定荷爾蒙、增強情緒、淨化排毒、改變健康的補充品將會是你最忠實、最忠誠的支持者。它們真的能改變生命。

療癒食物

你現在已經是自己的健康專家，因此你最能評估哪些食物最適合你目前的狀況和症狀。如果你想要加入所有的食物，那就加入吧！如果你想採取更有把握、更實際的方法，請考慮挑選三種療癒食物，在第一週專心的食用它們。你可以將清單貼在冰箱上，提醒自己每天在飲食中攝取相當份量的療癒食物。下一個星期，再挑選三種療癒食物，將它們加入你的飲食清單並納入每日的飲食中。這不是一天只吃一片生菜或一片蘋果喔！為了看到改變，在生活中你要盡量確保大量的攝取這些療癒食物。

當你大量攝取這些療癒食物時，我們在前一章所提到的那些不健康的食物，很快就會從你的飲食中消失。在下一章中，我們將探討一個方式，讓你知道如何將這些食物帶入你的生活中，以獲得最大的好處。接下來的〈甲狀腺的療癒食譜〉章節將提供烹調這些療癒食物的美味方法。如果你想進一步了解這些食物具體的特性和益處，你可以在我的書《改變生命的食物》中找到更長篇幅的專題介紹以及更多的食譜。如果吃水果有益健康的想法與你所聽到的背道而馳，請參閱《醫療靈媒》中的〈水果恐懼症〉一章，將這些憂慮拋諸腦後。要知道：拒絕水果的攝取，就等於拒絕療癒的機會。

用朝鮮薊武裝你的甲狀腺

當你療癒甲狀腺病毒時，朝鮮薊是你的最佳盟友之一。朝鮮薊的嫩心含有支持和恢復甲狀腺本身的營養素，以及能與甲狀腺的頻率傳送系統溝通的植化素，這些植化素是尚未被發現的異硫氰酸鹽的亞群，它們能與我們體內的酵素和胺基酸共同作用，進入及支持我們的免疫系統和甲狀腺。這些複合物有助於甲狀腺荷爾蒙的產生，我們在前面已經討論過，只是醫學研究和科學界仍未發現這些複合物。這些異硫氰酸鹽亞群還有助於縮小結節、腫瘤和囊腫，因為它們會觸發人體細胞內的抗腫瘤荷爾蒙，甚至是觸發在許多結節、腫瘤和囊腫內的抗腫瘤荷爾蒙，讓造成這些結節、腫瘤和囊腫的 EBV 被我們的免疫系統找到。此外，這些亞群會補充甲狀腺所需的酪胺酸，酪胺酸是製造甲狀腺荷爾蒙所需的化學物質。此外，它們還能幫助肝臟排出神經毒素、皮膚毒素和致病四因子。

朝鮮薊的葉子，也就是你在朝鮮薊葉片底部啃下來的「肉」，猶如甲狀腺的盔甲。這是因為朝鮮薊葉的可食用部分（嚴格來說是苞片）含有生物鹼化合物，可傳送訊息給免疫系統的特定部分，以保護你的甲狀腺免受 EBV 等入侵者的侵襲。當 EBV 已存在於甲狀腺時，朝鮮薊的營養就會發揮抗增生的作用，幫助減緩病毒在甲狀腺內的生長。讓朝鮮薊融入你的生活，就等於賦予你稚嫩珍貴的甲狀腺自己專用的保護罩。

有關如何準備朝鮮薊並將它融入你的日常飲食中，請參閱第二十四章中的食譜。請注意，有些罐裝、甚至是冷凍的朝鮮薊心通常含有檸檬酸，這是一種來自玉米的刺激物，因此應該在食用前先浸泡飲用水過夜，以去除這種刺激物。

你的其他食物盟友

當你將朝鮮薊與這份清單中的食物結合時，就能為你的身體提供令人驚喜的修復工具包。

- **蘆薈**：新鮮蘆薈葉的果肉是一種絕佳的抗病毒劑，它也能將血液和身體中的毒素排出，特別能幫助肝臟清除殺蟲劑等毒素。蘆薈能支持腎上腺，並幫助甲狀腺排出輻射。
- **蘋果**：對甲狀腺有消炎作用，因為它們會餓死 EBV。當它們的果膠進入消化系統時，會釋放出與 EBV 結合的植化素以遮蔽病毒細胞，使病毒無法覓食和增殖。
- **芝麻葉（非韓國芝麻葉）**：減少甲狀腺結節、腫瘤和囊腫（包括癌症和良性），並有助於預防 EBV 相關的甲狀腺癌。芝麻菜的植化素會進入甲狀腺，使甲狀腺組織恢復活力，同時減少甲狀腺的疤痕組織。這些複合物還能將舊的甲狀腺藥物從肝臟中排出。

- **蘆筍**：能淨化肝臟和脾臟、強化胰臟，並成為甲狀腺的強大支援者。蘆筍不只能抑制 EBV 的生長，甚至能阻止病毒發展。蘆筍皮與尖端所含的植化素可對抗病毒，幫助抑制病毒繁殖。此外，蘆筍還含有一種能緩解疼痛的生物鹼，在體內發揮類似溫和阿司匹靈的作用。可以嘗試將生蘆筍榨汁，或是蒸熟食用。
- **大西洋海藻（尤其是海藻和昆布）**：就像我們在傷口上塗碘一樣，大西洋海藻（如紅藻）中的碘成分對甲狀腺具有抗菌的作用，當碘滲透到甲狀腺內時，它會成為甲狀腺最強大的防禦機制之一，僅次於鋅。幸運的是，紅藻和其他海菜也含有一些鋅，這兩種珍貴的礦物質共同作用，可以抑制甲狀腺中的病毒感染，從而降低甲狀腺炎（甲狀腺發炎）。海藻還能保護甲狀腺抵禦輻射的影響，清除甲狀腺中的輻射，預防甲狀腺癌。
- **酪梨**：含有可保護消化道內壁，不受 EBV 的輔因子鏈球菌侵害的植化素。此外，酪梨還含有容易吸收的有益銅元素，有助於平衡 T4 和 T3 甲狀腺荷爾蒙的分泌。酪梨中的天然葡萄糖能舒緩因受病毒神經毒素刺激而敏感的神經。
- **香蕉**：提供胺基酸和正確形式的鉀，有助於修復因 EBV 的神經毒素而燃燒殆盡的神經傳導物質。此外，香蕉還具有強大的抗病毒與抗發炎特性。因為香蕉樹生長於鈣質豐富的土壤中，因此它們也是是絕佳的鈣質來源。同時，香蕉也是治療低血糖的好工具，因為它們有助於平衡血糖，不需要擔心香蕉有太多糖分的說法，事實上，香蕉的果糖是大腦重要的養分，再加上與胺基酸和礦物質結合，讓香蕉擁有改變生命的營養。
- **羅勒**：這種香草的抗病毒能力部分來自其中的植物化合物，這些化合物可以進入甲狀腺並減緩 EBV 細胞的鑽孔作用。羅勒有助於減少結節、囊腫和腫瘤，並含有抗癌化合物，有助於預防甲狀腺癌。
- **莓果**：莓果對甲狀腺有深遠的影響，特別是因為它們富含抗氧化物，可以作為一種減緩甲狀腺組織加速損傷的機制。特定的莓果也具有特定的療癒功能。例如，黑莓有助於減少結節的生長，同時強化甲狀腺組織。覆盆莓是一種極佳的全身排毒食物，富含抗氧化物，可以專門清除血液中的 EBV 副產品和其他病毒碎屑，使排毒淨化更加容易。覆盆莓也能結合並清除因病毒副產品導致肝臟負荷過大而進入腸道的雜質。（野生藍莓的功效將在清單中的另一處做單獨介紹。）

- **白花椰**：甲狀腺疾病患者通常會避免食用白花椰，因為它被貼上導致甲狀腺腫的標籤，但花椰菜其實是甲狀腺最好的朋友之一，因為它可以幫助甲狀腺對抗 EBV ，並含有微量礦物質硼，能支持整個內分泌系統。白花椰中的植物化學物質，可以防止甲狀腺因長期過度服用處方甲狀腺荷爾蒙而萎縮。
- **西洋芹**：強化腸胃的鹽酸，幫助肝臟產生膽汁以分解食物。提供對抗 EBV 的礦物鹽，強效電解質幫助中樞神經系統，同時又能穩定和支持腎上腺。芹菜能清除甲狀腺中的 EBV 毒素，促進甲狀腺荷爾蒙 T3 的製造。
- **香菜**：香菜是對抗 EBV 的奇蹟工作者。它對於與有毒的重金屬結合非常重要，如汞和鉛，這些重金屬是 EBV 的主要能量來源。此外，香菜還能與病毒的神經毒素結合，這些毒素若在體內游離，會導致刺痛、麻木、疼痛、發炎、憂鬱和焦慮症等症狀。
- **椰子**：椰子具有抗病毒和抗發炎的性質，能夠殺死 EBV 細胞並減少結節生長。它也能支持中樞神經系統免受 EBV 神經毒素的影響。可選擇椰子油、椰子奶油（非乳製品）、椰子乾（不加糖無硫的椰子乾）、椰奶和椰子水等方式食用。
- **十字花科蔬菜**：這些食物中豐富的硫化物，能有效消毒並抑制甲狀腺中的 EBV。硫具有類似鬼魅的特性，能夠滲透及充滿甲狀腺，產生煙幕效應，使病毒無法正常運作。與此同時，硫還有助於活化甲狀腺本身，這與人們普遍認為十字花科蔬菜對甲狀腺有害的觀念相反。以下是最適合納入飲食的十字花科蔬菜（其中前五種在此列表中另有單獨介紹）：白花椰、羽衣甘藍、櫻桃蘿蔔、芝麻菜、水芹、球芽甘蘭、高麗菜、綠花椰、大頭菜、芥蘭菜，青花筍和芥菜。
- **黃瓜**：強化腎上腺和腎臟，並清除血液中的 EBV 神經毒素。幫助淋巴系統補充水分，特別是頸部周圍的淋巴系統（甲狀腺在此區域擁有自己的免疫系統，其中包含專門對抗和尋找 EBV 的淋巴細胞），讓甲狀腺得到更好的淨化排毒。黃瓜中的活水可以減緩甚至阻止新的單核細胞增多症感染。

- **椰棗：**含有鉀、鎂和葡萄糖，可支持內分泌系統。椰棗有助於清除因 EBV 廢物而累積在肝臟的殘渣。還能促進腸道蠕動，幫助腸道擠壓和排出多種類型的廢物，減輕身體在療癒過程中的負擔。
- **茴香：**富含維生素 C 和其他強大的抗病毒化合物，可對抗 EBV。茴香籽含有類似阿斯匹靈的化合物，具有消腫抗炎的作用，可舒緩因 EBV 而發炎的甲狀腺，進而改善甲狀腺的荷爾蒙分泌。
- **無花果：**能夠抓住腸道中的毒素，將它們排出體外，幫助身體療癒。此外，還可清除肝臟中的殺蟲劑、舊有藥物（如甲狀腺藥物）及其他廢物，使肝臟不再成為 EBV 繁殖的理想環境。
- **大蒜：**它有抗病毒和抗菌的性質，可透過殺死病毒細胞來對抗 EBV。也可殺死 EBV 的輔因子「鏈球菌」，減少尿道炎、鼻竇感染和小腸菌叢過度增生的機會。有助於排出淋巴系統中有毒的病毒和細菌廢棄物。
- **薑：**有助於營養吸收，並能舒緩因 EBV 和過度壓力所引起的痙攣。薑含有獨特的生物可利用維生素 C，並且具有強效的抗 EBV 特性。薑的特點之一是它能舒緩神經和肌肉，幫助身體擺脫過度反應的狀態，而當 EBV 存在時很容易出現這樣的狀態。薑還能幫助甲狀腺維持穩定的內在環境，當甲狀腺功能低下時可提升其活性，而當功能亢進時則能夠鎮定它的運作。
- **火麻籽：**為甲狀腺提供微量營養素和重要胺基酸。可保護心臟免受 EBV 的生物膜副產物的傷害——這些副產物會阻塞心臟瓣膜，造成心悸。此外，它對於強化心血管系統也很有幫助，有助於保護身體其他受 EBV 影響的部位，例如眼睛（能減少飛蚊症的發生）。
- **羽衣甘藍：**含有特定的生物鹼，能夠抵抗如 EBV 這類的病毒。其植化素可以進入甲狀腺，在病毒占據腺體的早期階段，殺死開始在內部發展的 EBV。
- **檸檬與萊姆：**透過提高胃中的消化鹽酸數量（好的酸）來增加消化機能。能夠調整腸道黏膜、淨化肝臟，並幫助補充鈣質，防止 EBV 在全身形成結節時消耗體內的鈣儲備。此外，檸檬與萊姆能夠平衡血液中的鈉含量，使電解質得以活化，進而改善因 EBV 神經毒素導致腦霧與其他神經性症狀而受阻的神經傳導活動。

- **萵苣（特別是奶油萵苣與蘿蔓）**：促進腸道蠕動，幫助清除肝臟與淋巴系統中的 EBV。具有淨化血液與促進血液生成的作用。含有微量礦物鹽，支持腎上腺功能，也是支持甲狀腺健康。
- **芒果**：富含大量類胡蘿蔔素，有助於修復脾臟與肝臟、滋養大腦，並清除淋巴系統中的 EBV 廢棄毒素。此外，芒果還提供具有生物活性的鎂和葡萄糖，有助於舒緩神經，改善因 EBV 引起的睡眠問題。
- **楓糖漿**：含有數十種微量礦物質，可強化大腦與整個神經系統，保護它們免受重金屬損害及 EBV 神經毒素所造成的氧化作用。此外，楓糖漿還能幫助肝臟和大腦建立肝醣原儲存庫，以平衡血糖，維持腎上腺的強壯與穩定，從而支援甲狀腺。
- **堅果（特別是核桃、巴西堅果、杏仁和腰果）**：富含鋅、硒和錳等微量礦物質，支持甲狀腺健康。例如，核桃含有抗病毒和抗菌植化素，能夠抑制 EBV 在肝臟、脾臟和甲狀腺中的繁殖。
- **洋蔥與青蔥**：這些食物富含硫，能擾亂並削弱 EBV，同時滋養甲狀腺，是另一種極佳的抗病毒來源。就像十字花科蔬菜一樣，洋蔥與青蔥的辛辣特性正是它們的價值所在。洋蔥是對抗 EBV 的一大利器，也是一種強效的抗病毒劑。
- **柳橙和柑橘**：和檸檬、萊姆一樣，柑橘類水果是豐富的鈣質來源，當你的身體需要這種礦物質來阻止 EBV 對甲狀腺造成損害時，它們就顯得特別重要。柑橘是最佳大量生物可利用鈣的來源，能防止你的身體從骨骼中的鈣儲備提取鈣質。柳橙和柑橘所含的維生素 C 也是對抗 EBV 的利器，可幫助肝臟從 EBV 造成的損害中恢復，並清除器官中的脂肪和 EBV 殘渣，進而有助於減重。
- **木瓜**：能修復因神經毒素而受損的中樞神經系統，並強化和重建腸胃中的鹽酸。木瓜含有的維生素 C 是對抗 EBV 的祕密武器，同時有助於淨化和修復肝臟。木瓜含有的植化素為果肉帶來鮮豔的紅橙色，這些物質能幫助將更多陽光導入甲狀腺內部。這種額外的陽光吸收能抑制 EBV 的生長，並減緩它鑽入甲狀腺的能力。此外，木瓜還有助於防止甲狀腺萎縮。

- **歐芹（巴西里）**：能去除體內過量的銅與鋁，這些重金屬會滋養 EBV，進而導致皮膚問題。透過滋養和恢復甲狀腺，促進甲狀腺荷爾蒙 T3 的製造。
- **西洋梨**：能活化和滋養肝臟，同時淨化和清除器官中的農藥殘留和 EBV 廢棄物。這個過程有助於修復功能遲滯的肝臟，從而幫助減重。同時，也對降低胰島素阻抗、平衡血糖和支持腎上腺健康非常有幫助。
- **石榴**：有助於排毒和淨化血液以及淋巴系統。抑制 EBV 和其他病毒；分解體內的結節、腫瘤與囊腫，包括甲狀腺在內的異常組織增生。石榴還能活化甲狀腺組織，幫助腎上腺健康，並保護和淨化副甲狀腺。
- **馬鈴薯**：馬鈴薯經常被標籤為缺乏營養的「白色」食物，但事實上，馬鈴薯是最強效的抗 EBV 食物之一。它富含離胺酸，也含有製造甲狀腺荷爾蒙所需的化學物質酪胺酸。
- **櫻桃蘿蔔**：這種抗病毒食物擁有神奇的硫化物，能夠透過「煙幕效應」抑制 EBV。有助於預防和減少罹患甲狀腺癌的風險，並清除甲狀腺中的輻射。當甲狀腺因 EBV 而消耗殆盡被擊垮時，它會渴求微量礦物質。即使土地看似貧脊，櫻桃蘿蔔也能從土地中吸收三十多種微量礦物質，這些礦物質特別對甲狀腺活化及強化有幫助。櫻桃蘿蔔也有助於預防甲狀腺萎縮。
- **生蜂蜜**：生蜂蜜是最好的補充燃料，可以滋養並活化甲狀腺。生蜂蜜中的葡萄糖和其他營養素幾乎可以能直接進入甲狀腺，為腺體提供養分。醫學界尚未完全掌握蜂蜜與甲狀腺間的共生關係。此外，生蜂蜜還含有鋅，具有抗病毒作用，能幫助對抗 EBV。
- **芝麻**：強化中樞神經系統，同時提供胺基酸，如酪胺酸和離胺酸，這些胺基酸以高生物可利用性的微量形式，容易進入甲狀腺並被甲狀腺吸收，以改善腺體功能並抑制 EBV。
- **菠菜**：創造體內鹼性環境，並為神經系統提供高度可吸收的微量營養素。能結合並清除肝臟內果凍狀且會造成難以解釋的體重增加與心悸問題的病毒廢物。此外，菠菜對於修復皮膚極為有效，特別是能改善濕疹與乾癬等疾病。
- **芽菜和微型菜苗**：富含鋅和硒，可強化免疫系統對抗 EBV，它們也含有對甲狀腺非常重要的微量營養素，有助於減少結節的生長。

- **瓜類（特別是櫛瓜和義大利麵南瓜）**：幫助穩定甲狀腺，增加甲狀腺荷爾蒙 T4 和 T3 的分泌。能修復肝臟，增強其轉化甲狀腺激素的能力。此外，它能為大腦和神經系統提供容易被吸收的葡萄糖，幫助療癒因為 EBV 而發炎的神經。
- **地瓜**：幫助肝臟淨化並排除 EBV 的副產品和毒素。幫助滋養皮膚和支持腎上腺。幫助減少 EBV 造成的纖維瘤與囊腫，包括造成多囊性卵巢症候群的卵巢囊腫。
- **百里香**：這是一種強效抗病毒藥草，在療癒各種甲狀腺疾病都非常重要。它的營養複合物會進入甲狀腺，消滅其中的 EBV，讓甲狀腺恢復正常功能。同時，這種珍貴的食物還能降低全身的病毒量，幫助舒緩多種症狀。
- **番茄**：含有獨特的維生素 C，可被淋巴系統與肝臟吸收，增強免疫系統，幫助對抗 EBV，並阻止病毒在體內自由移動。此外，這種維生素 C 也能支持甲狀腺在頸部的免疫系統。番茄在生長時，能在夜間吸收並儲存月光的頻率，與甲狀腺在白天吸收陽光的方式類似（詳見第二十五章〈甲狀腺療癒技巧〉）。因此，食用番茄能增強甲狀腺的「電波頻率」，幫助身體各個器官與腺體維持平衡與穩定。
- **薑黃**：有助於修復甲狀腺組織並促進甲狀腺再生和恢復。可對抗全身的病毒問題，發揮抗發炎的效果，因為它能擊敗 EBV 並減少體內病毒量。
- **西洋菜**：有助於阻止 EBV 在肝臟和甲狀腺造成的疤痕組織生長。清除肝臟中長期累積的藥物，例如甲狀腺藥物。解除肝臟負擔，幫助身體減輕體重。
- **野生藍莓**：幫助修復中樞神經系統，並排出肝臟中的 EBV 神經毒素。含有特別強大的抗氧化物，能修復甲狀腺組織並減少結節的生長。幫助清除腦部和肝臟中的有毒重金屬。最終，這一切都代表野生藍莓可以阻止大腦和甲狀腺萎縮。請不要將野生藍莓與體型較大的栽培藍莓混淆，野生藍莓可以在許多超市的冷凍區找到。

療癒草藥和補充品

當你看到這份清單時，我不希望你感到不知所措。我明白要在一天內攝取這麼多種補充品可能會很困難。草藥和補充品的花費可能也所費不貲，讓預算吃緊。如果你只能負擔幾種補充品，請考慮從這份清單中挑選前五種加到你的生活中。如果你的經濟狀況允許，則可以擴大範圍，選擇那些與你的健康需求相符的其他補充品。如果你對補充品較為敏感，或者習慣依靠直覺來指引自己，請仔細檢視這份清單，看看哪些適合你的需求。

我經常被問到：某種補充品的特定形式是否更有效？這真的重要嗎？是的，非常重要。市面上不同類型的補充品之間存在細微甚至到關鍵性的差異，這些差異可能會影響：你的 EBV 是否能夠迅速被消滅（如果體內有的話）；你的中樞神經系統是否能夠修復，以及修復速度有多快，以及你的甲狀腺需要多久才能痊癒？你所選擇的補充品種類可以決定療癒的速度。為了加速療癒，你需要正確種類的營養補充品。基於這些關鍵考量，我在自己的網站上（www.medicalmedium.com）提供了以下所列各種補充品的最佳形式目錄。

- **維生素 B_{12}（以腺苷鈷胺與甲基鈷胺的形式）**：攝取足夠的 B_{12} 非常重要，因為幾乎每個人都缺乏這種維生素，它能保護身體免受 EBV 神經毒素的損害。B_{12} 為中樞神經及內分泌系統提供特殊的支持與修復，並有助於強化大腦中的神經傳導物質，使其能抵禦 EBV。這種維生素還能增強免疫系統，提升心理和情緒狀態，並有助於改善甲基化問題和降低同型半胱胺酸數值。隨著時間的累積，正確形式的 B_{12} 甚至能夠逆轉 MTHFR 基因突變的診斷，因為它修復了觸發基因突變測試假陽性的身體損傷。
- **鋅（液態硫酸鋅）**：這種補充品可強化淋巴細胞、嗜鹼性粒細胞、嗜中性粒細胞、嗜酸性粒細胞、巨噬細胞和單核細胞等白血球，大幅提升免疫系統，使它們能尋找並摧毀 EBV 細胞。鋅本身也是能對付 EBV 的抗菌劑，因此服用鋅能抑制體內病毒生長，同時也能減少發炎及結節、腫瘤和囊腫（包括癌症和良性）的生長。鋅還能強化甲狀腺並穩定腎上腺。正如我們在上一章所提到的，不要擔心服用鋅會消耗體內的銅。當對抗 EBV 時，缺乏鋅會是一個很大的問題，避免攝取鋅只會阻礙療癒。

- **維生素 C**：維生素 C 可強化整個免疫系統，特別是攻擊 EBV 等病原體的殺手細胞。EBV 的目標之一，特別是在第四階段，就是消耗人體的維生素 C 含量，因此攝取足夠的維生素 C 來平衡病毒活動是很重要的。維他命 C 會破壞肝臟中的 EBV，清除積聚在肝臟中的毒素，平衡血小板的生成，並幫助修復受 EBV 神經毒素損害的中樞神經系統。此外，它還有助於減少甲狀腺結節、腫瘤和囊腫（包括癌症和良性），同時也能支持和恢復腎上腺。
- **螺旋藻（Spirulina）**：可以以粉末或膠囊形式攝取，螺旋藻是重建中樞神經系統和清除肝臟、生殖系統、腸道、甲狀腺和大腦中的汞和有毒銅等重金屬的絕佳盟友。去除這些金屬就能清除一些 EBV 最喜歡的燃料。螺旋藻可以以兩種方式幫助甲狀腺復原：（1）其重要的微量營養素可以滋養健康的甲狀腺組織，修復腺體；（2）其碘含量對甲狀腺中的 EBV 細胞有非常強效抗菌作用，可以減少病毒量，促進療癒。螺旋藻還可以減少結節、腫瘤和囊腫（包括癌症和良性）的生長。
- **貓爪藤（Cat's claw）**：貓爪草的植化素專門用來消滅所有會導致發炎的病毒和細菌，尤其是 EBV 及其輔因子鏈球菌，因此具有絕佳的消炎效果。由於它能減少 EBV 細胞，因此有助於減輕脾臟、肝臟和甲狀腺的腫大，也能消除甲狀腺和肝臟中由 EBV 引起的結節、腫瘤和囊腫（包括癌症和良性）。
- **甘草根（Licorice）**：要消滅甲狀腺、肝臟、脾臟和生殖系統中的 EBV 細胞，甘草根是很棒的選擇。甘草根不只對抑制 EBV 的單核細胞增多症階段非常有效，也是抑制 EBV 的第二和第三波攻擊的好幫手，當你開始消滅病毒時，病毒可能會轉移到身體的其他區域。甘草根是恢復腎上腺功能最強效的草藥之一，還能為腎臟提供支持，也能減少 EBV 的輔因子鏈球菌，進而降低因鏈球菌引起的腸道發炎，例如腸躁症。
- **檸檬香蜂草（Lemon balm）**：這種味道溫和令人愉悅的草本植物能有效對抗 EBV 及其輔因子鏈球菌。它的生物鹼和其他關鍵植化素能殺死和驅逐在甲狀腺、肝臟和脾臟中的病毒和細菌細胞，同時也能強化淋巴細胞，幫助免疫系統能對抗病毒。檸檬香蜂草對於 EBV 單核細胞增多症初期非常有效，但無論你處於 EBV 感染的哪個階段，檸檬香蜂草都能提升助力，抑制結節的生長。

- **左旋離胺酸（L-lysine）**：這種胺基酸能抑制並降低體內 EBV 病毒量，對整個神經系統發揮消炎作用，尤其是中樞神經系統、迷走神經和膈神經，這些神經系統會成為 EBV 神經毒素的目標。
- **白樺茸（Chaga mushroom）**：可殺死 EBV，將它從肝臟與甲狀腺中排除。同時，還能正向刺激肝臟，幫助肝臟擺脫功能停滯與遲緩狀態，並可喚醒甲狀腺，使其功能得以改善。此外，白樺茸還能強化腎上腺，並有助於分解與溶解 EBV 的生物膜副產物，這種副產物是許多莫名心悸的幕後主因。
- **5-MTHF（5- 甲基四氫葉酸）**：這種補充品對於支持受到 EBV 威脅的生殖系統健康極有幫助，它將是你的最佳盟友，能幫助身體從 EBV 引起的不孕症、多囊性卵巢症候群和子宮內膜異位症等問題中恢復。它也有助於強化內分泌和中樞神經系統、促進甲基化，以及降低同半胱胺酸數值。
- **大麥草汁粉（Barley Grass Juice Powder）**：幫助排除體內汞及其他有毒重金屬。它含有特定的生物鹼，能防止甲狀腺萎縮，同時阻檔 EBV 在甲狀腺內攝取它最喜歡的食物，例如有毒的重金屬。
- **月桂酸甘油酯（Monolaurin）**：這種抗病毒物質能降低 EBV 的病毒量，並減少如鏈球菌等輔因子。
- **液態膠體銀（Silver hydrosol）**：另一種強效抗病毒補充品，能有效降低體內 EBV 的數量，特別是在 EBV 的慢性單核細胞增多症階段，當病毒仍活躍於血液中時，膠體銀能發揮顯著作用。
- **L- 酪胺酸（L-tyrosine）**：即使甲狀腺受到 EBV 攻擊，這種胺基酸仍能滋養健康的甲狀腺組織，使腺體能繼續製造甲狀腺荷爾蒙。
- **南非醉茄（Ashwagandha）**：這種草藥確實能夠增強甲狀腺，但將它帶入生活的主要原因是盡量減少腎上腺的爆發，因為腎上腺爆發會滋生 EBV。南非醉茄可以穩定腎上腺，防止它們過度產生被恐懼觸發的荷爾蒙而助長 EBV。（如果你想對腎上腺有更透澈的了解，請參閱《醫療靈媒》。）
- **紅藻類（Red marine algae）**：這種強大的抗病毒補充品有助於清除體內

的重金屬，如汞，並減少 EBV 的數量。

- **蕁麻葉（Nettle）**：含有對血液與中樞神經系統（特別是大腦）非常重要的微量營養素，這種最優質的適應原草藥還能作為消炎劑，對感染 EBV 的器官也有消炎作用。它能讓你的身體恢復平衡，讓一切功能都能更好地運作，包括淋巴系統、肝臟和血液。
- **維生素 B 群（B-complex）**：這些是內分泌系統不可或缺的維生素，但它們真正的關鍵作用是支持中樞神經系統，因為中樞神經系統很容易受到 EBV 神經毒素的轟炸。
- **鎂（Magnesium）**：這種維持內在穩定的重要礦物質能幫助平衡甲狀腺荷爾蒙的分泌，確保甲狀腺荷爾蒙既不會分泌不足，也不會分泌過多。此外，它也有助於減輕我們在第五章中提到的神經性症狀。
- **EPA 和 DHA（二十碳五烯酸與二十二碳六烯酸）**：這些 omega-3 脂肪酸能強化內分泌系統，同時保護中樞神經系統，使其不易受到過量腎上腺素的傷害。過量腎上腺素可能來自甲狀腺問題、壓力過大，或兩者兼具。但請記住，EPA ／ DHA 只是大腦健康的一部分，儘管目前的健康趨勢把 Omega-3 當成是一切，但事實上健康的大腦主要依賴於優質碳水化合物，例如本章介紹的食物。此外，請務必選擇植物來源（非魚油）的 EPA ／ DHA。
- **墨角藻（Bladderwrack）**：這種海洋植物能為甲狀腺提供容易吸收的微量礦物質，其中的碘還能作為對付 EBV 的抗菌劑，幫助殺死病毒細胞，最終改善甲狀腺功能。它還能清除腸道中的有毒重金屬，進而抑制 EB 病毒的生長。
- **硒（Selenium）**：這種補充品雖然不會直接殺死 EBV ，但它能強化甲狀腺組織，防止病毒造成疤痕組織。此外，它還能增強免疫系統、支持中樞神經系統，並透過促進甲狀腺功能來刺激 T4 與 T3 甲狀腺荷爾蒙的生成。
- **薑黃素（Curcumin）**：薑黃中的薑黃素能強化中樞與周邊神經系統，同時發揮抗炎作用，減少因 EBV 的神經毒素所引起的神經發炎。
- **鉻（Chromium）**：這種補充品能支持腎上腺、甲狀腺與整個內分泌系統，同時幫助穩定胰臟與肝臟功能，讓身體在對抗 EBV 的過程中保持平衡。

- **維生素 D_3**：補充這種維生素有助於穩定免疫系統，防止它對 EBV 等入侵者過度反應。但請不要過量使用，正如我在《改變生命的食物》中所提到的，大量攝取維生素 D 反而無益。
- **錳（Manganese）**：這是製造甲狀腺荷爾蒙 T3 的關鍵營養素，並能支持內分泌系統中的腦下垂體。
- **接骨木莓（Elderberry）**：強化免疫系統的絕佳補充品。
- **紅花苜蓿（Red Clover）**：這種容易取得的草藥對於清潔和淨化肝臟、淋巴系統和脾臟的 EBV 神經毒素有奇效。
- **刺五加（Eleuthero，又稱西伯利亞人參）**：無論你的腎上腺現在的功能如何，這種草藥都能提供相應的支持。它能減少腎上腺素的的爆發，阻斷 EB 病毒的能量來源，也就是說，它可以幫助預防神經傳導物質受到損害導致腦霧等症狀。
- **八角（Star Anise）**：這種抗病毒的香料能幫助破壞肝臟中的 EBV。
- **銅（Copper）**：我通常不建議補充銅，因為大多數人體內的銅含量已經偏高，無論是微量礦物質形式還是有毒的重金屬形式。不過，如果你認為你的有毒銅含量較低，而且你正在進行重金屬排毒（詳見下一章），你也許能夠攝取很少量的離子銅來幫助驅逐 EBV。服用非常少劑量的優質離子銅也可以幫助鬆動和清除體內會助長病毒的有毒重金屬銅。
- **銣（Rubidium）**：補充銣元素有助於穩定甲狀腺荷爾蒙的分泌，並支持腎上腺功能。
- **假馬齒莧（Bacopa monnieri）**：這種草藥有助於甲狀腺荷爾蒙的產生，促進 T4 到 T3 的轉換。

第二十三章

九十天甲狀腺重建

當你努力讓自己恢復健康時，光是要加入前一章所提到的療癒食物和補充品就已經讓你夠忙的了。當你準備好更上一層樓時，這個排毒計畫會在這裡等著你。

這個九十天甲狀腺修復計畫完全是為你量身打造。無論你是高蛋白飲食者、無麩飲食、蛋奶素或純素者，或是沒有特定的飲食習慣或信仰，這個計畫都能融入你的生活。這個排毒計畫是殺死 EBV、恢復身體健康和修復甲狀腺的關鍵方法。

它是這樣運作的：在九十天內，請遵循本章的指引。在每一個新的月份，依照你的個人需求、資源和時間安排，從三種三十天計畫中選一種來執行。簡單地說，這是一種自由搭配的方式。

許多人可能只需要執行**方案 A（肝臟、淋巴和腸道排毒月）**，甚至可能不需要完整九十天就能感覺好轉。而有些人可能只需要連續執行**方案 B（重金屬排毒月）**九十天，以清除症狀並改善健康問題。許多人可能只需要重複選擇 B（重金屬排毒月）的全部九十天，就能清除症狀，感覺更好。對於其他長期有慢性疾病或感染較具攻擊性的 EBV 的人來說，**方案 C（甲狀腺病毒清除月）**可能是最有效的療癒方式。重點是，每個人都是不同的。

你是否想要逐步的改變？那麼你可能會想從方案 A 開始，到方案 B，最後完成方案 C。

如果你準備立即開始？那麼你可能想要跳到方案 C，然後轉換到方案 B，最後以方案 A 結束。

如果你迫切希望看到健康的大幅變化，那麼可以選擇重複方案 C 來完成整個九十天，甚至是或更長的時間。

一步一步慢慢調整腳步即可。寫下「要增加攝取」清單上的食物和「避免食用」清單上的食物，這樣當面對食物選擇時，就不會感到不知所措。如果你的生活非常忙碌，無法每天完全遵循規範，也請不要氣餒，那就盡你所能即可。舉例來說，如果你經常需要整天在外奔波，可以在早晨準備好飲品，裝在保冷袋中帶著走。或者在上班前喝完能喝的部分，然後晚上回家後再補充其他的飲品。當你出外旅行時，可以考慮攜帶旅行用的調理機，也可以在行李中放一些檸檬，以備不時之需。最理想的情況是，在一天結束前把每樣東西全數吃進肚子裡。但如果某天沒有完全做到，這也不會危害整個療癒的過程，請不要因此責怪自己，重新規劃適合你的策略，並以慈悲心引導自己回到正軌。

每個新的月份，可以檢視一下自己的狀態。你原本計畫要提升到方案C，但你覺得自己還沒準備好嗎？你原本打算降低到方案A，但你感覺狀態太好了，不想停下來嗎？在這兩種情況下，都可以選擇重複上一個讓你感到舒適的月份。到下個月時再看看自己的狀態，重新評估。

在這九十天結束時，你可能會發現自己受到激勵，想要繼續下去。我聽過許多人說，他們使用醫療靈媒二十八天療癒淨化，在四週結束時感覺非常好，所有症狀都消失了，所以他們想要繼續執行。你也有這樣的選擇，如果你願意，完全可以將它延長成一百二十天的甲狀腺療癒計畫，甚至三百六十五天的甲狀腺療癒計畫。

如果你需要花一年或一年半的時間來療癒，也不要灰心氣餒，不要失去信心。即使你的症狀還會持續一段時間，療癒也會立即開始。如果甲狀腺病毒已經在你的體內活躍了很多年，或者甲狀腺病毒的變種讓你出現了特別難纏的症狀，那麼療癒就是會需要時間。請知道，我了解你的努力，請持續堅持，重新找回你的人生一定是值得的。

如果你的排毒速度很快，而且排毒症狀讓你不知所措，那麼不需要一開始就完全投入任何一種方案。相反的，你可以從方案A中選擇一個要點融入你的生活中，避免阻礙健康的食物，看看這兩個步驟執行一段時間後的效果如何。當你準備好了，就可以循序漸進地加入其他要點。

就像我說的，這一切都關乎你的需求，而不是隨便選擇一些信念系統或流行趨勢。

甲狀腺療癒絕對不是剝奪飲食或挨餓。我經常發現，當人們嘗試任何形式的淨化方法時，往往會進入節食模式或乾脆不吃東西，導致熱量不足，請不要讓這種情況發生在你身上！這不僅會讓這些好的改變更難維持，你的腎上腺也會因為飢餓而承受額外的壓力。為了在療癒過程中提供腎上腺最好的支持，請嘗試每一個半小時到兩個小時進食一次。吃健康的點心是關鍵。

請記住：這是要餓死病毒，不是餓死你自己。這是關於利用美味且富含營養的食物來滋養你的甲狀腺和身體其他部位，幫助你擺脫症狀，重獲健康。尤其是執行方案 C 時，需要做的改變最多，可能會超出你的日常習慣，這時請記住要吃飽，正餐之餘搭配補充健康的點心，並提前做好計畫，這樣你就不會在旅行或社交場合中找不到適合的食物。

當你在排毒淨化期間逐漸淘汰某些無益的食物時，若需要情緒上的支持，《改變生命的食物》中的〈靈魂的食物〉章節會很有幫助。如果你需要準備充滿活力、美味、療癒的餐點，請參閱下一章〈甲狀腺的療癒食譜〉，裡面有數十種選擇，另外也可以參考《改變生命的食物》中的五十道美味食譜。

當你閱讀接下來的每個方案時，你可能會覺得這幾個月的計畫非常簡單。但不要被它們的簡單騙了。有時候，人們會認為最簡單的做法太直接，對改善健康沒什麼作用，但事實恰恰相反。例如，**西芹汁是每種方案的核心：純汁、完全不添加任何東西的西芹汁，不摻雜任何超級食物粉或強化配方**。這是因為西芹汁本身就是一種尚未被發現的超級食物，擁有複雜的營養成分。唯有單獨的飲用西芹汁才能發揮它神奇的功效。它具有鹼化作用鹼性、富含酵素、強化電解質、修復 DNA、平衡血糖平衡、抗菌等等功能，這是邁向健康「簡單」卻不可忽視的一步。

接下來的步驟也是如此。大多數長期受症狀困擾並嘗試過各種療癒方式的人，都變得十分敏感。他們的消化系統很敏感，他們的中樞神經系統很敏感，整個身體都變得敏感。本章所介紹的技巧，既適合敏感的人，也適合身體較強壯的人，只要認真看待並適當運用，這些技巧就能發揮強大的力量。

現在，準備好迎接人生的新階段吧：療癒、成長、重生。願接下來的九十天都充滿喜悅與蛻變。

選擇 A：
肝臟、淋巴及腸道排毒月

可增加哪些攝取

以下這些滋養飲品可以融入你的日常生活，還要記得吃正餐和點心。你不能單靠這些飲品渡過每一天，請確保自己攝取足夠的食物，避免挨餓。此外，請記住，無論你的飲食習慣如何，都要確保將前一章所述的一些療癒食物和補充品納入你的日常飲食，這樣才能讓你的身體更快速且有效地恢復。

- 每天早上空腹飲用約 450 毫升的純西芹汁（請確認是新鮮現榨、不含其他成分的純西芹汁。有關製作方法的說明，請參閱下一章。如果你對西芹汁比較敏感，450 毫升對你來說太多了，可以從較少量開始，然後逐漸增加。西芹汁是一種藥用飲品，而非提供熱量的飲品，因此在喝完後仍需要吃早餐來補充上午的能量。喝完西芹汁後請至少等待至少 15 分鐘，再攝取其他食物即可。）
- 在中午或下午較早的時候，啜飲大約 450 毫升的檸檬水或萊姆水。（每 450 毫升水中擠入半顆檸檬或萊姆汁）。
- 傍晚時分，喝大約 450 毫升的檸檬水或萊姆水。
- 每天晚上，喝大約 450 毫升的蘆薈水或黃瓜汁（有關新鮮蘆薈水的做法，請參閱下一章）。如果你選擇黃瓜汁，可以飲用純黃瓜汁或加入一些歐芹（巴西里）或香菜一起榨汁飲用。如果你正在旅行，無法製作蘆薈水或黃瓜汁，可嘗試在晚上多喝一杯檸檬水來代替。

應避免的食物

- 請去除第二十一章〈常見誤解與應避免的食物〉中提到阻礙健康的食物，包括：雞蛋、乳製品（包括牛奶、奶油、優格、起司、克菲爾、酥油等）、麩質、芥花油、玉米、黃豆（大豆）和豬肉。

如何療癒

這個月的排毒計畫將幫助你的肝臟、淋巴和消化系統，同時對抗 EBV，讓你的甲狀腺能得到喘息的機會。

儘管你不一定會認為腸道健康與甲狀腺有關，但它卻是很關鍵的：當胃中鹽酸（好酸）含量過低時，有害的酸往往會趁著人們睡眠回流至食道，影響甲狀腺，抑制它的療癒。西芹汁是建立健康胃酸的最佳工具，能防止因壞菌引起的壞酸影響你的健康。

此外，芹菜汁還富含礦物鹽，具有未被發現的消毒特性，使其成為抗病毒飲品，能在體內消滅 EBV，同時對 EBV 的輔因子鏈球菌具有抗菌作用，有助於降低體內的病毒量。

補充水分也是關鍵所在。你有可能長期處於慢性脫水狀態，大部分人都是如此。當你的身體缺水時，便無法正常排出廢物，大腦的運作也會受到影響。這些新鮮蔬果汁與活水是地球上最能補充水分的飲品，**它們提供具有生命力的水分和微量礦物鹽，幫助活化細胞，並幫助清理肝臟和淋巴系統中的 EBV 及其廢物**。其中，檸檬／萊姆水還有溶解膽囊內沉積物與結石的額外好處，能促進肝臟的膽汁分泌，提高消化鹽酸的分泌量，減少導致胃食道逆流的壞酸。如果你經常忘記喝水，這些滋養飲品將為你帶來時期的恢復。如果你本來就習慣每日喝足量水，可以利用這些飲品來替代平時喝的白開水。

請記住，如果因為身體排毒速度過快，導致你感到不適，請循序漸進地調整，一步一步來進行這些改變。如果你感覺排毒很困難，或是被告知無法排毒淨化（這常常與紅斑性狼瘡或雷諾氏症候群有關），這其實通常表示你的肝臟與淋巴系統內堆積了大量病毒廢物，導致排毒功能受阻。這些累積的病毒廢物可能在醫院檢查時無法明確診斷出來，但解決這種阻塞的最佳方法就是本月的療癒計畫。這些步驟溫和，且具有高度補水的方式，能夠讓身體的過濾系統釋放空間，避免強烈的排毒不適，幫助你更順利地恢復健康。

選擇 B：
重金屬排毒月

可增加哪些攝取

同樣的。你可以將以下這些滋養飲品融入你的日常生活，並搭配正餐與點心一起食用。雖然果昔可以當能一頓正餐或點心，但是無法用來單獨維持你一天的營養攝取，請確保在飲用果昔的同時也攝取足夠的食物，以免感到飢餓。此外，請記住，無論你的飲食習慣如何，都應該確保將前一章提到的一些療癒食物與補充品納入你的日常飲食，這樣才能讓你的身體更快速且有效地療癒。

- 每天早上空腹飲用約 450 毫升的純西芹汁（請確認是新鮮現榨、不含其他成分的純西芹汁。有關製作方法的說明，請參閱下一章。如果你對西芹汁比較敏感，450 毫升對你來說太多了，可以從較少量開始，然後逐漸增加。西芹汁是一種藥用飲品，而非提供熱量的飲品，因此在喝完後仍需要吃早餐來補充上午的能量。喝完西芹汁後請至少等待至少 15 分鐘，再攝取其他食物即可。）
- 每天飲用重金屬排毒果昔（詳細食譜請見下一章分享）。重金屬排毒果昔是個很棒的早餐選擇。如果你不喜歡將所有重金屬排毒果昔的食材混合在一起喝，可以將它們分別加入一天中的不同餐點中。若你不喜歡螺旋藻的味道，也可以選擇膠囊的形式攝取。
- 在中午或下午較早的時候，啜飲大約 450 毫升的檸檬水或萊姆水。（每 450 毫升水中擠入半顆檸檬或萊姆汁）。
- 傍晚時分，飲用大約 450 毫升的生薑水（生薑水的製作方式請見下一章的食譜分享，如果你人在外面旅行不方便製作新鮮生薑水，請用茶包泡一杯薑茶來取代。）
- 每天晚上，喝大約 450 毫升的蘆薈水或黃瓜汁（有關新鮮蘆薈水的做法，請參閱下一章）。如果你選擇黃瓜汁，可以飲用純黃瓜汁或加入一些歐芹（巴西里）或香菜一起榨汁飲用。如果你正在旅行，無法製作蘆薈水或黃瓜汁，可嘗試在晚上多喝一杯檸檬水來代替。

應避免的食物

- 請去除第 21 章〈常見誤解與應避免的食物〉中提到阻礙健康的食物，包括：雞蛋、乳製品（包括牛奶、奶油、優格、起司、克菲爾、酥油等），麩質、芥花油、玉米、黃豆（大豆）及豬肉。
- 本月開始也不要吃鮪魚、劍旗魚和鱸魚。

如何療癒

這個月，你將獲得「肝臟、淋巴和腸道排毒月」的所有療癒益處，此外還會加入薑的抗痙攣與抗病毒作用，同時幫助你的身體排出那些為 EBV 提供燃料的有毒重金屬。

在 24 小時內攝取大麥草汁粉、螺旋藻粉、香菜、野生藍莓和大西洋紅藻，是地球上最有效的去除重金屬的方法。（如果想要增強效果，可以在飲食中加入牛蒡。）這些食物各有各的優點，在排毒過程中扮演不同的角色。因為在排毒過程中，金屬可能會「掉落」或重新分散回器官中，這時團隊中的另一種食材就會接手，抓住金屬並繼續將它帶離體內。我將這個過程稱為「傳球」。單獨攝取其中任何一種食物，效果可能不夠全面；但當它們組合在一起時，便能成為你對抗重金屬的祕密武器！

如果你之前曾嘗試過其他重金屬排毒方法，但對結果不太滿意，請記得這種傳球的方式是與眾不同的。許多重金屬排毒的方式會導致重金屬在體內停留或重新分布，進而引發不適與症狀。但這個月的重金屬排毒法則完全不同——它專為最敏感的人設計，不會產生任何副作用，因為這些食物能牢牢抓住金屬，確保它們順利排出體外。

此外，這些強大的食物不僅能幫助身體排除重金屬，還能為你提供重要的營養，修復重金屬造成的損害。當有毒重金屬長時間留存在器官或其他身體部位時，它們會在體內形成微小、被侵蝕的空腔，而這些食物所含的營養能填補這些空缺，幫助組織修復與強化。

如果你每天都能攝取這些食物，那麼飲用重金屬排毒果昔是一種快速、簡單又美味的方式，你將能大幅提升身體對抗 EBV 的能力，幫助甲狀腺自我復原。當體內不再有重金屬，EBV 就無法生存與繁殖，神經毒素的產生也會大幅減少。請記住，當 EBV 以重金屬（如有毒銅、砷、鎘、鉛、鎳、汞、鋁、不銹鋼與合金）為燃料時，它所排出的神經毒素會攜帶這些金屬，因此毒性特別強，會導致許多神經相關的症狀有關（詳見第五章〈各種甲狀腺症狀與狀況說明〉）。去除重金屬是防止這些神經症狀惡化的最佳方法。

請記住，許多人的身體中深藏著有毒重金屬，有時甚至埋藏在器官、腺體（包括甲狀腺）、結締組織，甚至是骨骼內。要徹底排出這些金屬需要時間，因此請保持耐心，儘量將這個月的重金屬排毒計畫延續下去，以分層清除體內累積的重金屬。

選擇 C：
甲狀腺病毒清除月

可增加哪些攝取

就像前幾個月份一樣，將以下這些項目融入你的日常生活，搭配正餐與點心進行。雖然果昔可以作為一餐或點心，而滿滿一碗抗病毒的療癒湯與蔬菜則能成為另一餐的基礎，但這些並非你整天飲食唯一的攝取內容。請確保自己攝取足夠的其他食物，以維持飽足感。此外，無論你的飲食習慣如何，都建議每天納入前一章提到的一些療癒食物與補充品，以幫助身體更快、更有效地修復與療癒。

- 每天早上空腹飲用約 450 毫升的純西芹汁（請確認是新鮮現榨、不含其他成分的純西芹汁。有關製作方法的說明，請參閱下一章。如果你對西芹汁比較敏感，450 毫升對你來說太多了，可以從較少量開始，然後逐漸增加。西芹汁是一種藥用飲品，而非提供熱量的飲品，因此在喝完後仍需要吃早餐來補充上午的能量。喝完西芹汁後請至少等待至少 15 分鐘，再攝取其他食物即可。）
- 每天都喝甲狀腺療癒果昔。（請參閱下一章的食譜。這款果昔是早餐的最佳選擇。如果你不喜歡這種打碎的果昔，請在一天中分開攝取其中的材料。）
- 在中午或下午較早的時候，啜飲大約 450 毫升的檸檬水或萊姆水。（每 450 毫升水中擠入半顆檸檬或萊姆汁）。
- 傍晚時分，飲用大約 450 毫升的生薑水（生薑水的製作方式請見下一章的食譜分享，如果你人在外面旅行不方便製作新鮮生薑水，請帶著茶包泡一杯薑茶取代。）
- 在一天中的任何時間飲用一杯甲狀腺療癒茶。（請參閱下一章的食譜）。
- 在白天或晚上的任何時間，至少飲用一杯甲狀腺療癒高湯（請參閱下一章的食譜）。如果你想的話，也可以將高湯與蔬菜一起享用，或者將兩者混合在一起製作成濃湯飲用。
- 每天晚上，喝至少 450 ml 的甲狀腺療癒果汁。（食譜請見下一章。如果需要的話，也可以選擇在一天中的其他時間飲用。）

應避免的食物

- 從第二十一章〈常見的誤解和應避免的事項〉中找出無益的食物：蛋、乳製品（包括牛奶、奶油、優格、乳酪、克菲爾、酥油）、麩質、油菜籽、玉米、大豆和豬肉。
- 這個月也不要吃鮪魚、劍旗魚和鱸魚。
- 將你的脂肪攝取量至少降低 25%。如果你會吃動物性蛋白質，這可能代表著要減少牛排、漢堡、雞胸肉等的份量。在擺脫甲狀腺病毒的過程中，甚至可以考慮每天只吃一份動物蛋白質。（這並不是要你完全不吃動物蛋白質。）如果你是植物性飲食或素食者，請降低食用油、種子和堅果的攝取量。你可能已經注意到椰子、種子和堅果在前一章中被列為療癒食物。因為它們有特殊的好處，所以屬於療癒性食物，但重要的是確保在療癒期間，這些食物不會大量占據你的飲食。我曾見過一些素食者和純素飲食者，他們的每一餐和點心都是以這些食物為主，儘管它們是健康的脂肪，你仍需要確保留出食量空間給其他療癒食物。

如何療癒

如果方案 A 是入門模式，而方案 B 是升級模式，那麼方案 C 就是甲狀腺療癒的豪華版，當較小的措施無法奏效時，使用它能馴服甲狀腺病毒。你將使用甲狀腺療癒茶、富含礦物質的甲狀腺療癒高湯、甲狀腺療癒果汁以及低脂飲食將一切提升到下一個層次。

因為在這個月你會專注於清除體內病毒，這會降低重金屬排毒的比例，同時仍然納入像是大西洋紅藻、歐芹、海帶和香菜等這些螯合食物。如果你願意的話，仍然可以享用重金屬排毒果昔，或者把其成分融入你每日的餐點中。無論你選擇哪個方向，都要確保自己仍在食用野生藍莓。

閱讀了前一章中關於百里香、茴香籽和檸檬香蜂草好處之後，你會知道它們在對抗甲狀腺病毒的重要性，這就是為什麼你會想把甲狀腺療癒茶帶入你的生活。將甲狀腺療癒高湯加入日常飲食中，你就可以將抗甲狀腺病毒的營養素以容易消化和吸收的形式送到你的身體裡。利用甲狀腺療癒果汁，你可以在一天的工作結束時得到充足的水分和重要的抗發炎營養，讓你的身體有足夠的資源來對抗甲狀腺病毒，並修復病毒造成的傷害。

而為什麼飲食要保持低脂呢？因為要讓身體達到最佳排毒狀態。正如我們在〈常見的誤解和應避免的事項〉中所說，血液中高脂肪會降低血液中的氧氣，而氧氣對於對抗 EBV 非常重要。當體內脂肪含量越高，保護你免受甲狀腺病毒侵襲的氧氣就會越少。（氧合作用是站在你這邊的，不要與氧化作用混淆；EBV 在感染的第四階段會產生大量氧化。氧化作用是身體器官組織與像 EBV 這樣的入侵者發生化學反應的過程，它會阻撓氧氣，導致老化，這就是為什麼我們攝取抗氧化物來對抗氧化作用。而氧合作用則指的是你的血液中擁有足夠的氧氣來抵抗像 EBV 這樣的病原體。）

脂肪會使血液變稠，減慢排毒速度，妨礙重金屬等毒素排出體外的速度。這聽起來可能令人驚訝，因為流行的飲食趨勢是朝相反的方向發展，說要多吃蛋白質和脂肪。那個趨勢確實有用，我知道你們當中有許多人採取去除加工食品的高脂飲食，而你們看到了效果。我為你們感到驕傲，因為你們回歸到全食物的基本原則，而這對身體大有好處。

不過，如果你仍在面臨體重問題、甲狀腺問題、肝臟問題或其他甲狀腺病毒相關的症狀，那麼現在是時候該稀釋你的血液好讓你的身體得以療癒了。當你仍在處理甲狀腺病毒的症狀時，你攝取的脂肪越多，病毒就越容易被保護在體內而無法排出。無論你是高蛋白飲食者、植物性飲食者、純素者或其他飲食方式，如果你正在努力排除甲狀腺病毒，那麼攝取高脂肪的飲食，無論這些脂肪有多健康，都會給你的肝臟帶來額外的工作，這與你想要的恰恰相反，因為肝臟已經做了許多，像是為你處理掉了體內的 EBV 和其他毒素等等。

為了排出 EBV 的殘渣、恢復甲狀腺功能、清除重金屬並消除甲狀腺病毒，降低脂肪攝取量非常重要。這樣可以稀釋血液，使病毒廢物、病毒本身、細菌以及那些有毒的重金屬能夠離開你的血液，進入腎臟和腸道，最終被排出體外。這並不代表要你完全斷開脂肪，只是減少脂肪攝取才能取得最佳效果。

方案 C 代表的是一個全身修復，為你的免疫系統提供驚人的支持，幫助你排除病毒，同時讓你的甲狀腺有最佳的復甦機會。如果你想在這個月中加強療效，可以選擇在晚餐前只食用生食（生食水果和蔬菜），或者將甲狀腺病毒療癒建議與《醫療靈媒》中的二十八天療癒淨化結合起來。

當你在降低脂肪攝取量並避免像小麥和大豆這類食物時，你會發現水果是你最佳的能量來源。水果含有健康的碳水化合物和供給大腦與肝臟能量必需的葡萄糖，這些葡萄糖與重要的植化素結合在一起，構成了大自然給你對抗疾病的禮物。外面的誤導可能多年來都讓你遠離水果，該是時候拋開那種包袱了。

大多數對水果的恐懼來自於認為水果含糖量過高，但這完全忽略了事實：**水果中的糖與精製糖或高果糖玉米糖漿完全不同**。水果非常容易消化，它的糖分在你吃下後幾分鐘內便離開胃部，甚至不會到達腸道，因此與那些健康潮流所言相反，它不會引發像念珠菌之類的問題。水果包含了許多：果肉、纖維、水分、維生素、礦物質……所有這些成分對你的療癒過程都非常有益。如果你想了解更多關於破解水果迷思的內容，我在我的第一本書《醫療靈媒》中〈水果恐懼症〉這一章中有更深入的探討。現在，請記住：水果，尤其是與綠葉蔬菜搭配食用，是你最值得信賴的盟友之一。

在下一章中，你將會找到許多將水果和其他療癒食物做成美味且營養豐富的料理食譜，以支持你個人化的甲狀腺療癒。

第二十四章

甲狀腺的療癒食譜

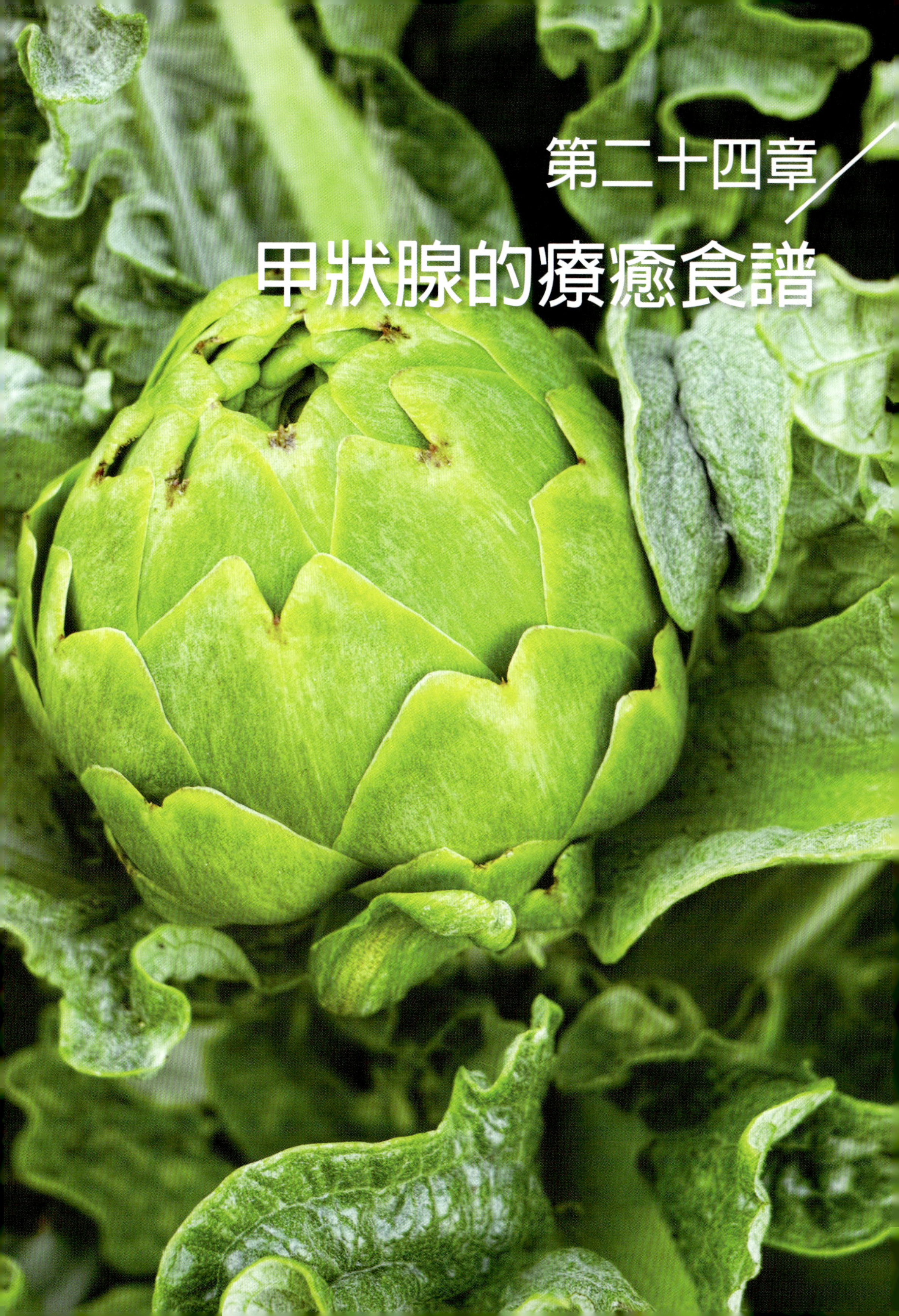

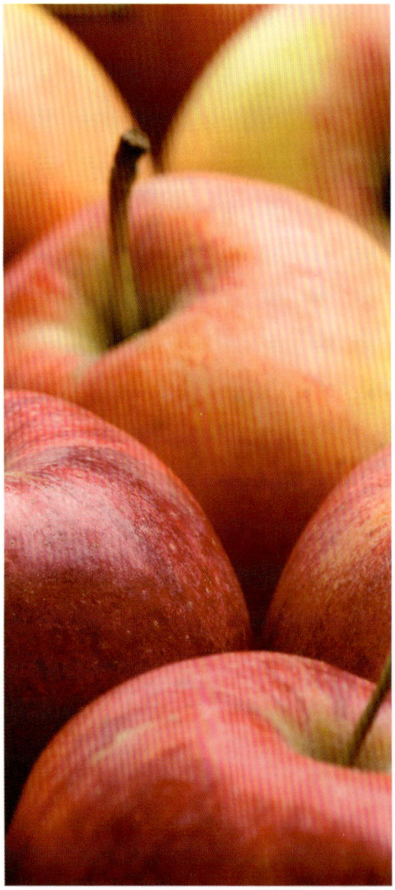
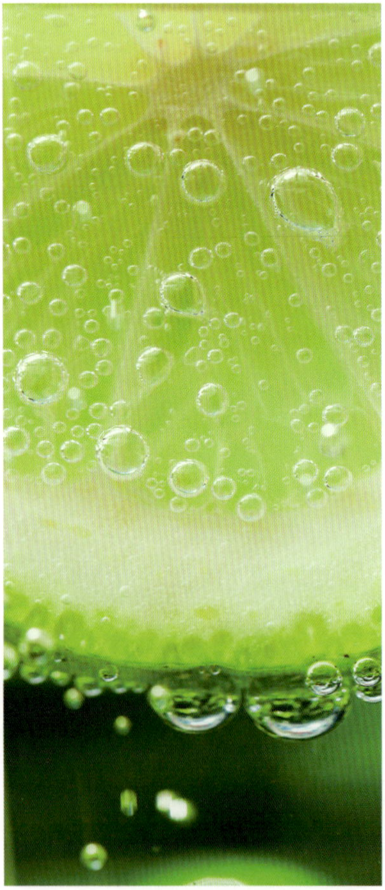
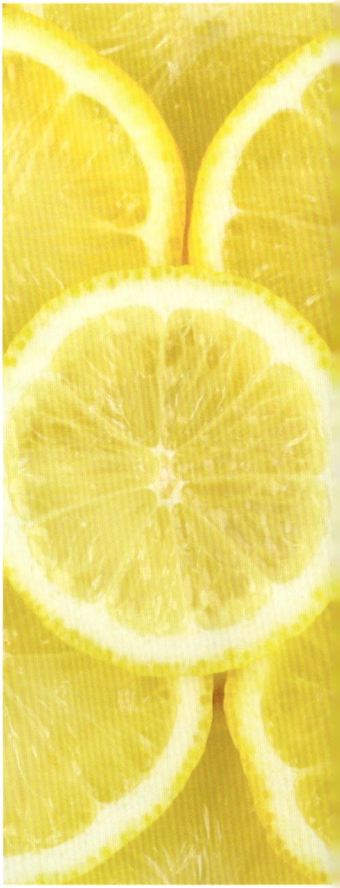

果汁、茶、水和高湯
JUICES, TEA, WATERS & BROTH

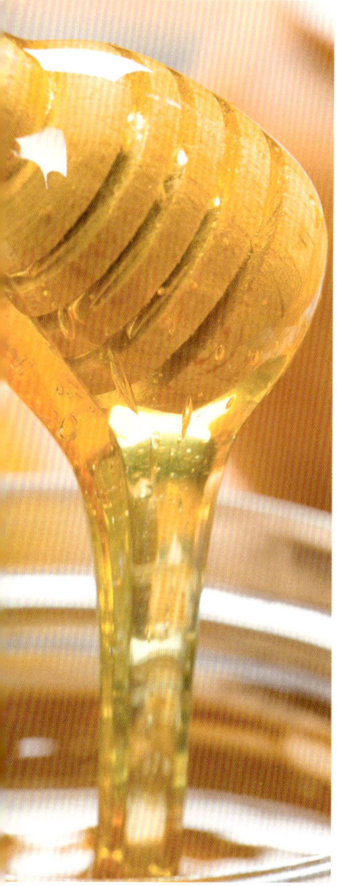
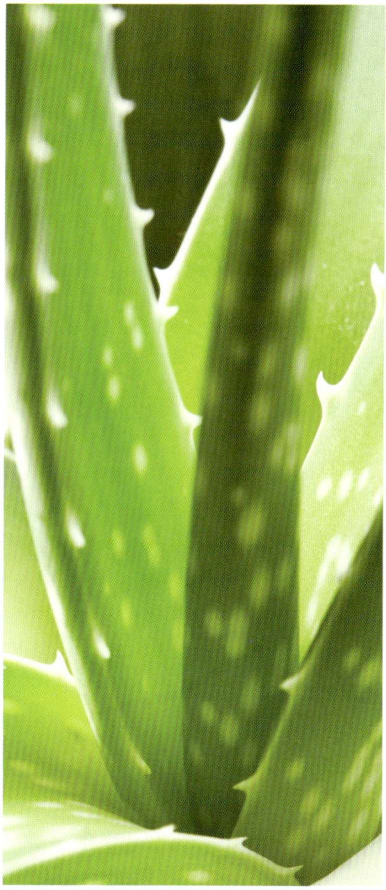
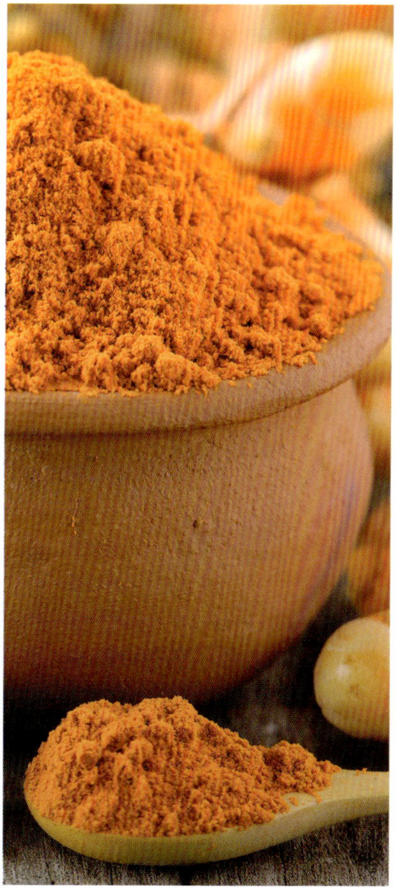

西芹汁

1 人份

原汁原味的新鮮西芹汁是最有療癒功效的果汁之一。這種純淨、綠色的飲品是開始一天生活的最佳方式。讓這款果汁成為你日常飲食的一部分，很快地，你就會每天都不想錯過了！

1 把西洋芹

1 將西洋芹洗乾淨，放入慢磨榨汁機中榨汁。立即飲用。

2 或者，你也可以將西洋芹切碎，放入高速攪拌機中，攪拌至順滑。過濾後立即飲用。

小訣竅

- 盡可能使用有機西洋芹。如果使用傳統的西洋芹，榨汁前一定要特別清洗乾淨。
- 如果你覺得直接榨西芹汁的味道太重，可以將一根黃瓜和／或一顆蘋果與西洋芹一起榨汁。這是一個很好的緩衝選擇，因為可以幫助你適應這種味道。然而，單獨飲用西芹汁的好處更多。
- 如果一開始覺得喝這份食譜所榨出的整整 450 毫升太多，可以從幾口的量少量開始，然後再慢慢增加。

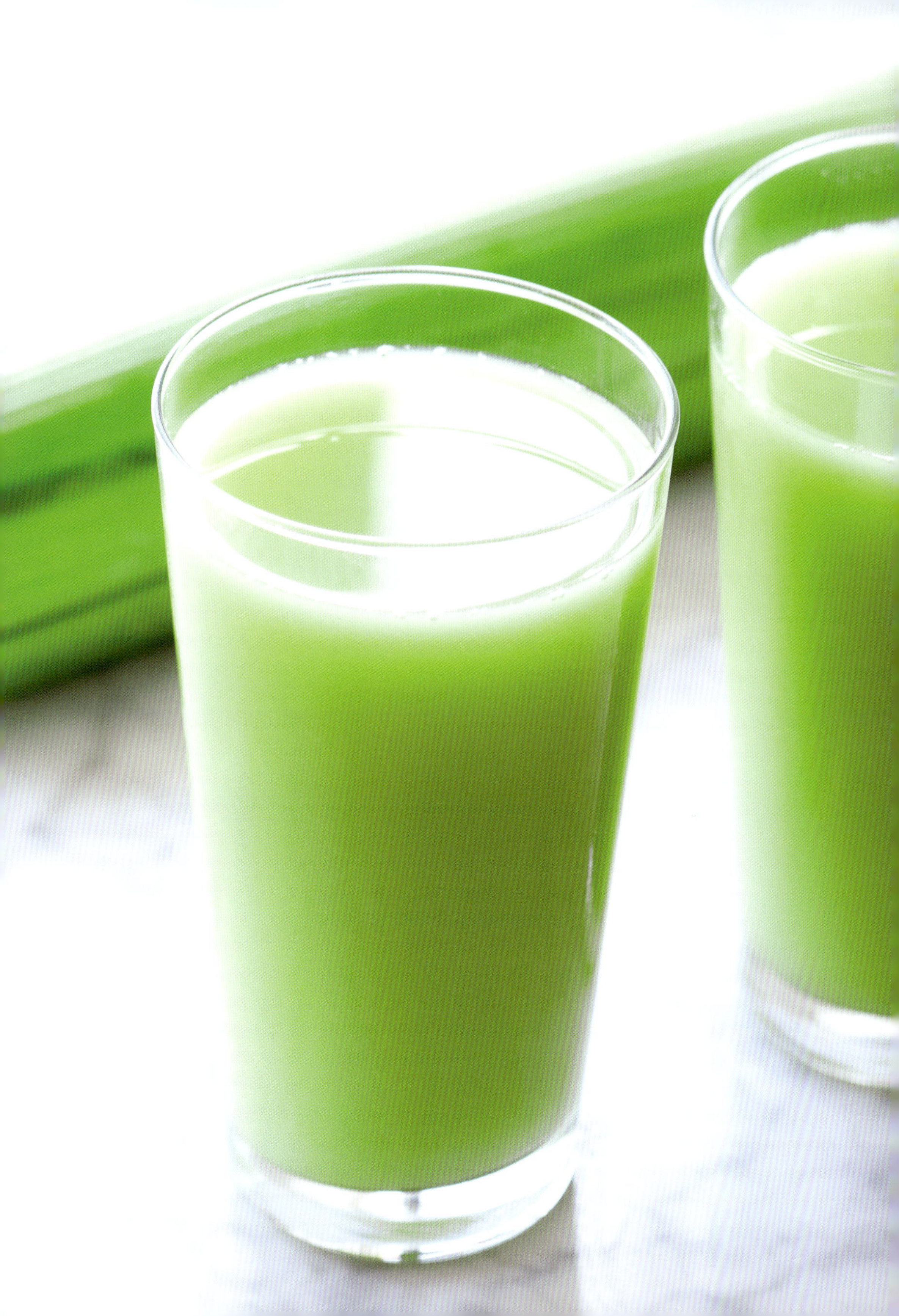

黃瓜汁

1 人份

來一小杯黃瓜汁就能補充大量水分。事實上，它是世界上最好的滋補飲品。這款果汁口感細膩甜美，你會發現自己絕對愛上它的味道。

2 條大黃瓜

1 將黃瓜洗乾淨，放入榨汁機中榨汁。立即飲用。

2 或者，你也可以將黃瓜切碎，放入高速攪拌機中攪拌至順滑。過濾後立即飲用。

小訣竅

- 盡可能使用有機黃瓜。使用傳統黃瓜時，務必在榨汁前將它們洗得特別乾淨。
- 如果你覺得直接榨黃瓜汁的味道太重，你可以在榨汁時加入一些蘋果與黃瓜一起榨汁，可以幫助你適應這種味道。這會讓它的效果稍微差一點。但不久之後，你可能會發現你渴望單獨喝黃瓜汁。
- 如果一開始覺得喝這份食譜所榨出的整整 450 毫升太多，可以先從幾口的量少量開始喝起，然後再慢慢增加。

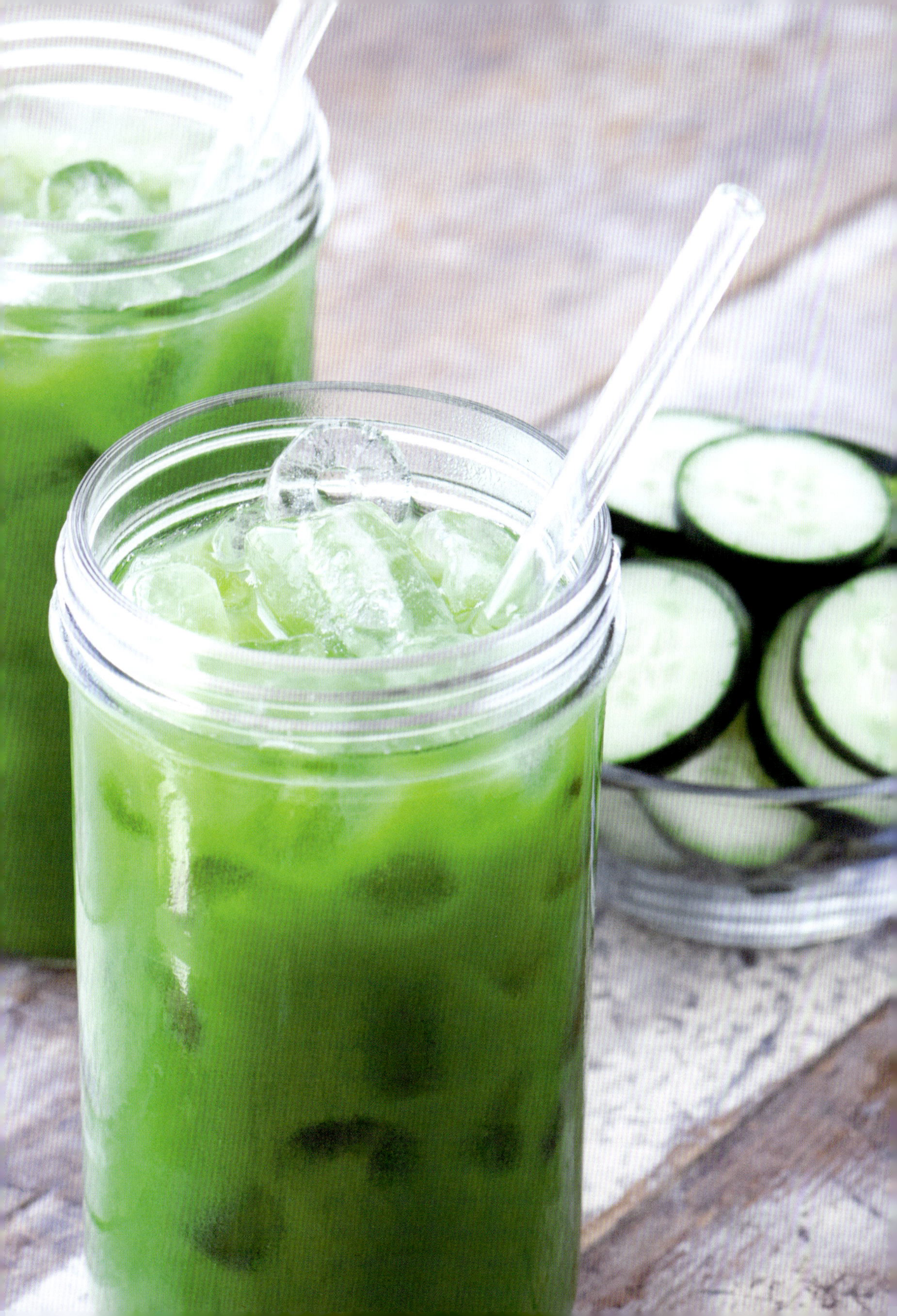

甲狀腺療癒果汁

1 人份

這款果汁完全由支持甲狀腺健康的成分製成。最棒的是它可以根據你的口味輕鬆調整。你可以用黃瓜代替芹菜，或用歐芹代替香菜。無論如何，你都將獲得大量有助於甲狀腺的強效營養！

1 把西洋芹
2 顆蘋果，切片
1 把香菜
2 到 4 英吋新鮮薑

1. 將所有材料放入榨汁機中榨汁。空腹時立即飲用果汁，效果最佳。
2. 或者，將西洋芹和蘋果切碎。將所有材料加入高速攪拌機。將材料攪拌至順滑，然後過濾。立即飲用果汁。

小訣竅

- 如介紹所述，你可以用兩根黃瓜代替西洋芹，或用歐芹代替香菜，根據自己的口味喜好來調製這款果汁。
- 依據榨汁機的不同，會需要使用不同數量的薑。請根據你的口味調整用量。

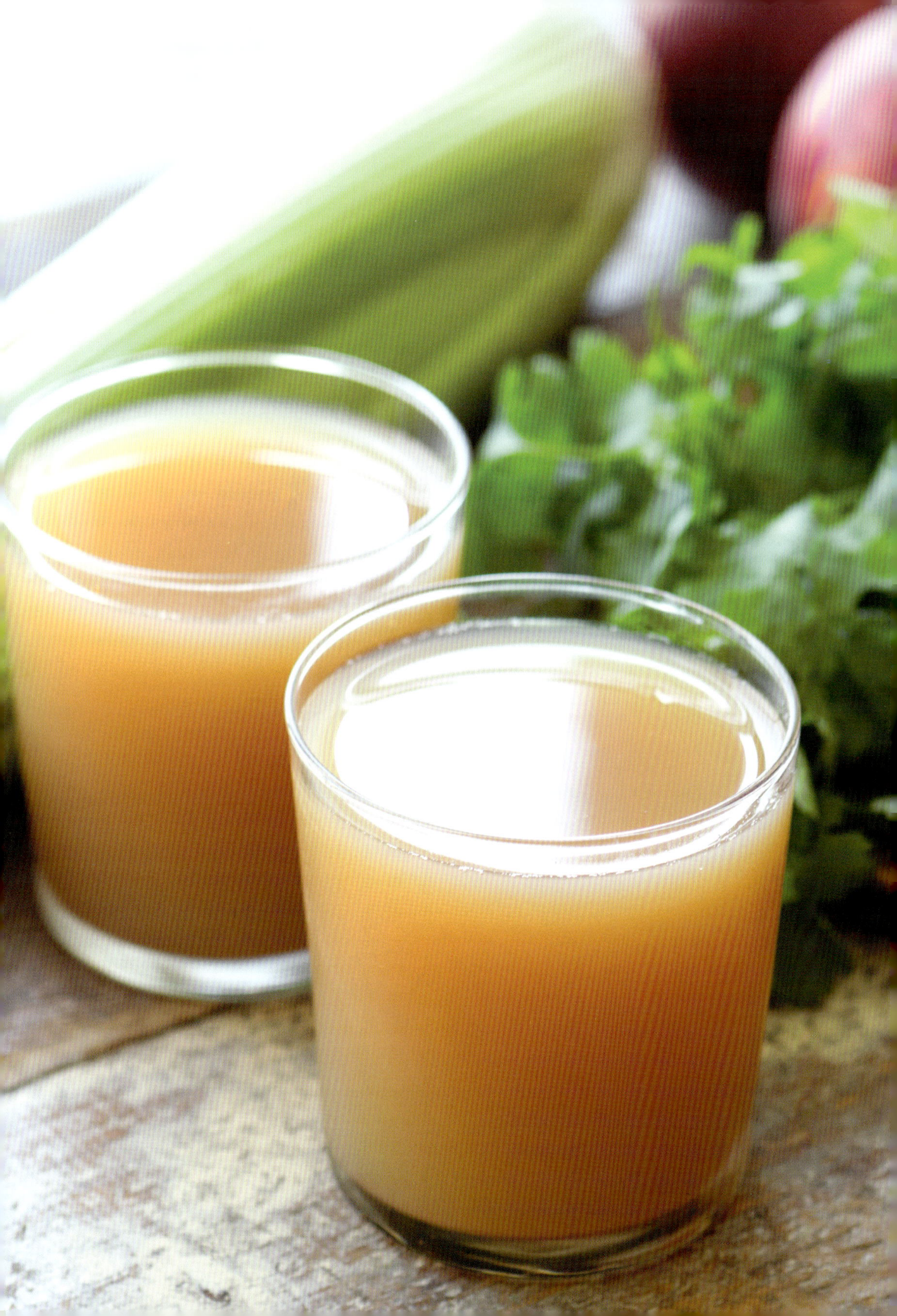

甲狀腺療癒茶

1 人份

在繁忙的日子裡，喝茶是一種非常好幫助自己和緩的方式。這款療癒茶對你的精神、甲狀腺和身體的其他部位都有同樣的幫助。當你飲用的時候，請稍停片刻，讓你的心靈平靜下來。在地球上，我們竟然可以吃到如此療癒的食物，真是奇蹟！

2 杯水
1 小匙百里香
1 小匙茴香籽
1 小匙檸檬香蜂草
2 小匙生蜂蜜（可加可不加）

1 將 2 杯水放入小鍋中煮滾，加入百里香、茴香籽和檸檬香蜂草。
2 關火，讓茶浸泡 15 分鐘以上。
3 過濾茶水後倒入杯中。如果需要的話，可加入生蜂蜜攪拌，即可享用！

小訣竅

- 如果沒有散茶，也可以使用商店購買的茶包。百里香、茴香籽和檸檬香蜂草各用一個茶包。
- 可使用新鮮或乾燥的百里香和檸檬香蜂草。

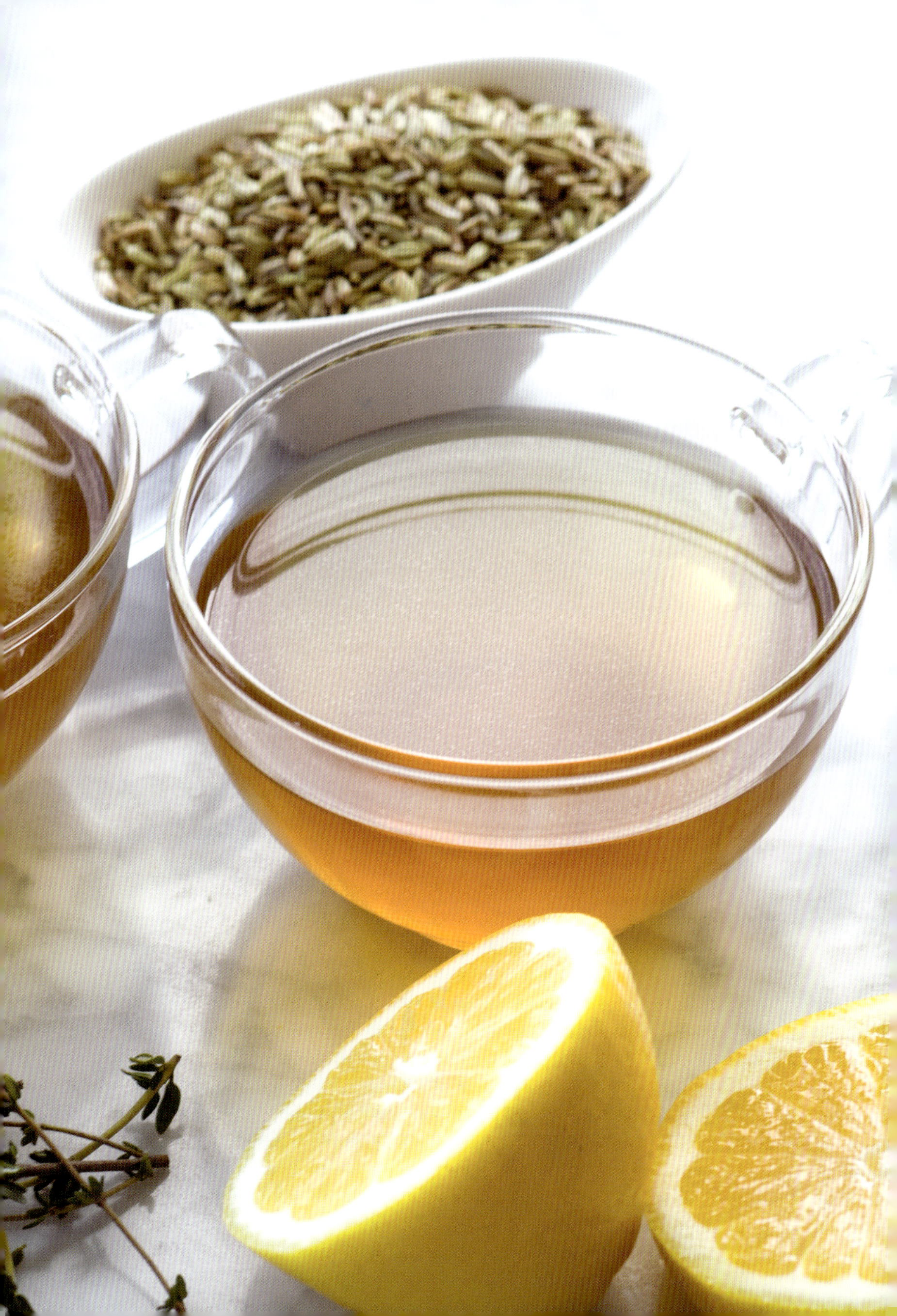

檸檬或萊姆水

1 人份

一大杯的檸檬或萊姆水是補充水分和排毒的最佳工具之一。除了你在第二十二章中所讀到的療癒功效之外，檸檬和萊姆還能活化飲用水，使其更能吸附你體內的毒素，並將其沖除出來。喝下這杯水，你會覺得身體裡的每個細胞都注入了療癒的甘露！

½ 顆檸檬或萊姆
2 杯水

將半顆剛切好的檸檬或萊姆擠出汁，倒入水中。即可享用！

小訣竅

- 檸檬和萊姆非常適合旅行。當你在旅途中時，請務必帶備一些檸檬和萊姆，讓你在離家時也能享受這種新鮮的滋補聖品。

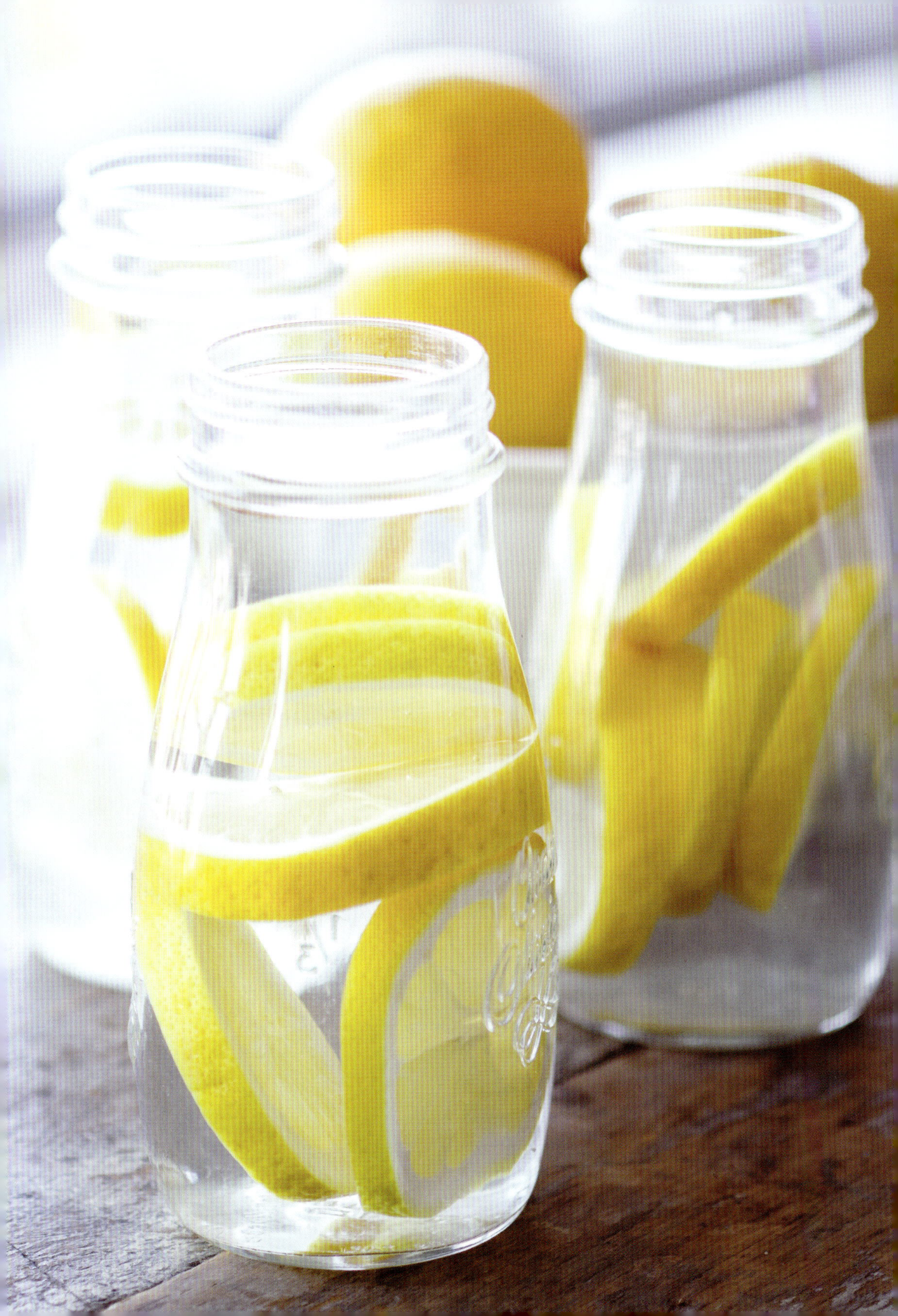

生薑水

可做 1 到 2 人份

無論是早餐前喝熱薑茶，或是午餐後喝一杯冰涼的生薑水，這款飲料都很容易以適合你的需求調整，融入生活中！

1 到 2 英吋新鮮薑
2 杯水
½ 顆檸檬（可加可不加）
2 小匙生蜂蜜（可加可不加）

將生薑磨碎放入 2 杯水中，再加入 ½ 顆檸檬汁。讓水浸泡至少 15 分鐘，時間更久更好。你甚至可以讓它在冰箱中浸泡過夜。飲用前將水過濾。如果需要，可加入檸檬汁和生蜂蜜，可全天飲用，溫冷皆宜。

小訣竅

- 除了磨碎薑之外，你也可以嘗試將薑切成幾小塊，然後用壓蒜器擠壓，它就像是一個迷你榨汁機。之後從壓蒜器中取出剩餘的薑，切成細末，並加入水中。
- 事先準備一大杯薑水方便隨時飲用。為了達到最佳療癒效果，請在飲用前加入生蜂蜜和檸檬。

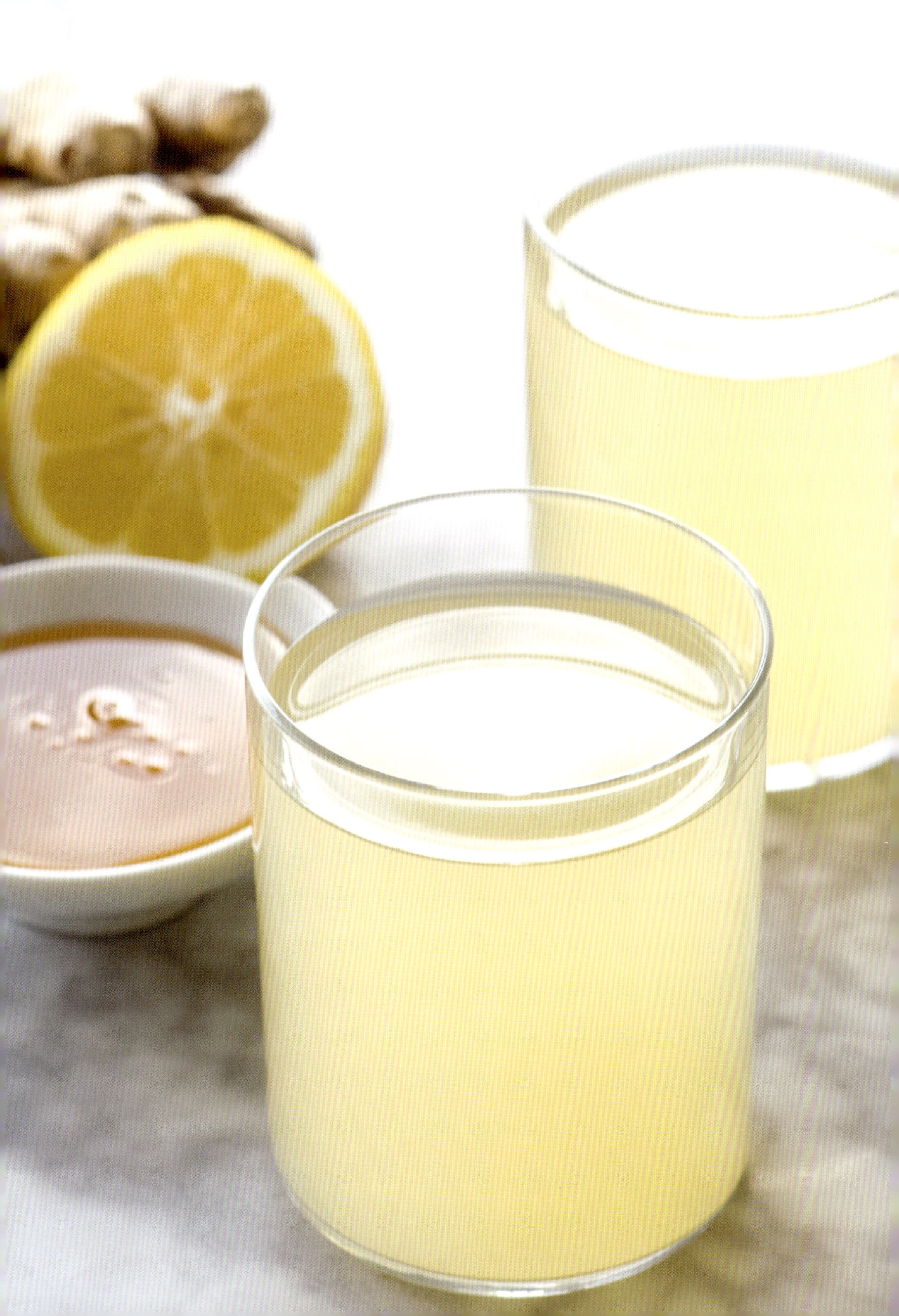

蘆薈水

1 人份

雖然蘆薈的味道可能需要一些時間才能習慣，但這一切都是值得的。當你喝蘆薈水的時候，要想想：你的肝臟、腎上腺和身體其他部位，都會從這種神奇的療癒食物中獲得驚人的好處。

2 吋新鮮蘆薈葉

2 杯水

1 從新鮮蘆薈葉內側舀出果肉凝膠，與水一起放入調理機中。

2 攪打 10 到 20 秒，直到完全混合。空腹時立即飲用，效果最佳。

小訣竅

- 新鮮的蘆薈葉可以在許多超市的農產品區找到。
- 將切下來的蘆薈葉用濕毛巾或保鮮膜包好，保存在冰箱中，最多可存放兩週。
- 如果有需要的話，也可以嘗試將蘆薈製作成果昔，例如第 222 頁的「甲狀腺療癒果昔」。

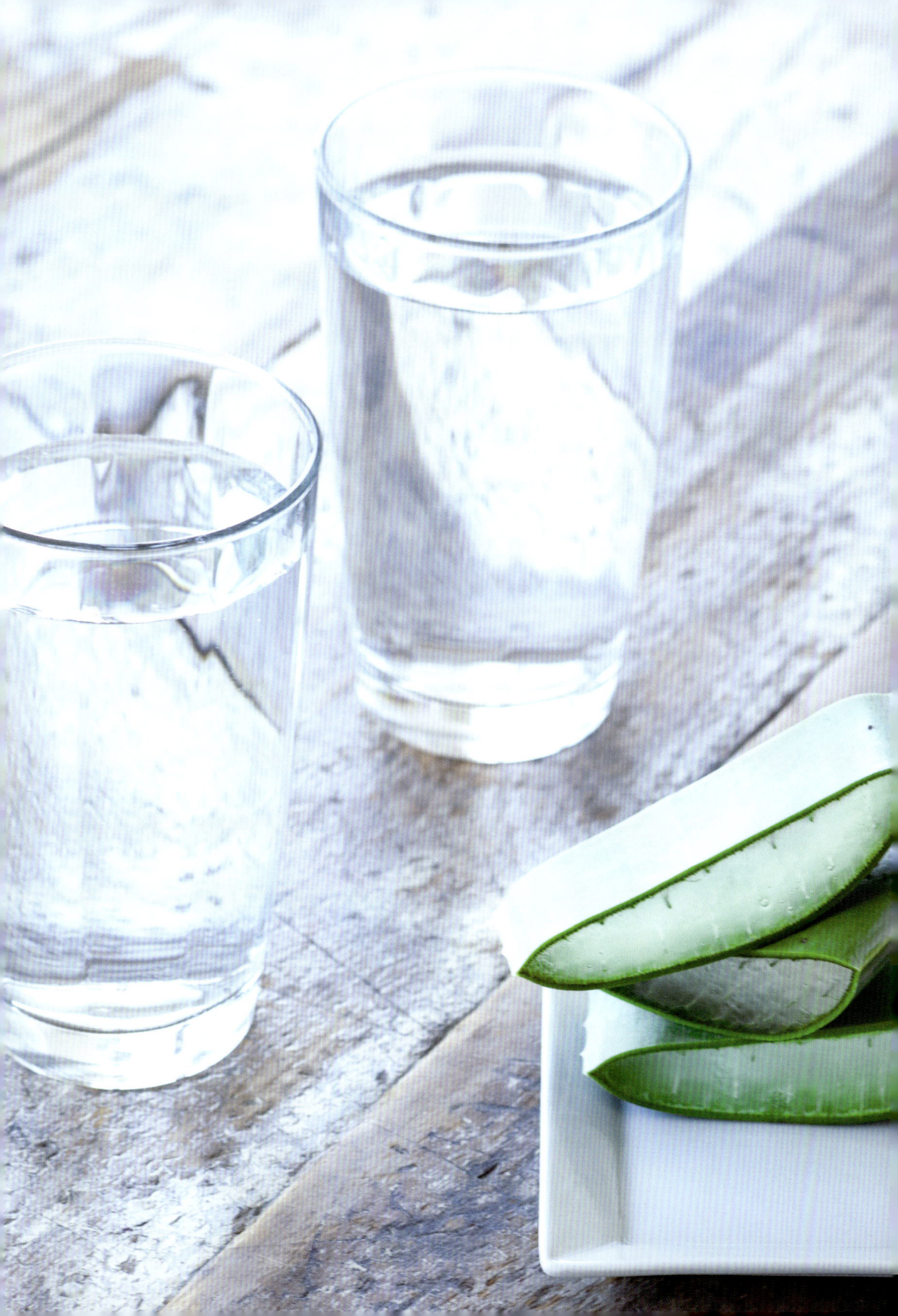

甲狀腺療癒高湯

可做 1 到 4 人份

有時候，當周遭的人似乎都沉溺於不太健康的食物時，要堅持健康的飲食方式可能會很具挑戰性。有了這款抗病毒、富含礦物質的高湯（這也是上一章節所介紹的甲狀腺病毒排毒月的基礎），你可以隨時飲用為自己補充營養，讓自己感到舒服。如果你願意的話，可以整天將湯放在身邊，隨時補充。

2 個地瓜，切丁
2 根西洋芹，切丁
2 顆洋蔥，切丁
6 瓣大蒜
1 英吋薑黃，去皮切碎
1 英吋薑，去皮切碎
1 杯切碎的歐芹
4 枝百里香
2 大匙大西洋紅藻
1 大匙昆布粉
8 杯水

將所有材料放入大鍋中。將混合物煮沸，然後轉小火慢煮 1 小時。過濾後，就可以當作療癒、恢復體力的高湯整天飲用。

小訣竅

- 將蔬菜留在高湯中，也可以將此食譜當成蔬菜湯享用。
- 另外，你也可以將此食譜製成簡單的蔬菜泥。使用手持是攪拌棒攪打至順滑，或分批將蔬菜倒入直立式攪拌機。請務必在攪拌器的頂端留出通氣孔，讓蒸氣從上面排出！
- 你可以大量製作這道湯，並將剩餘的湯汁冷凍備用。建議將高湯冷凍在冰塊盒中，之後解凍會更方便。
- 如果你想讓這道湯變得更美味，可以在上桌前在每個人的碗中加入少許鹽和椰子油。

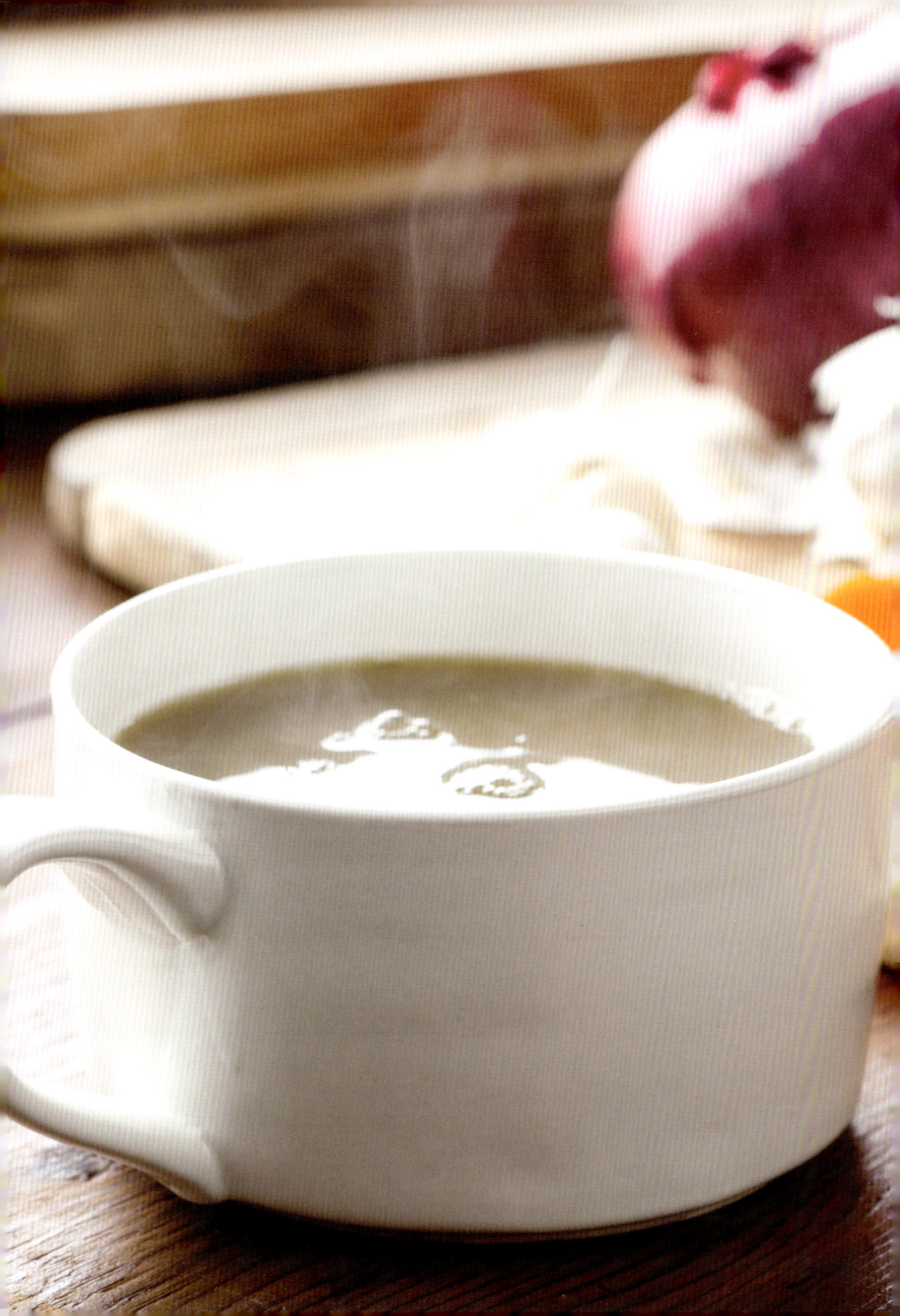

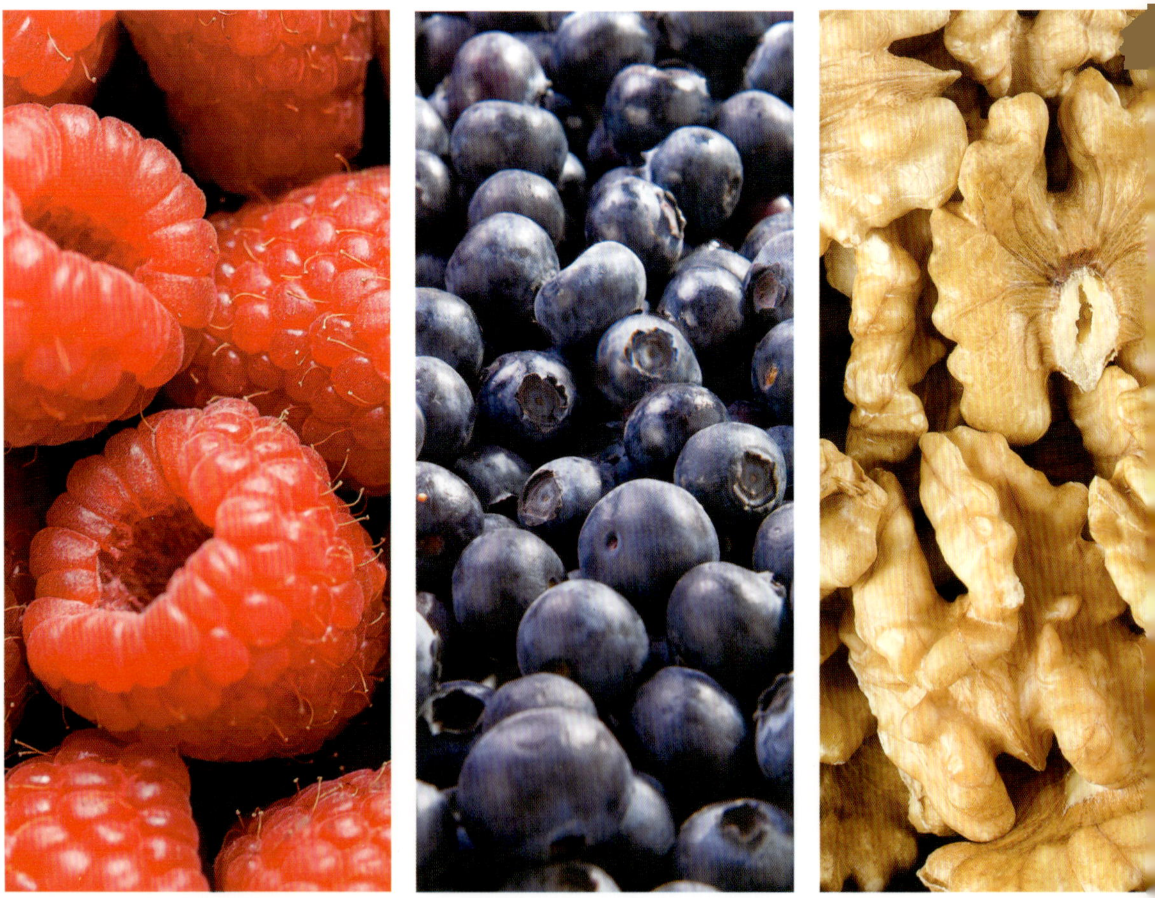

早餐
BREAKFAST

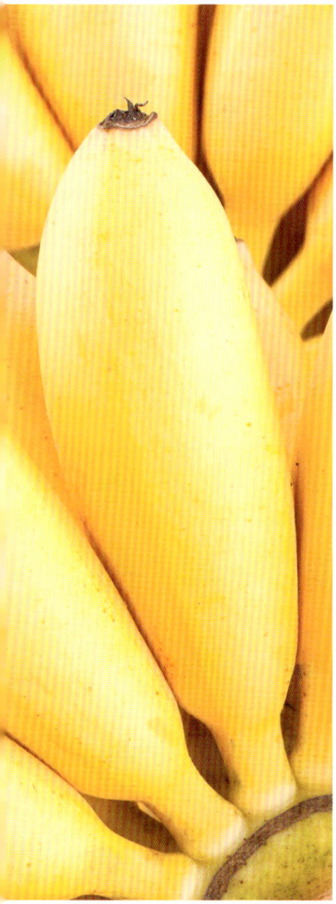
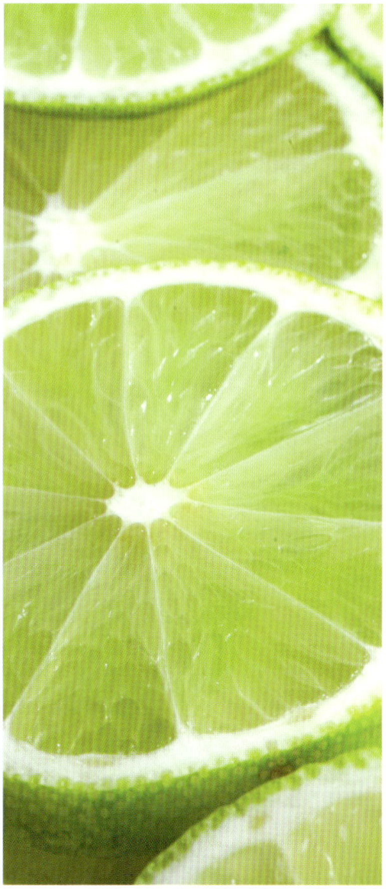
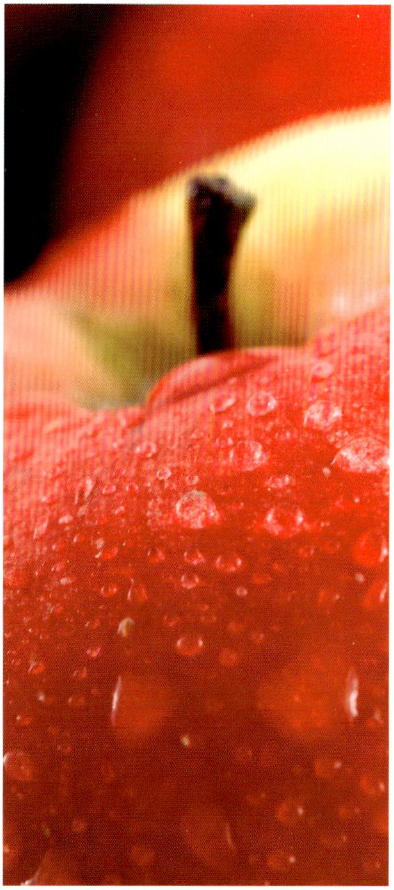

肉桂葡萄乾蘋果粥

1 人份

以一碗豐盛的美味開始新的一天，是一件非常令人愉悅的事，特別是可以幫助你的療癒旅程。在這個健康版本中跳過穀物，來一碗以水果為主的滿足感吧。

3 顆蘋果，切片
¼ 小匙肉桂粉
1 小撮香草豆莢粉
2 顆椰棗，去籽
1 小匙生蜂蜜（可加可不加）
½ 顆檸檬
¼ 杯無油葡萄乾
2 大匙核桃（可加可不加）
2 大匙椰絲（可加可不加）

將蘋果、肉桂、香草豆莢粉、椰棗、生蜂蜜和檸檬汁放入食物處理機。將所有材料一起攪打，直到剛好混合為止。將蘋果混合物倒入碗中，攪拌葡萄乾、核桃和椰絲（如果有需要的話）。即可上桌享用！

小訣竅

- 請發揮創意，找出你最喜歡的配料！在不同的日子嘗試不同的配料，以獲得各種營養和口味。

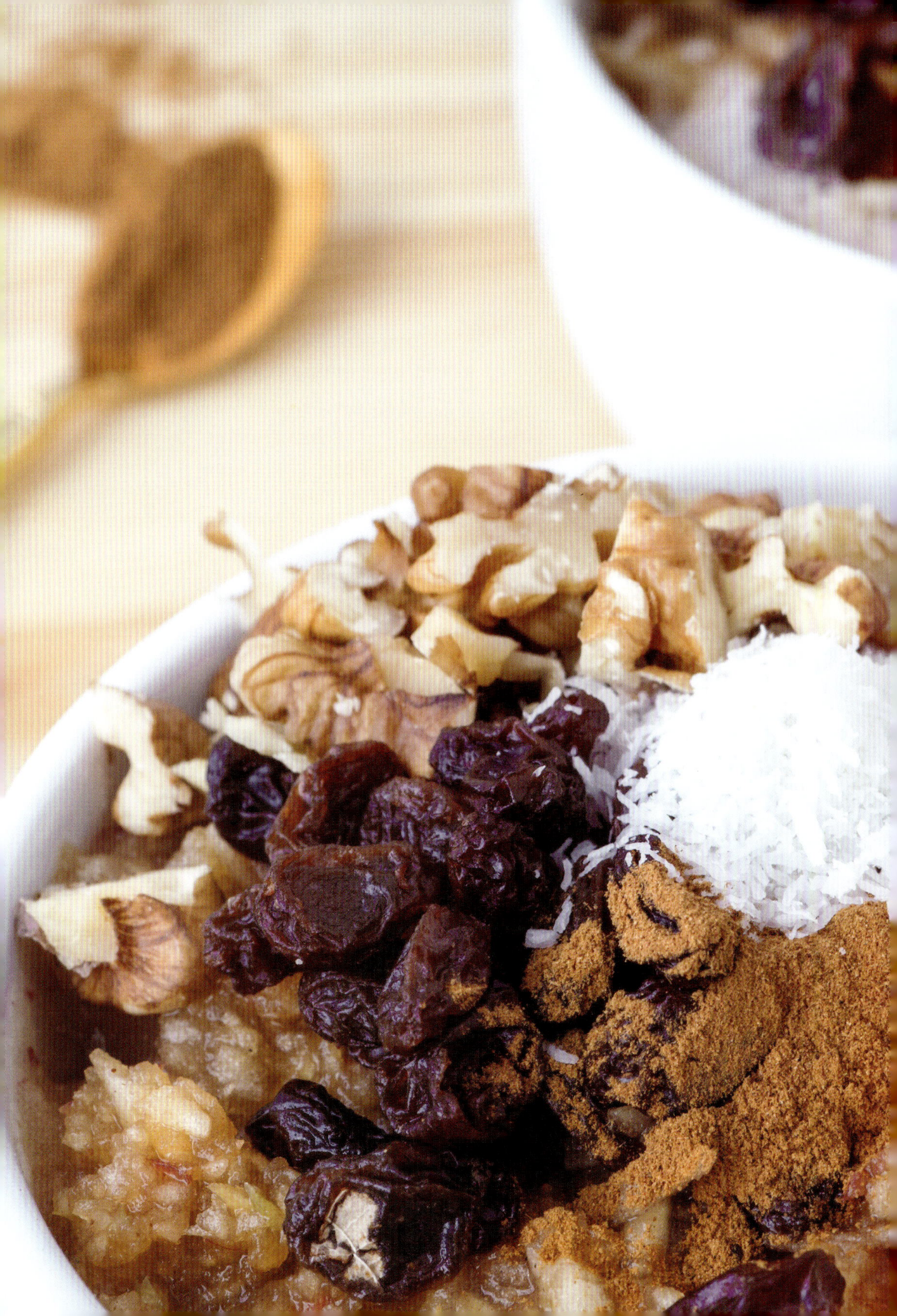

木瓜莓果船

2 人份

美味的早餐不必太複雜！這款木瓜莓果船只需幾分鐘就能完成，顏色鮮艷、風味又濃郁，是補充水分、滿足口腹之欲的完美早餐，而且容易消化，讓你的一天有個好開始。

1 顆大木瓜
2 根香蕉，切片
3 杯綜合莓果
1 顆萊姆（可隨意添加）

將木瓜縱向切成兩半，挖出木瓜籽。將兩半木瓜放在盤子上，切面朝上。將香蕉片和莓果放在半顆木瓜的中央。如果需要的話，可在木瓜船上面擠萊姆汁，然後開吃！

小訣竅

- 木瓜在許多超市都可以買到。如果它們還是綠色且未成熟，請選擇表皮至少呈現黃橙色的木瓜。將木瓜放在廚房檯面上，它們會慢慢成熟，直到按壓時表皮會鬆開，就像成熟的酪梨一樣。
- 如果你不習慣木瓜的熱帶風味，萊姆汁會是個完美的搭擋，這也是為什麼在上面的材料清單中，萊姆汁被列為選擇性配料的原因。在木瓜上簡單地擠上一滴萊姆汁，就會是個值得體驗新口味。

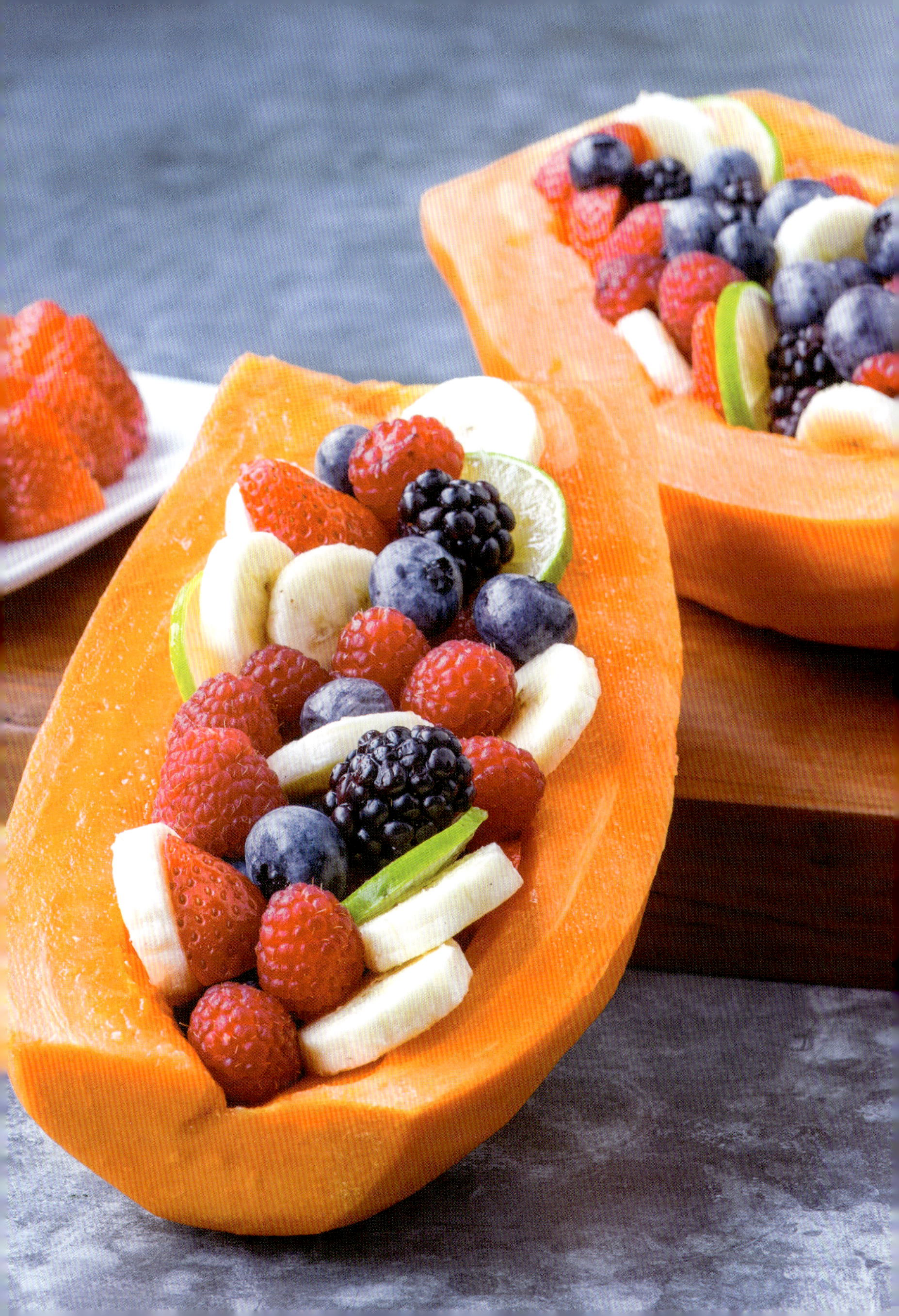

野生藍莓煎餅

4 人份

有誰不愛吃煎餅，尤其是當它富含最好的食材時？這些美味的煎餅將成為家人和朋友的最愛。這款麵糊的做法與傳統美式煎餅麵糊不同，因此請好好照著步驟做並享受成果吧！

2 根熟香蕉
4 大匙生蜂蜜
1 小匙泡打粉
½ 小匙海鹽
½ 杯水
2 杯杏仁粉
¼ 杯馬鈴薯粉
1 大匙椰子油
1 杯野生藍莓
½ 杯楓糖漿

1. 製作麵糊時，將香蕉、生蜂蜜、泡打粉和海鹽加水放入調理機中攪拌至滑順的程度。再加入杏仁粉、馬鈴薯粉繼續攪拌，直到形成稠度均勻的麵糊。
2. 在平底鍋上烹煮：在大型陶瓷不沾鍋中加入少許椰子油，以中低火加熱。將麵糊倒入平底鍋中，一大匙一大匙的倒入，製作成小小薄煎餅。在麵糊上面灑上幾顆野生藍莓。使用湯匙的背面將麵糊均勻抹成圓形。煎薄餅大約 2 分半至 3 分鐘，然後翻面煎 4 分鐘。
3. 放入烤箱烘烤：將烤箱預熱至約 170 度 C。在烤盤紙上輕輕塗上椰子油。用湯匙將麵糊做成 3 吋的圓形，均勻抹平。在表面灑上幾顆野生藍莓。烤薄餅 8 到 10 分鐘，直到邊緣變成金黃色，然後翻面再烘烤 2 分鐘。
4. 將楓糖漿和剩餘的野生藍莓放入小醬汁鍋中，以中火加熱，並頻繁攪拌至有熱度且充分混合。最後加在薄餅上享用！

小訣竅

- 如果你在使用平底鍋時遇到困難，可改用烘烤法，以獲得最佳效果！

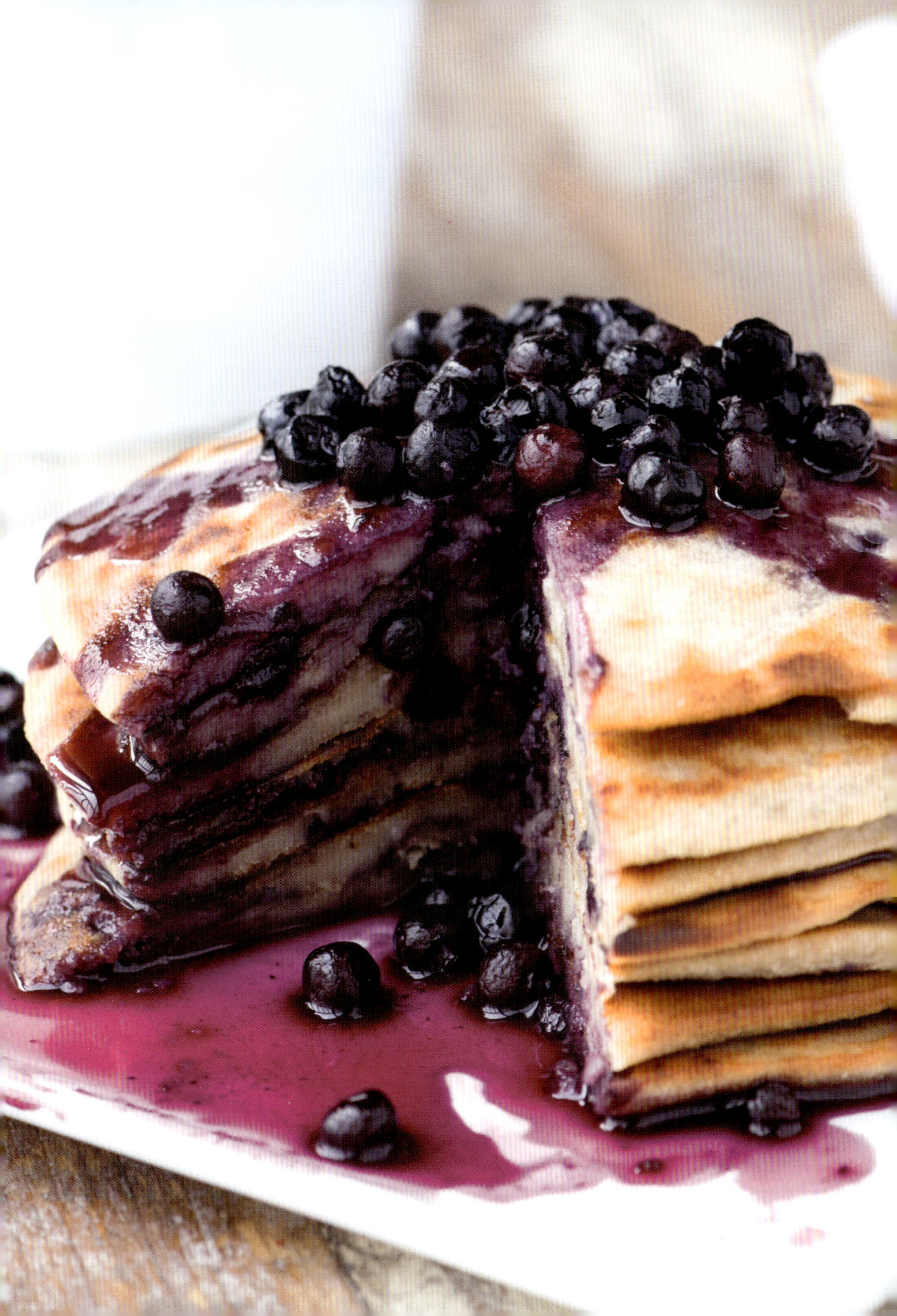

重金屬排毒果昔

1 人份

這款果昔完美且強效地結合了五種重金屬排毒的主要成分。不僅如此，它的味道也非常棒！

2 根香蕉
2 杯野生藍莓
1 杯香菜
1 小匙大麥草汁粉
1 小匙螺旋藻
1 大匙大西洋紅藻
1 顆柳丁，榨汁
1 杯水

將香蕉、藍莓、香菜、大麥草汁粉、螺旋藻、大西洋紅藻與一顆柳橙汁放入高速攪拌器中攪打至順滑。如果想要更稀一點的濃稠度，最多加 1 杯水。即可上桌享用！

小訣竅

- 如果大麥草汁粉和螺旋藻的味道對你來說太重，可以從少量開始，慢慢增加。
- 讓你的廚房有充足的熟香蕉是一門藝術。請試著向你當地的水果店購買一整箱香蕉（通常都有折扣），然後在香蕉達到最成熟的時候冷凍一大批。這樣一來，你就可以在沒有新鮮香蕉的時候隨時使用備用冷凍香蕉了。

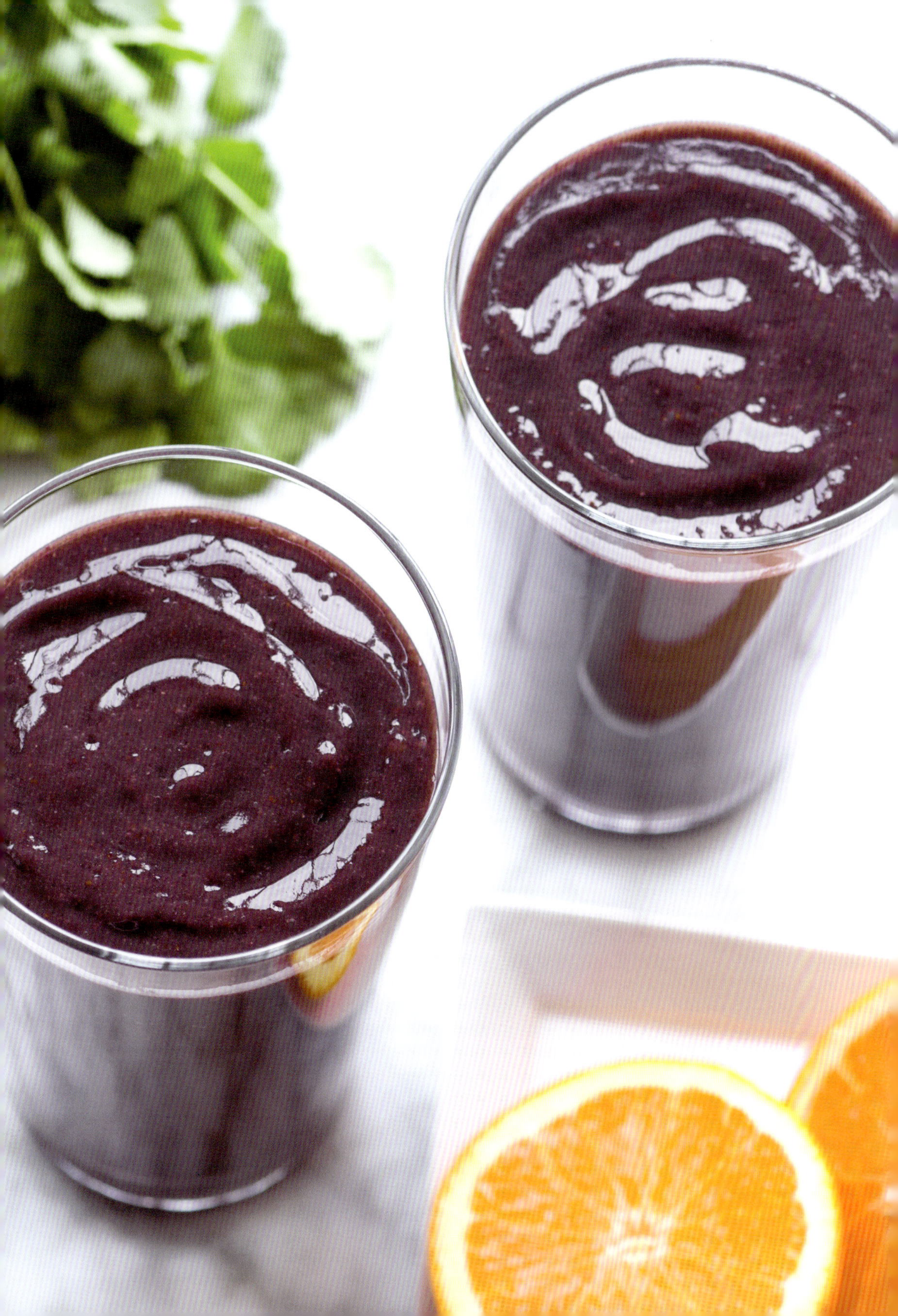

甲狀腺療癒果昔

1 人份

果昔是一次攝取多種療癒成分的好方法。你可以自行調整這款甲狀腺療癒果昔，加入任何你喜歡的療癒食物，一週或一個月輪替一次，幫助你攝取大量不同的營養素和口味。

2 杯芒果（新鮮或冷凍）
1 根香蕉
1 杯水

建議添加
2 杯生菠菜
½ 杯生芝麻菜
1 小匙昆布粉
½ 吋薑，去皮
1 顆柳橙，榨汁
½ 杯香菜
½ 杯蘆薈果肉
½ 杯覆盆子

將芒果和香蕉與 1 杯水放入調理機中。加入各種可能的添加物組合。如果你勇於嘗試，可以全部加入試試看！攪拌至順滑，即可享用！

小訣竅

- 若想稍作變化，可以將這樣的飲品變成清淡又令人滿足的果昔碗，將香蕉或水蜜桃切片、芒果或木瓜切塊、西洋梨切丁、撒上石榴籽、新鮮或冷凍莓果、葡萄乾，或切碎的椰棗、無花果或杏桃乾放在上面。

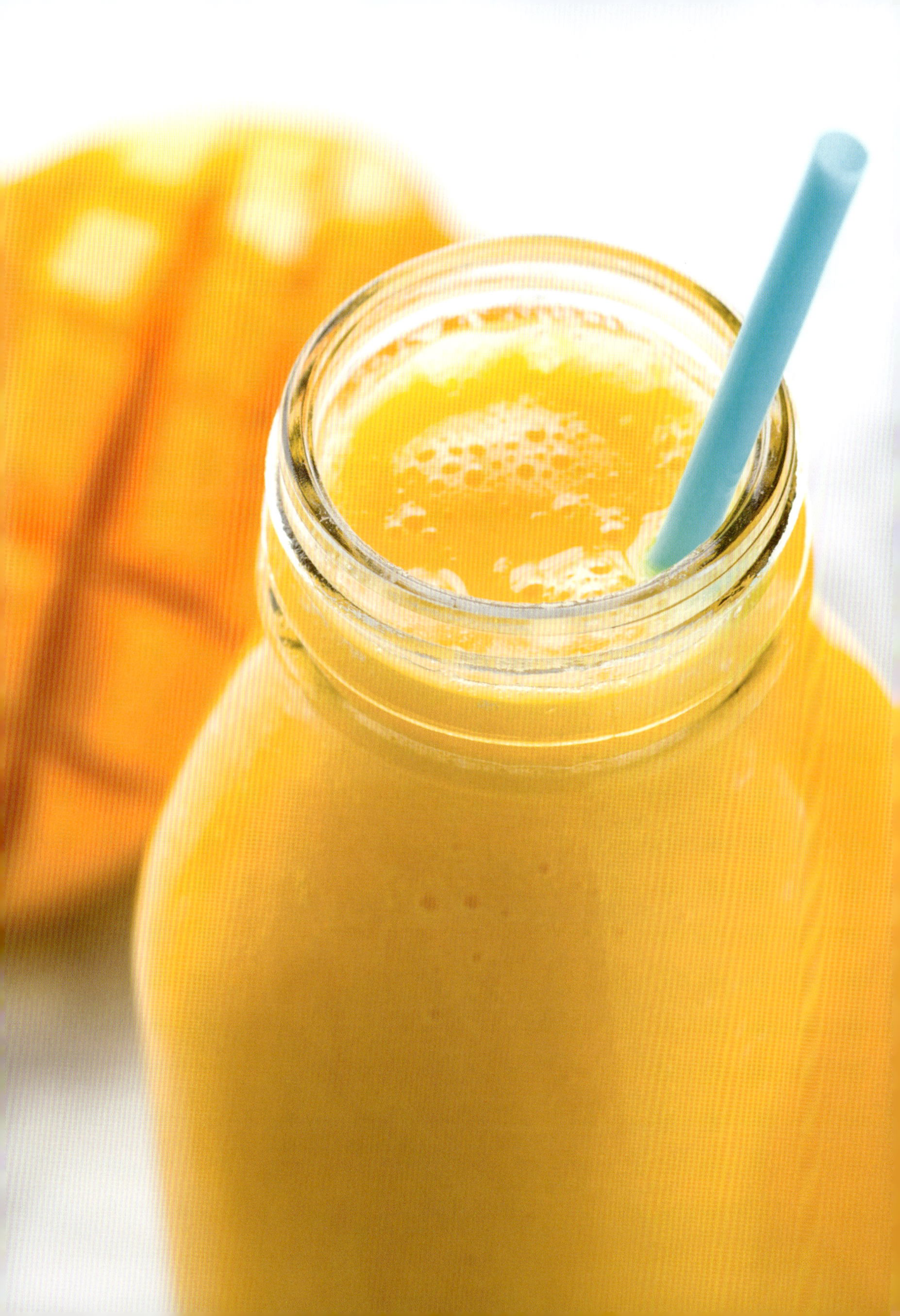

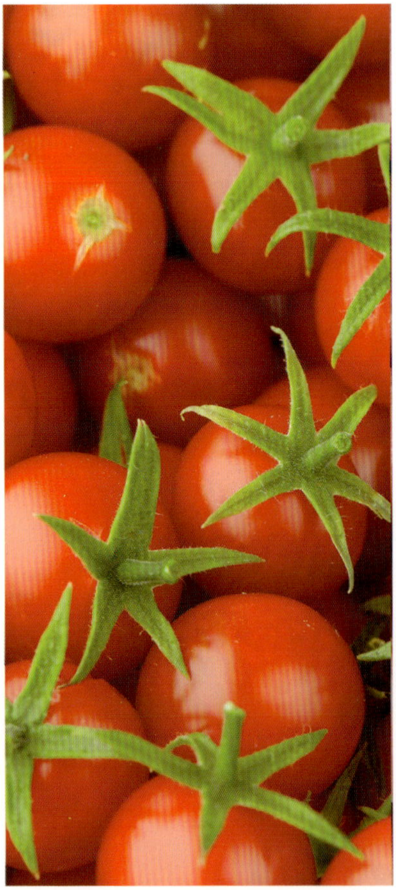
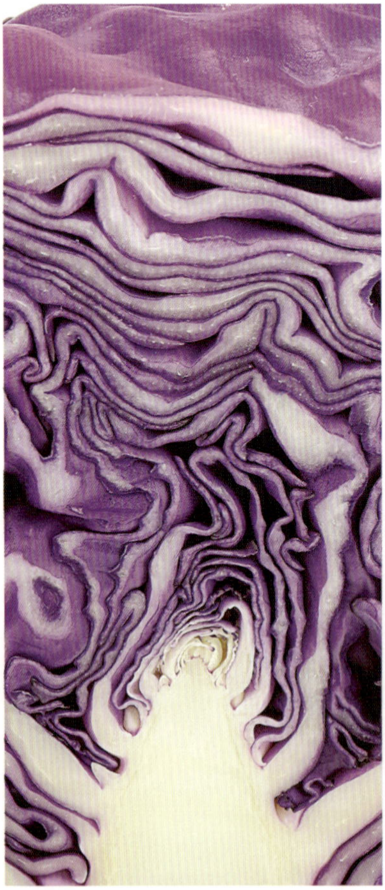
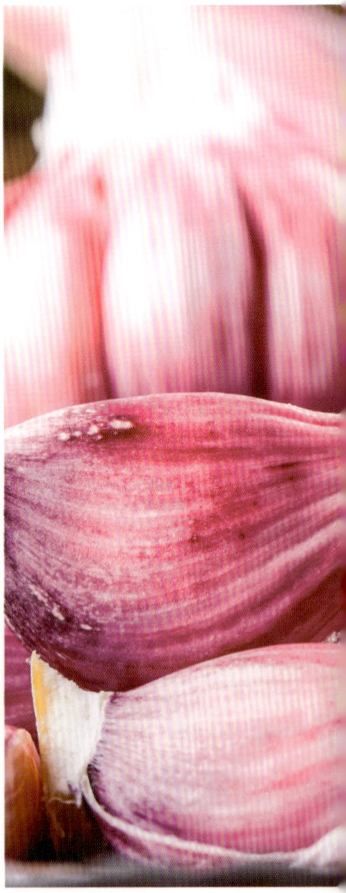

午餐
LUNCH

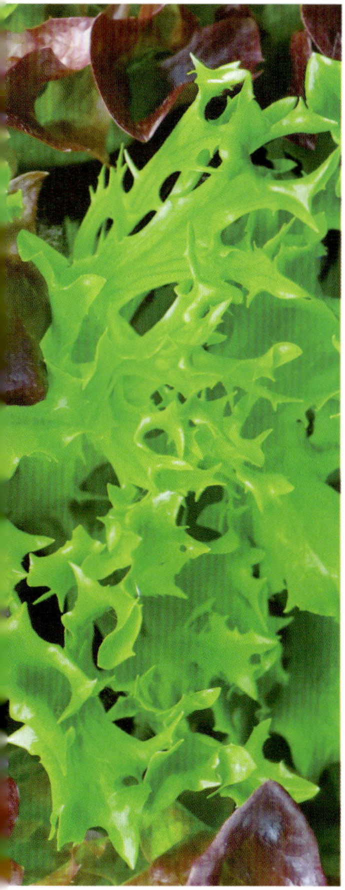
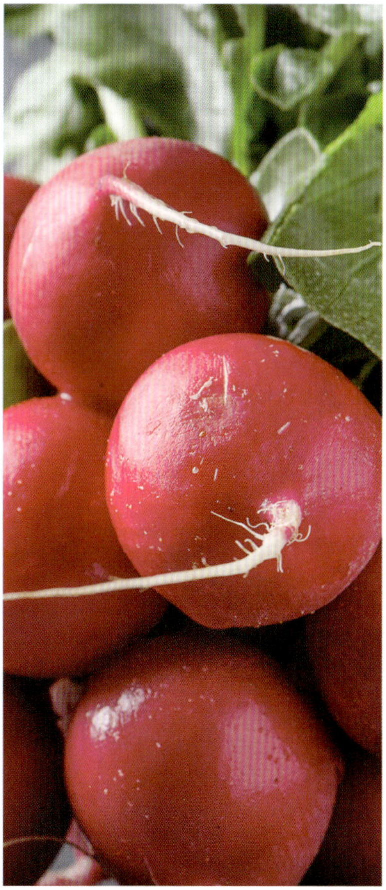
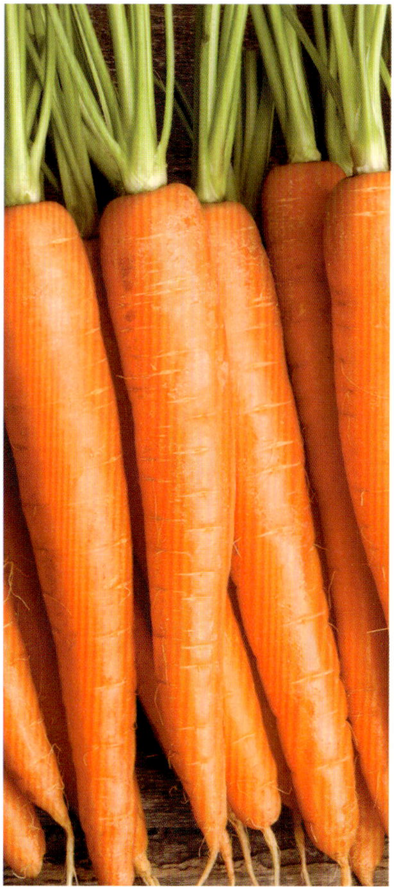

青醬櫛瓜麵

2 人份

櫛瓜麵條是一種清爽而美味，能將眾多美好食材的風味融為一體的方式。熟悉的青醬風味結合甜美的小番茄和清淡的麵條，造就了一道清爽、令人滿足且極為美妙的料理！

3 條中等大小的櫛瓜，去皮
2 杯鬆放入杯的羅勒葉
¼ 杯火麻籽
¼ 杯核桃
1 小匙橄欖油（可加可不加）
½ 顆去籽椰棗
2 瓣大蒜
¼ 小匙海鹽
1 顆檸檬
¼ 杯水
2 杯櫻桃番茄

使用螺旋削麵器、削皮器或切絲器將櫛瓜變成麵條，將這些麵條放入一個大碗中備用。將羅勒葉、火麻籽、核桃、橄欖油、椰棗、大蒜瓣、海鹽、檸檬汁和水一起放入調理機中攪打，直到形成順滑的青醬。把青醬倒在櫛瓜麵上，拌勻直到麵條均勻裹上醬汁。將麵條分成兩碗，上面放上切片的櫻桃番茄，裝盤後即可享用！

小訣竅

- 如果有需要，可以用海藻麵或黃瓜麵代替櫛瓜麵。
- 這道菜很適合帶去公園野餐。多做幾份就可以與其他人分享！

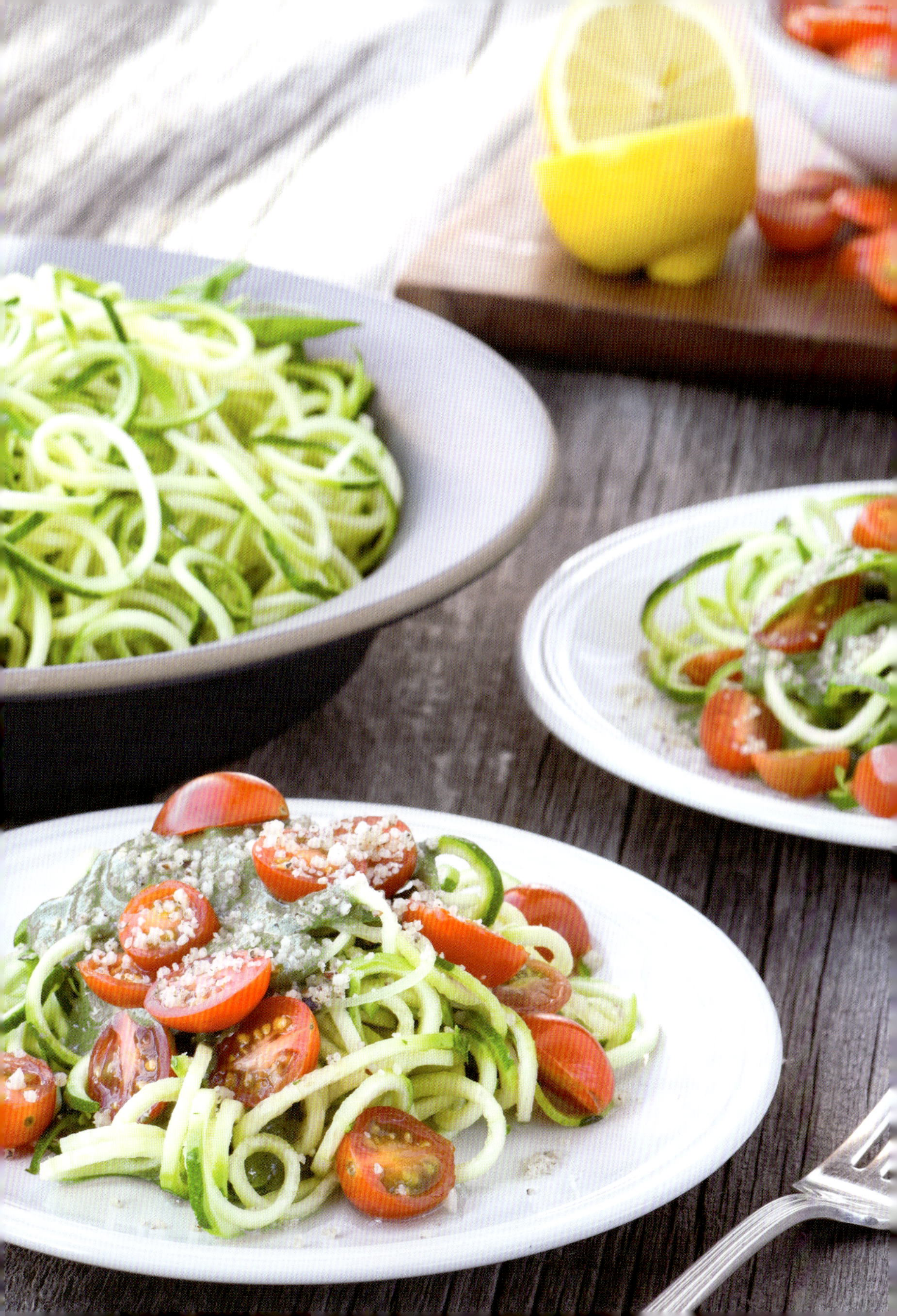

梅森罐沙拉兩吃

可做 2 人份

在你的飲食中加入大量療癒食物的最佳方式之一，就是提前做好準備。這兩種沙拉可以提前製作，並在冰箱中保存 3 天。隨時隨地都能輕鬆享用！

綜合蔬菜沙拉配田園沙拉醬

2 杯紫高麗菜絲
2 杯紅蘿蔔絲
2 杯切碎的蘆筍
1 杯蘿蔔片
1 杯切碎的茴香
1 杯切碎的芹菜
1 杯切碎的香菜
½ 杯切碎的歐芹
½ 杯蔥段
1 顆檸檬，切半
1 顆酪梨，切丁（可加可不加）
8 杯菠菜或芝麻葉

醬料

¼ 杯巴西堅果
¼ 杯腰果
6 吋長的西洋芹
1 顆蒜瓣
1 大匙乾燥歐芹
1 湯匙新鮮蒔蘿
½ 大匙大蒜粉
¼ 小匙芹菜籽
¼ 小匙海鹽
1 顆檸檬
½ 杯水

1 將所有材料（菠菜或芝麻菜除外）分層放入兩個大的（32 盎司）梅森罐中。將瓶子放入冰箱可存放 3 天。要食用時，將綜合蔬菜放到綠色葉菜上，淋上田園沙拉醬，即可享用。

2 將巴西堅果、腰果、芹菜、蒜瓣、乾燥歐芹、新鮮蒔蘿、大蒜粉、芹菜籽、海鹽和檸檬汁一起放入調理機中攪拌至順滑。慢慢加入 ¼ 到 ½ 杯的水，達到所需濃度時即可。將調味醬裝在小瓶中，放入冰箱可保存 3 天。

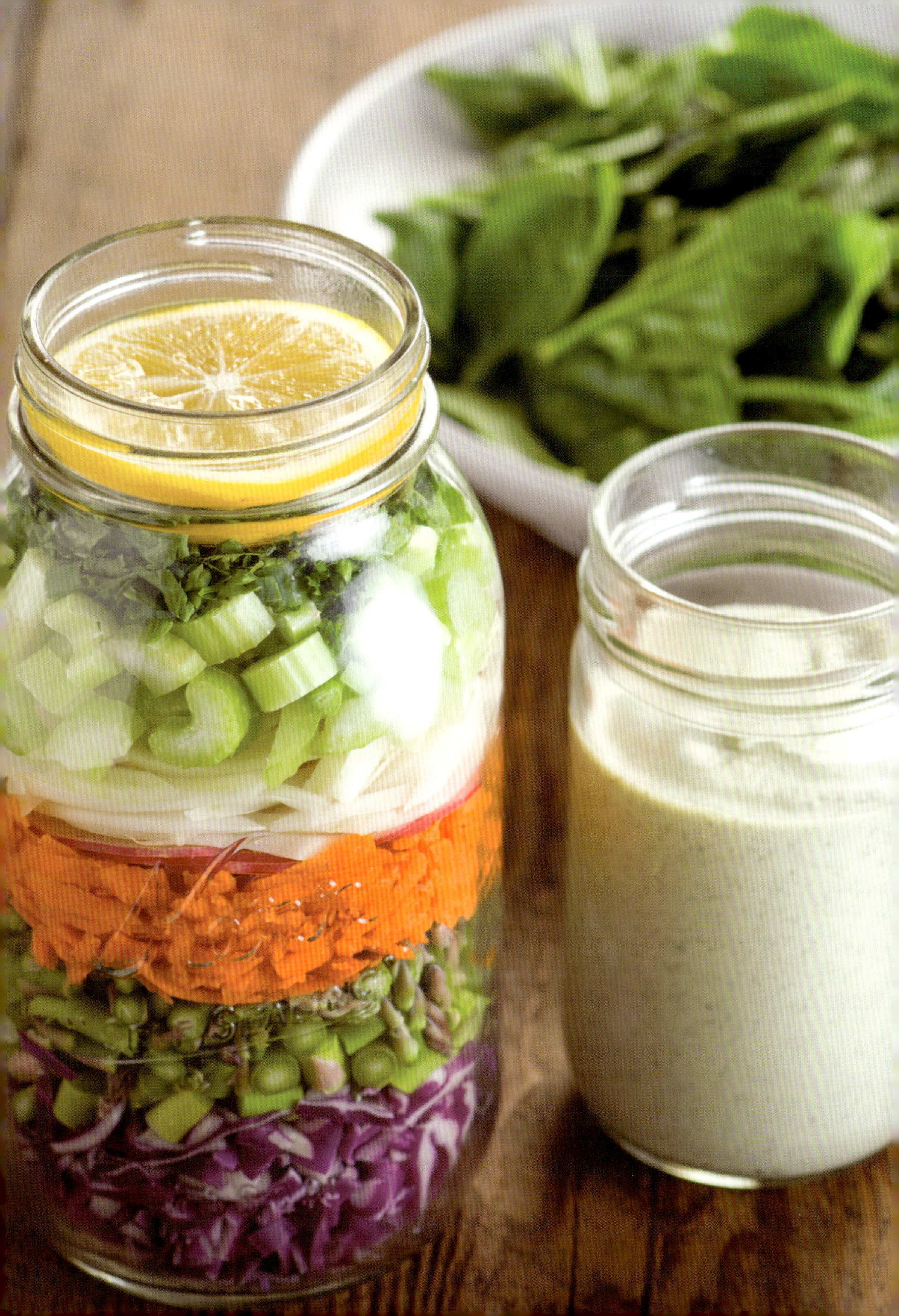

葉菜水果沙拉

2 杯柳橙切片
2 杯新鮮覆盆子
2 杯芒果丁
2 杯黃瓜丁
1 杯石榴籽
1 杯切碎的香菜
½ 杯切碎的羅勒
1 顆萊姆
8 杯綠色蔬菜

將所有水果分層放入兩個大的（32 盎司）梅森罐中。將萊姆切成塊狀，鋪在罐子的最上層。將瓶子放入冰箱可存放三天。要食用時，將水果沙拉放在綠葉蔬菜上，上面擠上萊姆汁，即可享用。

小訣竅

- 如果你手邊沒有梅森罐，可以將這些沙拉存放在任何可用的容器中。
- 如果要趕著出門，就拿一袋或一盒預先洗過的沙拉蔬菜，再加上你的沙拉罐，就可以隨時享用了。不要讓任何事情阻擋你的療癒，你一定可以的！

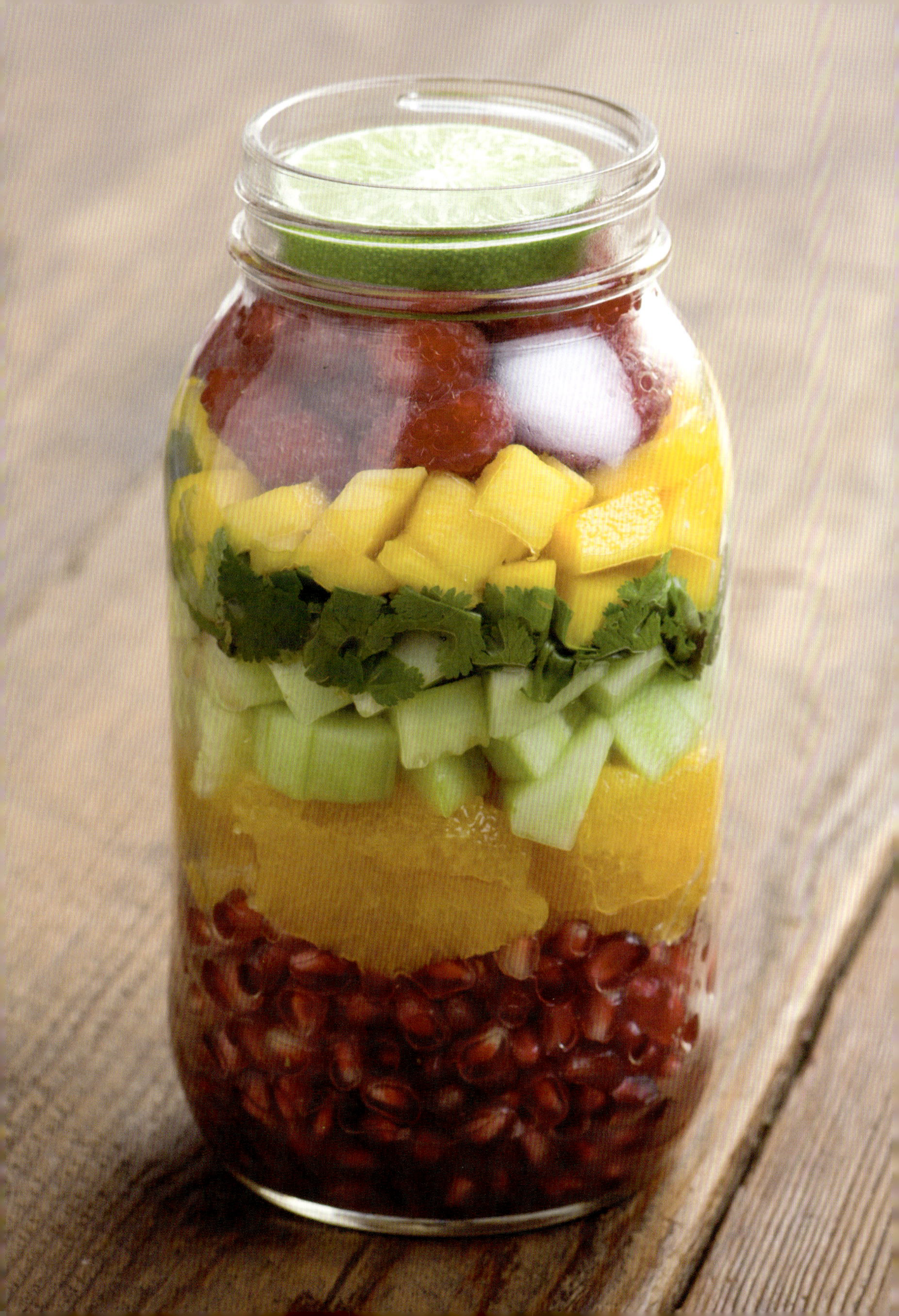

醫療靈媒菠菜湯

1 人份

在我們的飲食中加入更多水果和蔬菜的其中一個驚人之處在於，我們的味蕾會發生變化，隨著時間的累積，我們開始越來越渴望這些新鮮的食材。當你發現自己渴望綠葉蔬菜以及它們所帶來的益處時，這款製作簡單、風味豐富的冷湯是將綠色葉菜以容易消化的方式融入你的日常生活。有了菠菜提供的礦物質，也有助於抑制對那些你知道目前對健康無益的食物的渴望。

1 ½ 杯小番茄
1 根西洋芹
1 瓣大蒜
1 顆柳丁
4 杯菠菜
2 片羅勒葉
½ 顆酪梨（可加可不加）

將番茄、西洋芹、蒜頭與 1 顆柳橙的汁放入調理機中攪打至順滑。一次加入一小把菠菜，直到完全混合。加入羅勒和酪梨（若有需要的話），攪拌至滑順可立即上桌享用！

小訣竅

- 可用 ¼ 杯香菜葉代替羅勒。
- 如果這款湯沒讓你一開始時就大聲讚嘆「哈利路亞！」的話，請隔幾週再試一次。當你的口味開始改變時，你可能會發現你非常喜歡這道湯品，甚至將它變成你的餐桌上的主力佳餚！

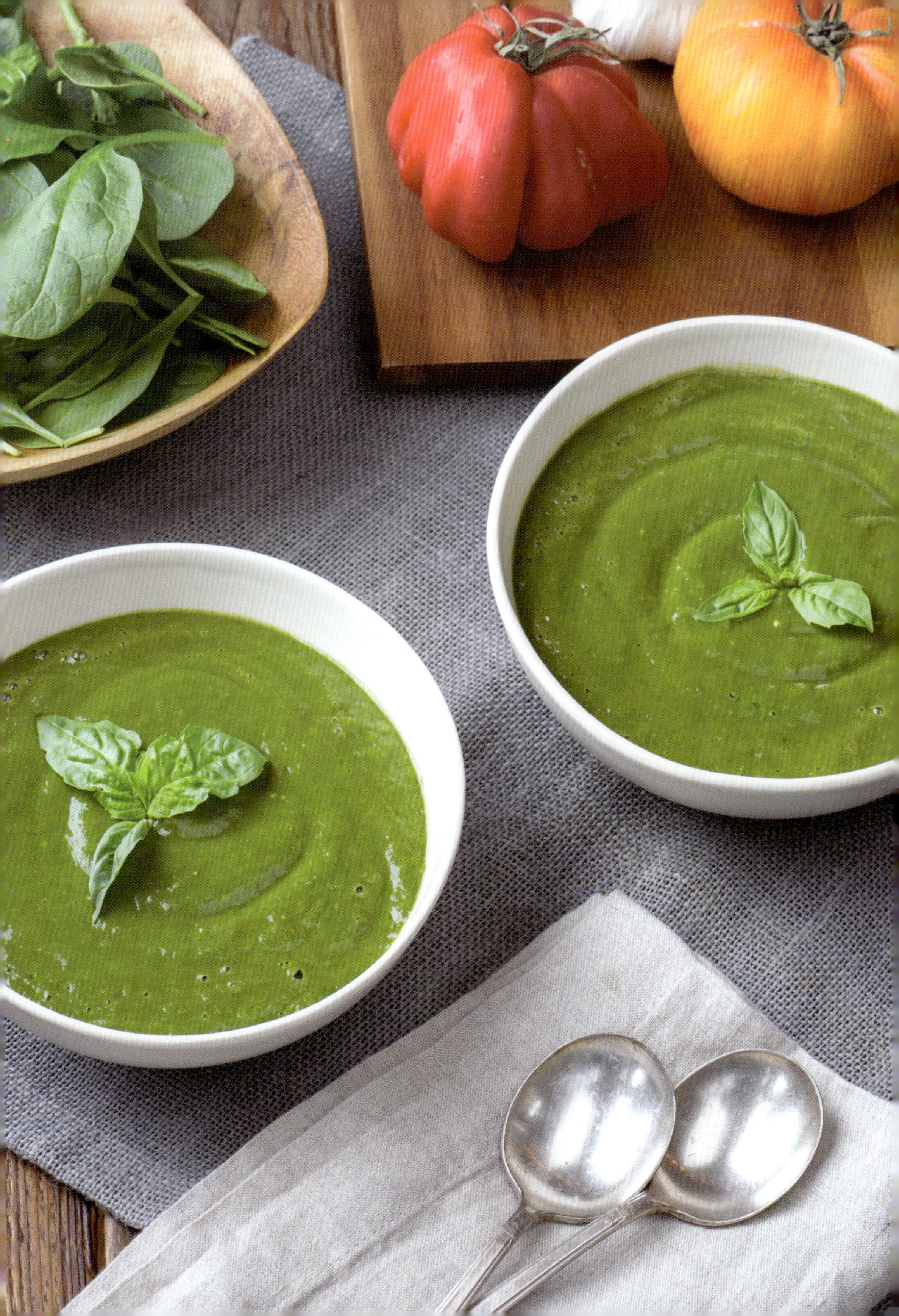

朝鮮薊番茄沾醬配蔬菜脆片

2 人份

這款綿密的蘸醬只需幾秒鐘即可製作，融合了濃烈的風味與溫暖的舒適感。日曬番茄、大蒜和歐芹與柔嫩的朝鮮薊心完美混合，創造出一道讓每個人都回味無窮的蘸醬！

2 杯蒸朝鮮薊心（見小訣竅）
¾ 杯無油番茄乾，在熱水中浸泡 5 分鐘
2 大匙生芝麻醬
1 杯的歐芹
2 瓣大蒜
1 顆檸檬
¼ 小匙海鹽
你所選擇的蘸醬蔬菜（如甜椒、黃瓜、花椰菜、蘿蔔、蘆筍）

將朝鮮薊心、番茄乾、芝麻醬、歐芹、蒜瓣、檸檬汁和海鹽放入食物處理機。將材料一起處理，直到完全混合。將朝鮮薊蘸料與你選擇的任何蔬菜一起食用！

小訣竅

- 為了準備朝鮮薊心，請依照第 242 頁蒸整顆朝鮮薊的說明操作。待朝鮮薊冷卻後，將所有堅韌的綠葉全部去除，只留下柔嫩的黃色部分。將朝鮮薊切成兩半，然後用湯匙將「籽鬚」（即絲滑的白色和紫色葉片及其下的纖維）完全挖出。現在，你的朝鮮薊心就準備好了。
- 如果沒有生的芝麻醬，可以用一般的芝麻醬代替。生芝麻醬的味道較溫和，而烤過的芝麻醬的味道則更具特色。兩者都能很好地搭配。
- 這款蘸醬可以搭配生蔬菜食用，或與各種煮熟的蔬菜一起享用。如果你想要有創意一點，甚至可以嘗試將它填入烤馬鈴薯中！

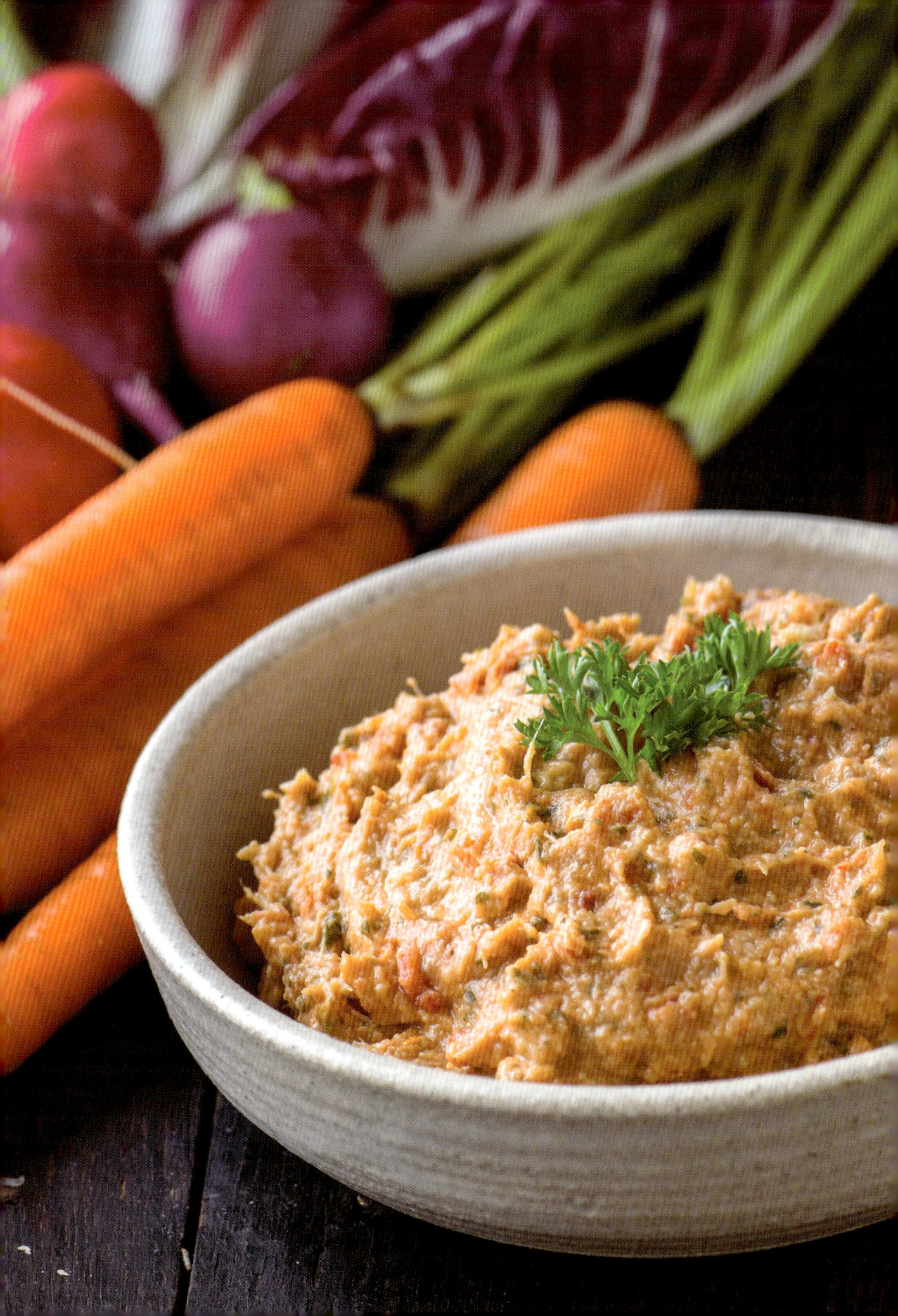

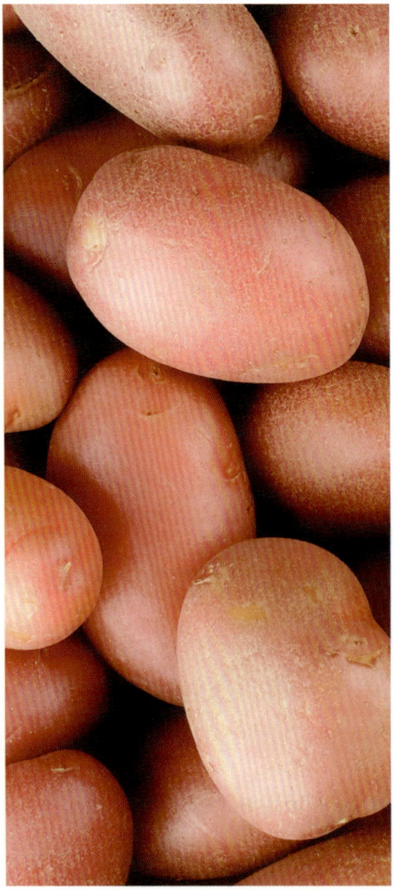
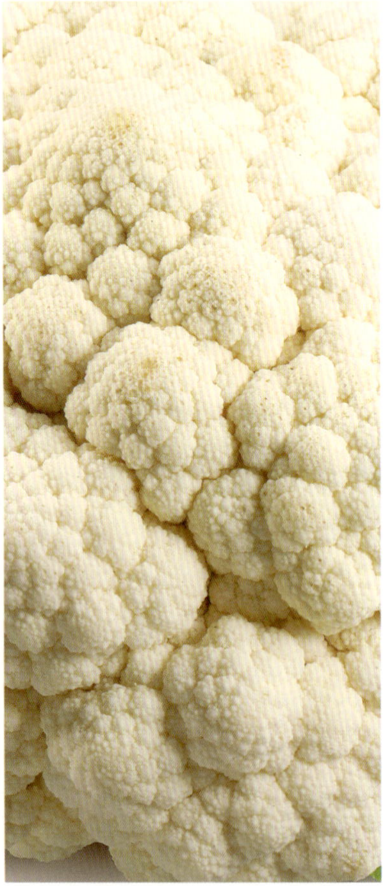
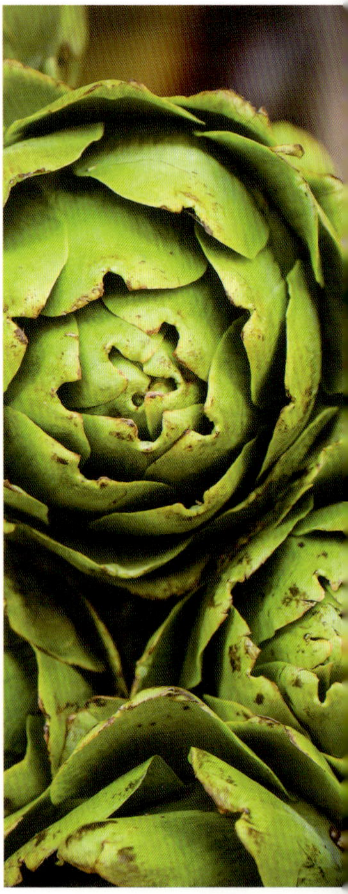

晚餐
DINNER

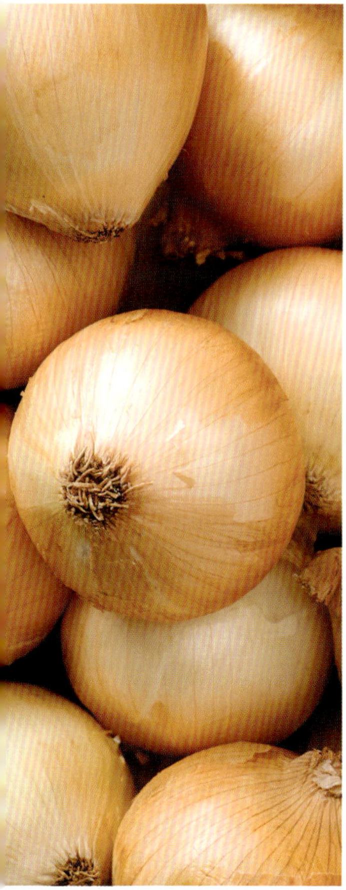
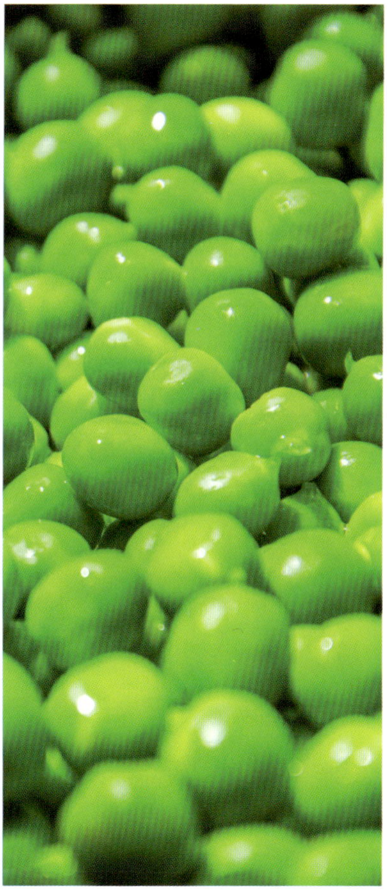
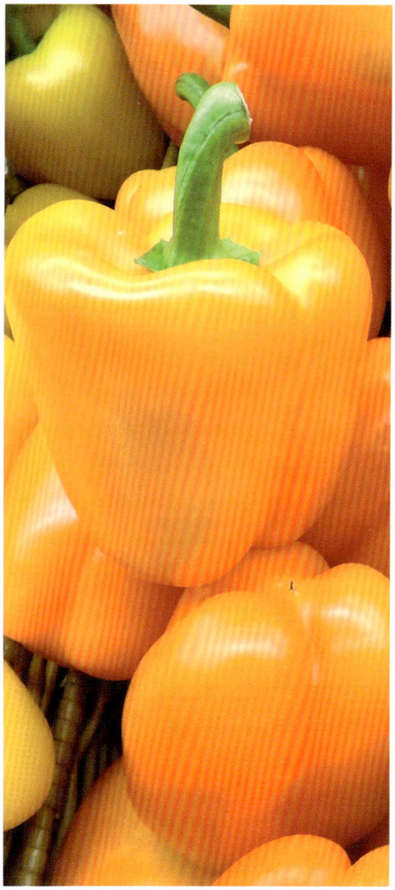

「墨西哥玉米片風」烤馬鈴薯

2 到 3 人份

傳統的玉米片製成的脆片雖然經典，但這些柔軟金黃的烤馬鈴薯片毫不遜色。它們在烤箱中完美烤至外層酥脆、內部柔軟，再搭配酪梨、番茄、洋蔥和香菜等熟悉的風味堆疊，這些馬鈴薯片上桌後會迅速消失，所以你可能需要做兩份。在淋上蒜香腰果醬，讓這些馬鈴薯片風味升級更加讓人享受！

6 顆中等大小的馬鈴薯
2 小匙椰子油
½ 小匙海鹽，分開使用
1 顆酪梨，切丁
1 杯番茄丁
1 杯洋蔥丁
½ 杯香菜，切碎
½ 墨西哥辣椒，切碎（可加可不加）
2 顆萊姆
¼ 杯蒜香腰果醬（可加可不加，食譜在第 242 頁）

1 將烤箱預熱至 190°C。將馬鈴薯去皮，切成 ¼ 吋至 ½ 吋厚的圓片，加入椰子油和 ¼ 小匙的海鹽拌勻。將馬鈴薯放在鋪了烤盤紙的烤盤上。請預留空間，讓它們不會碰觸或重疊。烤 20 分鐘後，翻面，再烤 10 分鐘。

2 烤馬鈴薯的同時，將酪梨、番茄、洋蔥、香菜、墨西哥辣椒和兩顆萊姆的汁放入一個小碗中。將馬鈴薯片擺放在餐盤上。淋上酪梨莎莎醬，如果需要的話，再淋上蒜香腰果醬。最後灑上剩餘的海鹽，即可享用！

小訣竅

- 可以嘗試使用不同品種的馬鈴薯，以獲得不同的營養、味道和口感。
- 如果想提前準備，可以嘗試先將馬鈴薯去皮切片，然後放入一個裝有冷水的碗中，存放在冰箱裡。這樣保存最多可以維持三天；只需每天換水，你就能隨時享用準備好的馬鈴薯。

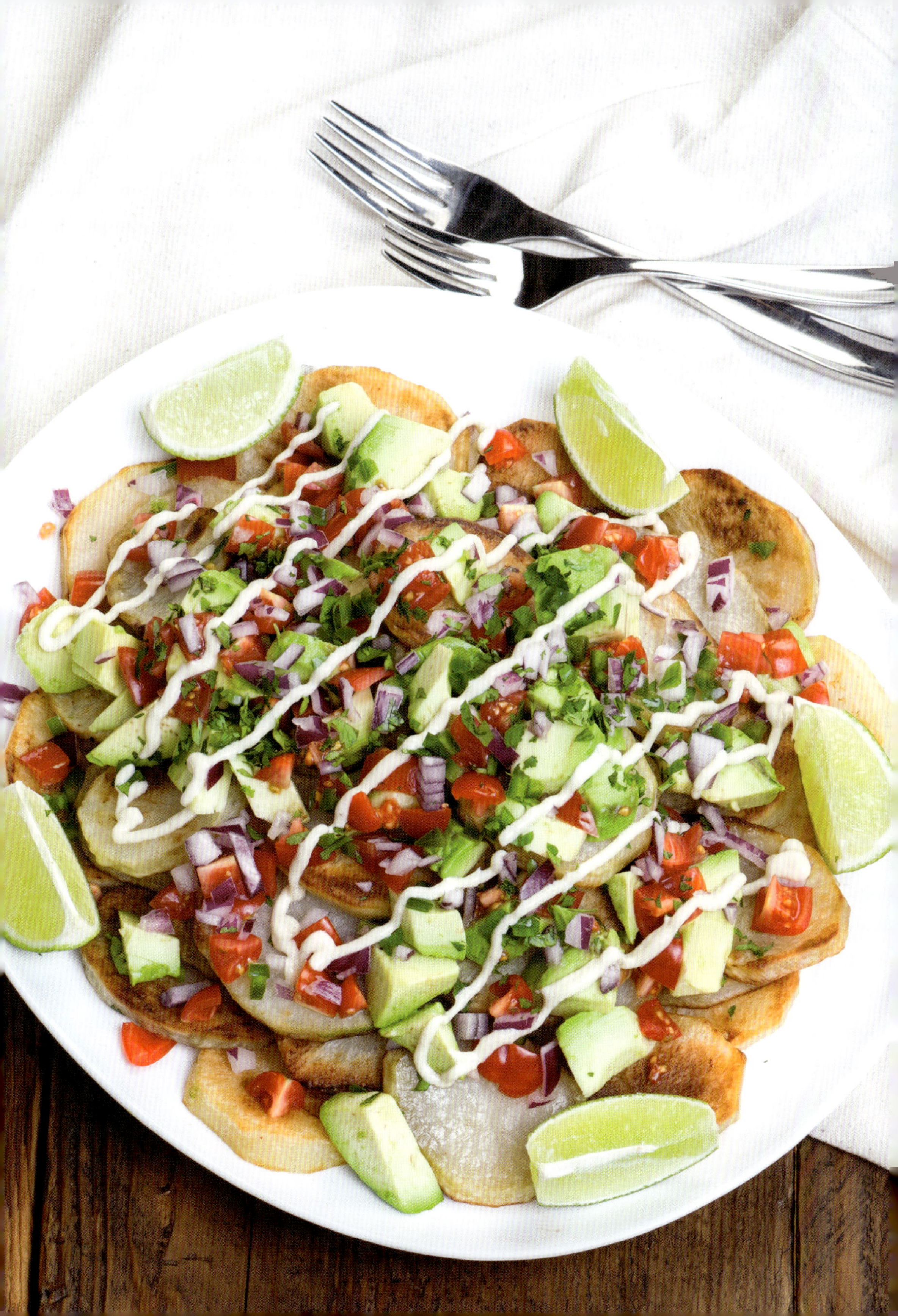

花椰菜炒飯

2 到 3 人份

要在忙碌的日程與家人需求之間取得平衡，對我們的療癒旅程來說可能是一大挑戰。這道花椰菜「炒飯」以餐廳等級的風味，加上準備時間短，或許能讓你的生活變得更輕鬆。這個食譜既可熟食也可生食，還可以輕鬆根據你家人的喜好調整蔬菜和香草的搭配。

1 顆中等大小的白色花椰菜（約 6 杯花椰菜）
1 小匙椰子油
½ 顆紫洋蔥，切丁
1 吋薑，切碎
3 瓣蒜，切碎
1 大根胡蘿蔔，切丁
1 顆紅甜椒，切丁
2 根西洋芹，切丁
1 杯豌豆
1 小匙烤芝麻油
2 大匙椰子醬油（coconut aminos）
½ 小匙生蜂蜜（可加可不加）
1 小匙海鹽
½ 墨西哥辣椒（可加可不加）
1 杯香菜
¼ 杯杏仁，切碎（可加可不加）
2 小匙芝麻
1 顆萊姆，榨汁

1 將花椰菜切成小朵，放入食物處理機中。「瞬打」多次至白花椰呈粗米狀。使用過濾袋或紗布擰出「花椰菜米」中的多餘水分，然後放置一旁。

2 在大平底鍋中加入一小匙椰子油，以中高火煸炒洋蔥至半透明且熟透。必要時加入一大匙的水以防止黏鍋。將薑、蒜頭、胡蘿蔔、甜椒、西洋芹和豌豆與紫洋蔥一起放入鍋中，繼續烹煮 5 到 7 分鐘，直到蔬菜開始軟化。在鍋中加入花椰菜米、烤芝麻油、椰子醬油、生蜂蜜和海鹽，充分攪拌均勻。繼續再煮 5 到 7 分鐘，直到花椰菜米變得柔軟。

3 將這道花椰菜「炒飯」裝盤，可依據需要再撒上墨西哥辣椒，搭配香菜、切碎的杏仁、芝麻和大量萊姆汁，即可享用！

4 生花椰菜「炒飯」：按照製作白花椰菜米的第一步，將飯與紫洋蔥、薑、1 瓣剁碎的大蒜、胡蘿蔔、甜椒和西洋芹一起放入大碗中。將烤芝麻油、椰子醬油、海鹽和墨西哥辣椒攪拌入花椰菜飯中，醃至少 15 分鐘。上菜時撒上香菜、切碎的杏仁、芝麻和萊姆汁。

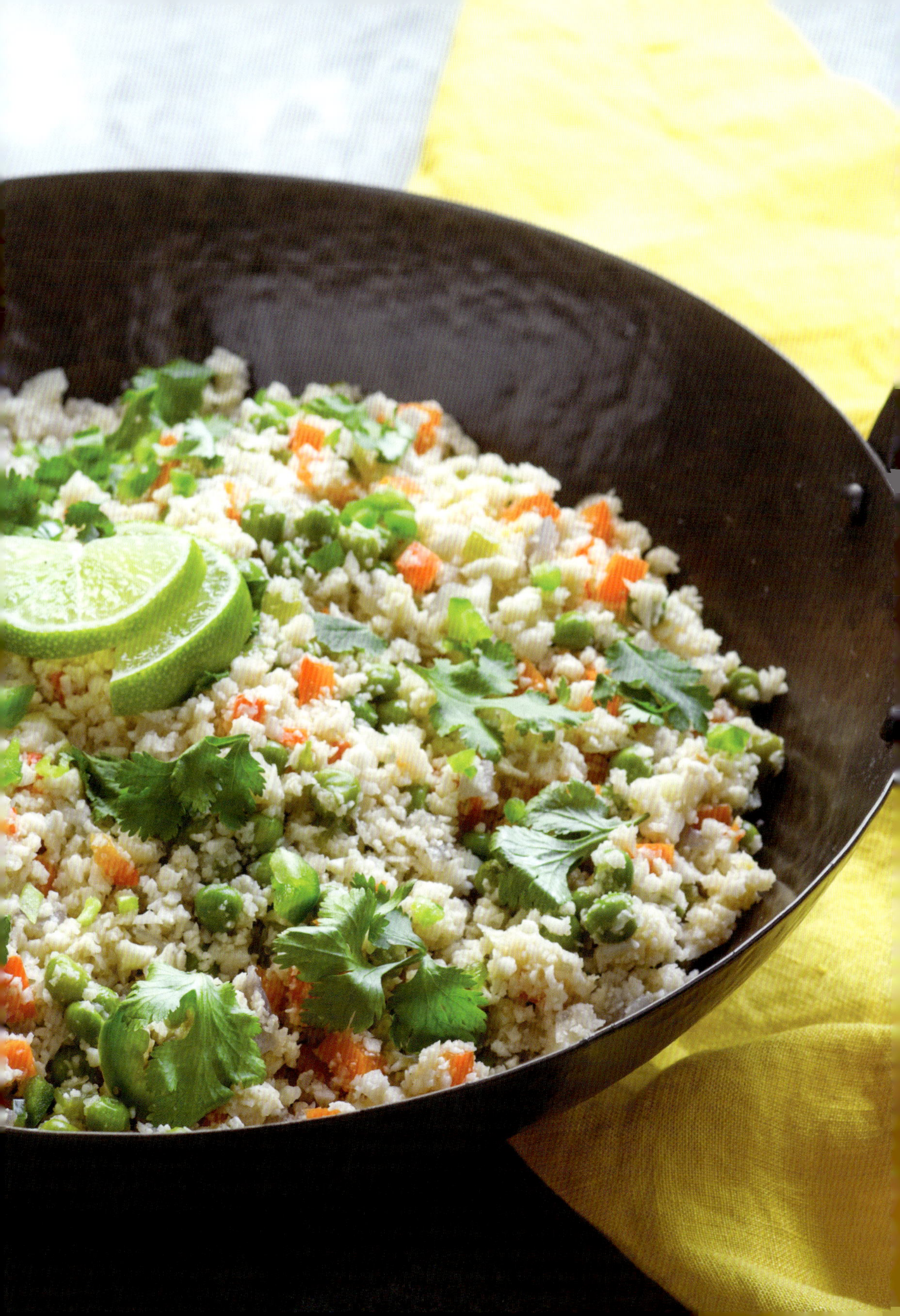

蒸朝鮮薊配蒜香腰果醬

2 人份

單獨食用蒸朝鮮薊搭配少許檸檬汁和海鹽已經非常美味了，尤其當你了解它們對甲狀腺的療癒功效時。這個食譜將朝鮮薊的美味又提升到了另一個層次，搭配美味的蒜香腰果醬，這是一道非常簡單的食譜，也能夠在你下一次的聚餐宴客時讓賓客驚艷！

4 顆朝鮮薊
1 杯腰果
2 大匙橄欖油
3 瓣大蒜
2 顆檸檬
¼ 小匙海鹽
½ 至 1 杯水

1. 修剪朝鮮薊，從頂部切下 ½ 吋，莖部除留約 ½ 英吋外全部去除。其餘葉子也切去約 ½ 英吋。將一鍋水煮沸。把朝鮮薊放入鍋內的蒸籃中。根據朝鮮薊大小蒸煮大約 30 至 40 分鐘。當其中一片葉子能輕鬆拉下且變得柔軟時，即表示已熟透。
2. 將腰果、橄欖油、大蒜、兩顆檸檬的汁和海鹽與 ½ 杯水放入調理機中攪打，直至形成光滑的蒜泥醬，若需要較稀的稠度，則在攪打時再緩慢加入另外 ½ 杯水。
3. 將蒸好的朝鮮薊與蒜香腰果醬一同搭配食用，並依個人喜好灑上新鮮香草作為裝飾！

小訣竅

- 將多餘的蒜香腰果醬留作蒸馬鈴薯或綠花椰的醬汁，或是「墨西哥玉米片風烤馬鈴薯」（食譜見 238 頁）的配料，或加入羽衣甘藍做成豐盛的沙拉。

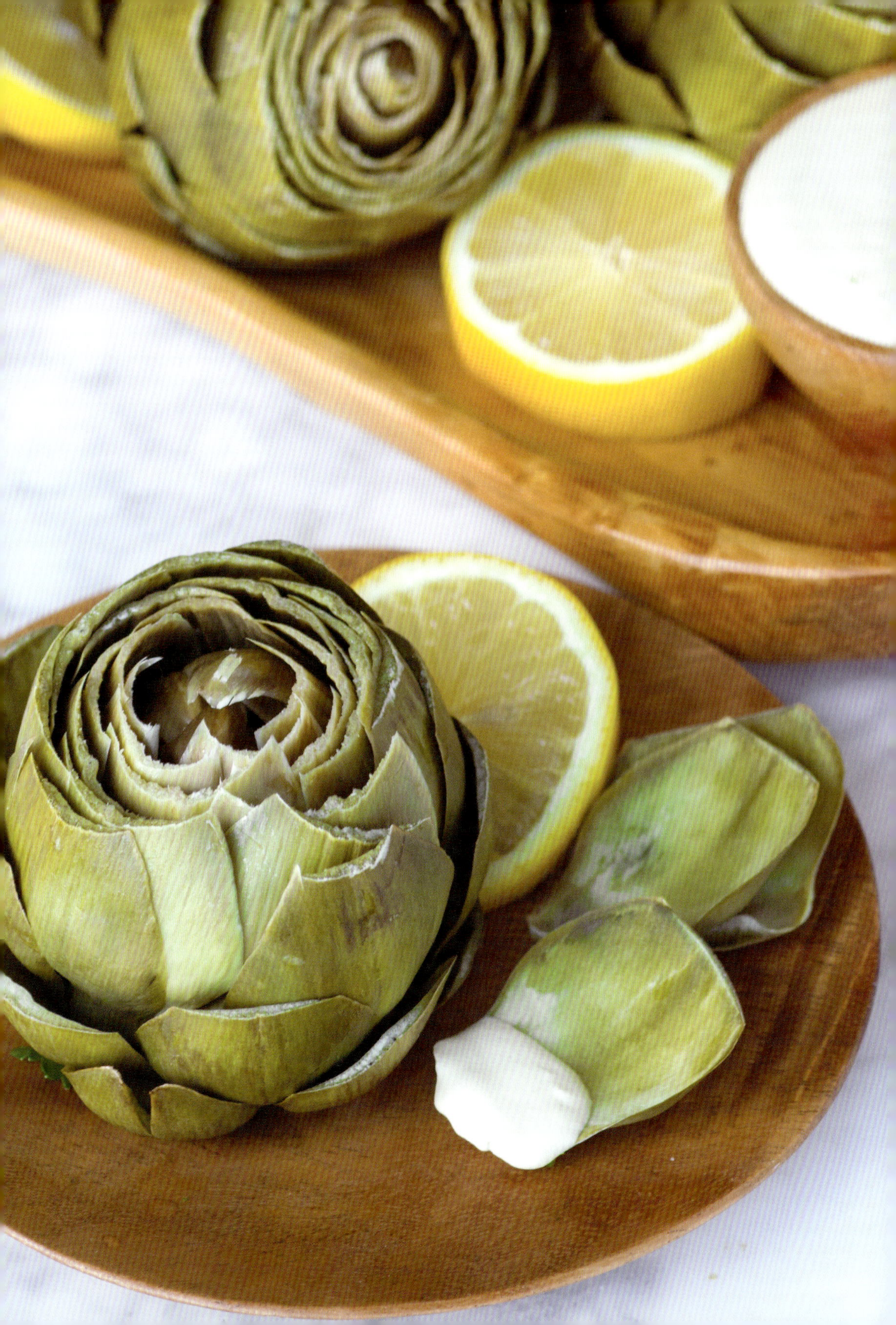

紅醬南瓜義大利麵

2 人份

義大利麵南瓜之所以得此名，是因為嫩黃色的絲狀果肉非常像義大利麵，尤其是當你在上頭淋上濃郁美味的番茄醬，再撒上巴西堅果羅勒「帕瑪森」時，這道菜會立刻成為家人和朋友的最愛，所以你可能想做兩份。把一批醬汁冷凍起來，這樣當你渴望大碗義大利麵時，總有現成的醬汁可以使用！

1 顆義大利麵南瓜（spaghetti squash，又稱金絲瓜）
2 杯紫洋蔥丁
4 瓣大蒜，切碎
2 杯櫻桃番茄
1 杯切片蘑菇（可加可不加）
1 小匙辣椒粉
1 小匙烤雞用綜合香草
1 小匙大蒜粉
¼ 小匙咖哩粉
¼ 小匙海鹽
½ 杯日曬番茄乾，在熱水中浸泡 5 分鐘
¼ 杯巴西堅果羅勒「帕馬森」

巴西堅果羅勒「帕瑪森起司」

¼ 杯巴西堅果
¼ 小匙海鹽
¼ 小匙乾燥羅勒
1 瓣大蒜

1 將烤箱預熱至 200˚C。小心地將義大利麵南瓜切成兩半，並去除籽。將烤盤中注入 ½ 英吋水，將切成兩半的南瓜切面朝下放入烤盤中。烘烤大約 30 至 40 分鐘，直到輕按南瓜外側能留下一個指印。將南瓜從烤箱中取出後放涼用叉子刮下南瓜的內側，形成「麵條」絲。將南瓜麵分裝在兩個碗中。

2 要製作「波隆那紅醬」，將切丁的洋蔥與 2 大匙水放入中鍋中。用中大火翻炒洋蔥，直到變得透明且變軟。如果有需要，請每次加入一大匙水以防止黏鍋。再加入大蒜、櫻桃番茄、蘑菇、辣椒粉、烤雞用綜合香草、大蒜粉、咖哩粉、海鹽，以及番茄乾，繼續烹煮，頻繁攪拌 5 至 7 分鐘，直到番茄軟化。使用手持式攪拌器將醬料攪打至混合但仍呈少許塊狀。或者，將醬汁倒入立式調理器，稍微瞬打，並確保上蓋的保持部分開啓狀態，以便熱蒸氣排出。

3 將醬汁淋在義大利麵上。在撒上巴西堅果羅勒「帕馬森」，即可享用！

4 將巴西堅果、海鹽、羅勒和蒜頭放入調理機或食物處理機中，輕輕攪打至碎末狀。

＊譯者註：①義大利麵南瓜在台灣並不常見，可使用一般南瓜製作。
②烤雞用綜合香料中有乾燥鼠尾草、乾燥百里香、乾燥馬鬱蘭、乾燥迷迭香、乾燥豆蔻和黑胡椒。

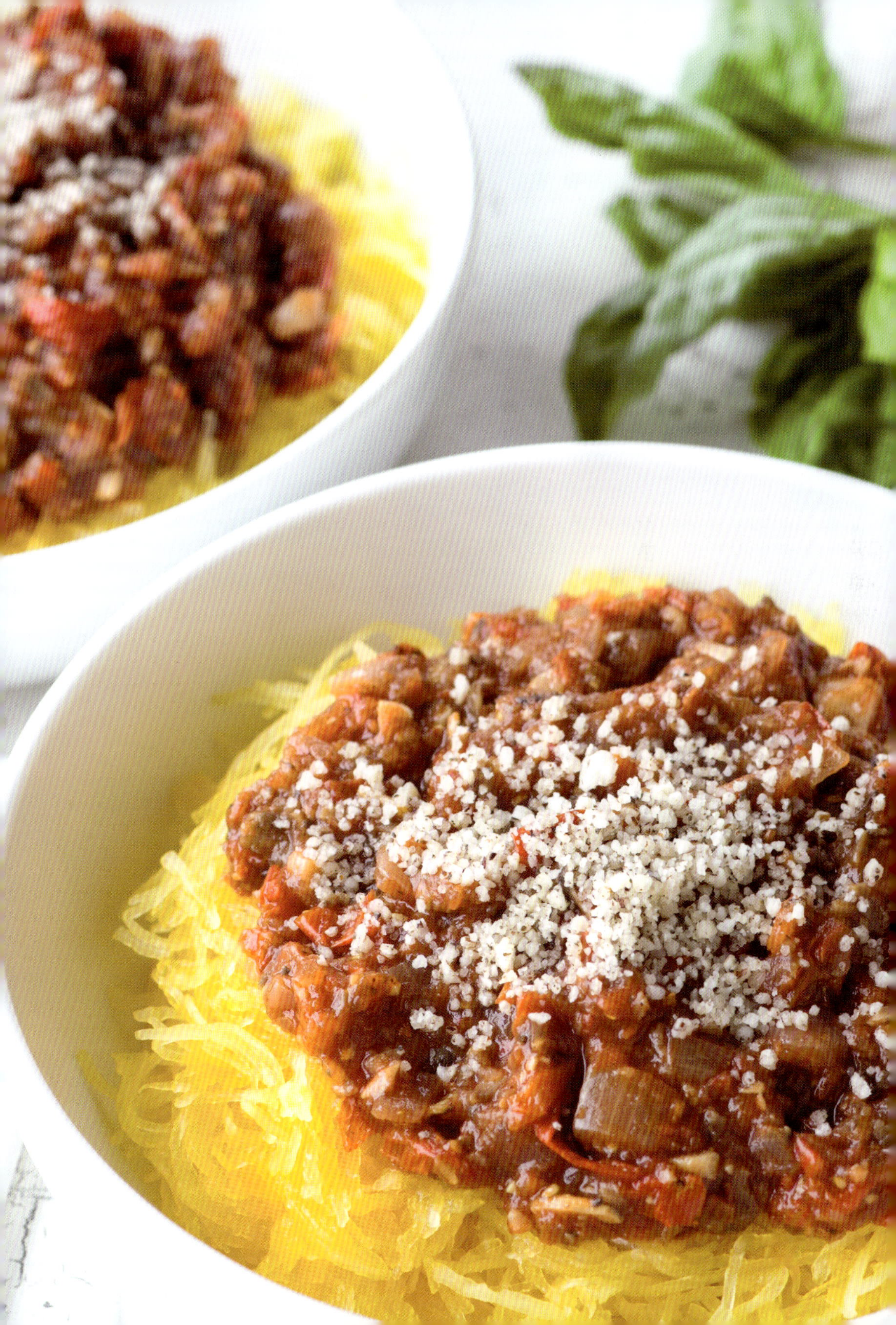

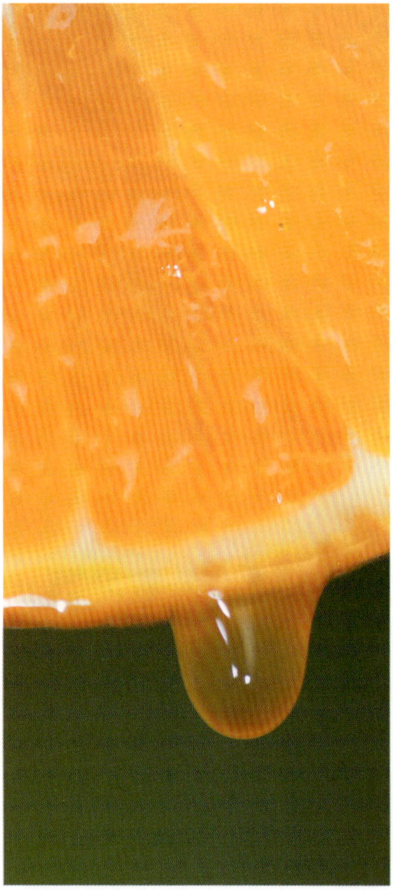
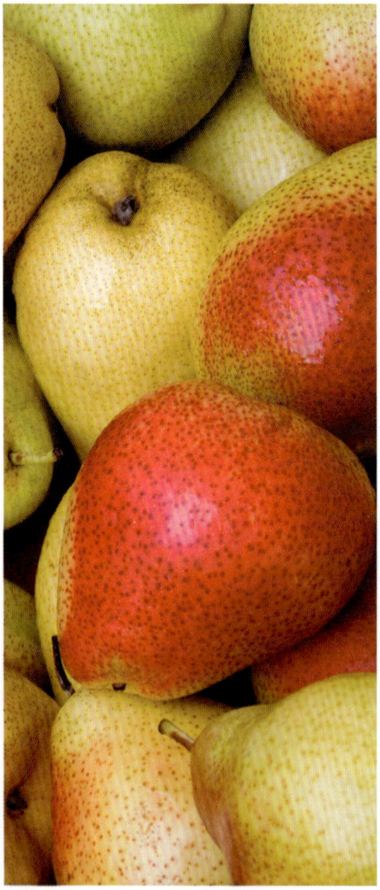
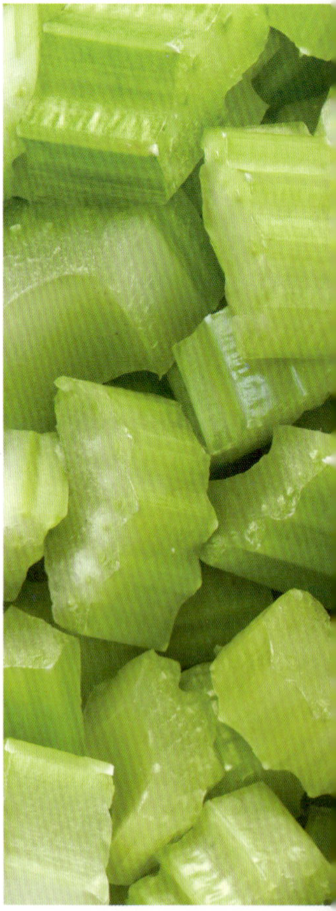

點心
SNACKS

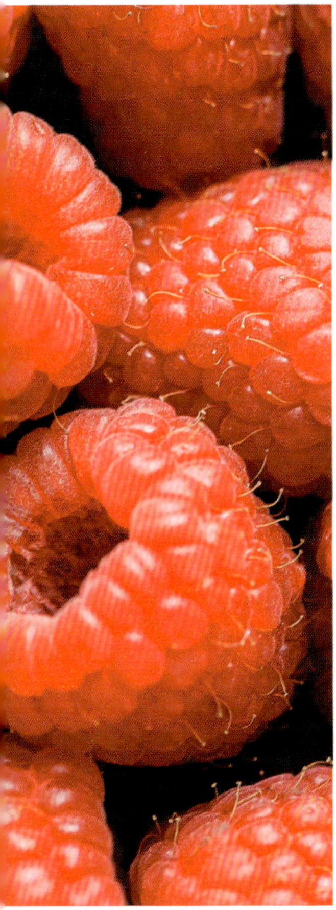
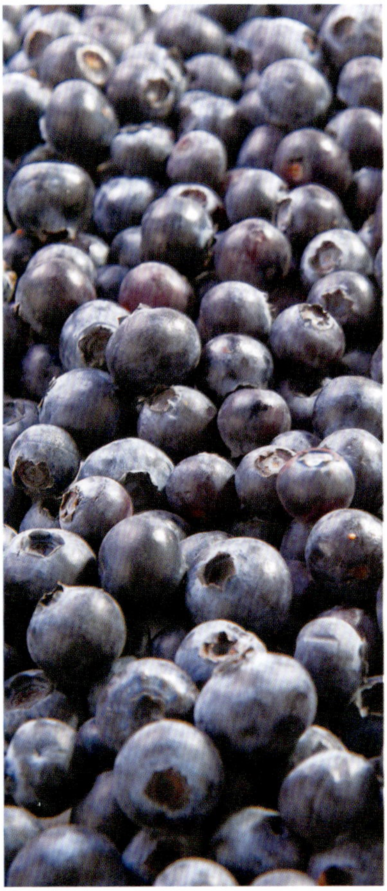
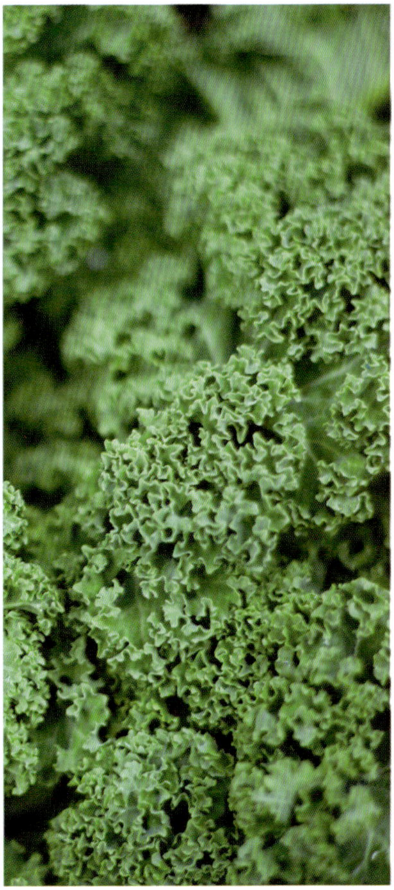

地瓜片佐酪梨醬

1 到 2 人份

洋芋片的名聲不太好，因為許多商店賣的都含有防腐劑和不好的成分。你可以在家裡用烤箱製作美味、乾淨的版本！下面的食譜中加入了大量香料，讓地瓜片風味更濃郁，不過你也可以不加任何香料。只需撒上海鹽或沾點令人垂涎的酪梨醬，就會同樣美味。

2 塊大地瓜
¼ 小匙海鹽
¼ 小匙大蒜粉
¼ 小匙孜然粉
¼ 小匙紅甜椒粉（paprika）
¼ 小匙辣椒粉（chili powder）
¼ 小匙卡宴辣椒粉（可加可不加）
2 小匙椰子油（可加可不加）

酪梨醬

2 顆酪梨
½ 顆檸檬
1 顆萊姆
1 顆小番茄，切丁
¼ 顆紫洋蔥，切丁
½ 杯香菜，切碎
1 瓣大蒜，切碎
¼ 墨西哥辣椒，切碎（可加可不加）
¼ 小匙海鹽（可加可不加）

1 將烤箱預熱至約 120℃。使用刨絲器或刀，將地瓜切成非常薄的圓片，厚度約為 1⁄16 吋為佳，盡可能不要厚於 ⅛ 吋。確保它們均勻且薄，但不要薄到變透明的狀態。將一鍋水煮沸。將地瓜片放入沸水中，並以中火煮沸。5 分鐘後，取出地瓜並倒掉水。

2 將海鹽、大蒜粉、孜然粉、紅甜椒粉、辣椒粉和卡宴辣椒粉放入小碗中。在兩個烤盤上塗上少許椰子油。將地瓜片排列在烤盤上，不要重疊。在地瓜表面輕刷更多椰子油。將混合香料灑在地瓜片上。

3 烘烤地瓜大約 25 分鐘。從烤箱中取出烤盤，將已變脆的地瓜片放在一邊。將烤盤放回烤箱再烤 5 分鐘，然後檢查是否再次取出脆片。如果需要，將剩餘的地瓜片再烤 3 至 5 分鐘。請注意，剛從烤箱取出來時，地瓜片可能不會看起來很脆，不過冷卻後應該會變脆。

4 將地瓜片與酪梨醬一起食用，或直接享用！為了達到最佳效果，請在製作完成後立即食用！

5 將酪梨與檸檬汁和萊姆汁一起放入小碗中。將番茄、洋蔥、香菜、蒜頭、墨西哥辣椒和海鹽拌入酪梨泥中。上桌時，可搭配地瓜片、你喜歡的蔬菜、沙拉醬，甚至是煮熟的蔬菜享用。

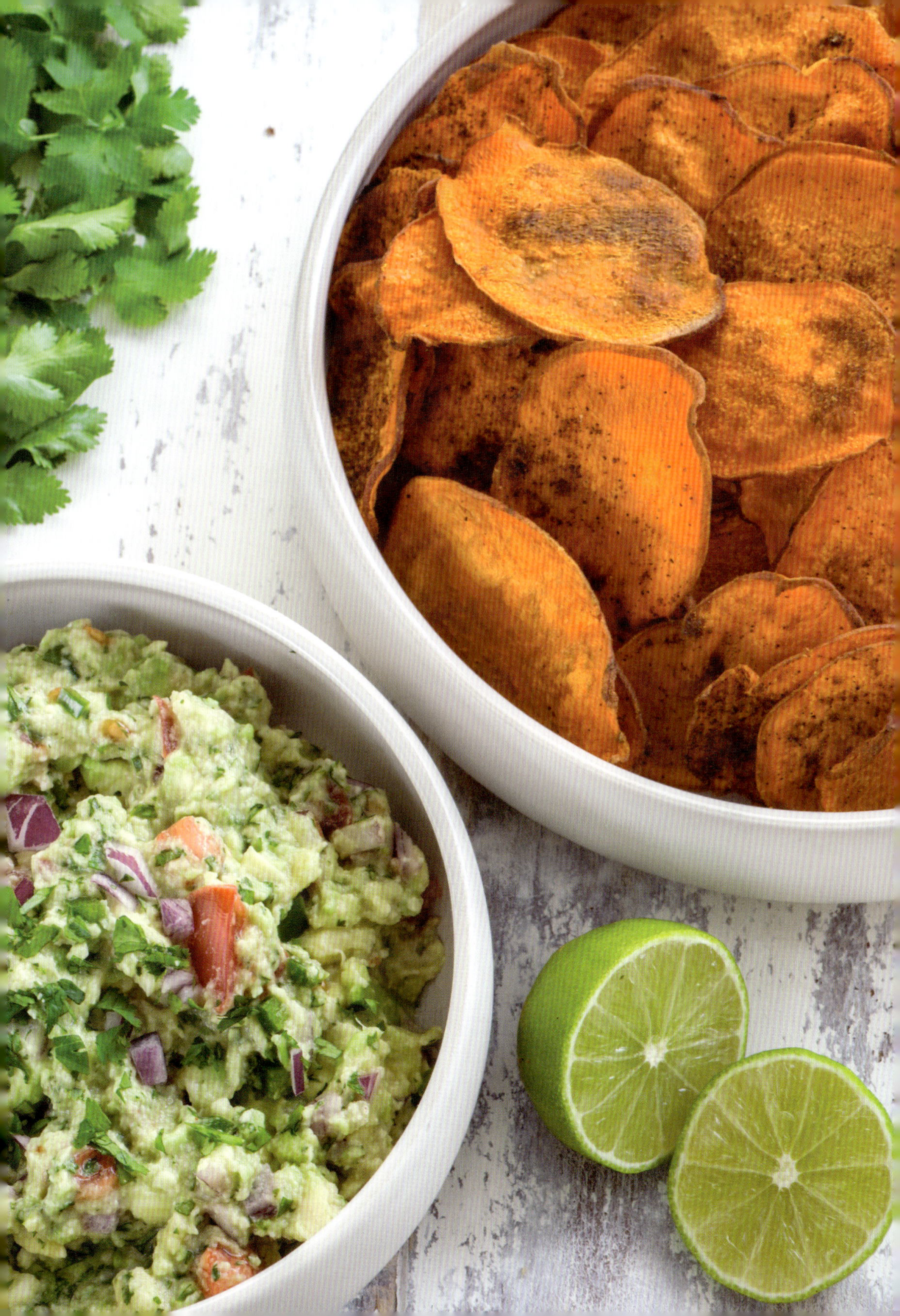

野生藍莓香蕉冰淇淋

2 人份

這款冰淇淋就是你想要的一切！香滑、甜美又冰涼。最棒的是你可以隨時享用，不用擔心影響療癒過程的問題。早餐想吃冰淇淋？當然可以！晚餐想吃冰淇淋？有何不可呢？它也是完美的點心。無論何時享用香蕉冰淇淋，你的甲狀腺和身體其他部位都會感謝這種放縱所帶來的療癒功效。

3 根大的冷凍香蕉

2 杯解凍的野生藍莓，分開使用

2 大匙生蜂蜜（可加可不加）

1 將 1 杯解凍的野生藍莓及融化的野生汁一起放入食物調理機中，如果需要，再加入 2 大匙的生蜂蜜。攪打大約 5 次，直到完全混合。許多藍莓應該還是完整的。將醬汁放置一旁備用。

2 將冷凍香蕉大略切碎，與剩餘的一杯野生藍莓一起放入調理機中。攪打至形成柔滑的冰淇淋為止。如果有需要，你可以將冰淇淋放入冷凍庫硬化 2 小時後再享用。

3 將冰淇淋盛入獨立的碗中，再淋上野生藍莓醬。然後就可以盡情享用！

小訣竅

- 將這道冰淇淋做成聖代，再加上你所選擇的療癒配料。可以試在盤子裡灑上切碎的椰棗或無花果、新鮮莓果、香蕉片、椰絲、火麻籽或切碎的核桃。

＊譯者註：也可使用某些品牌的慢磨機搭配製作香蕉冰淇淋。

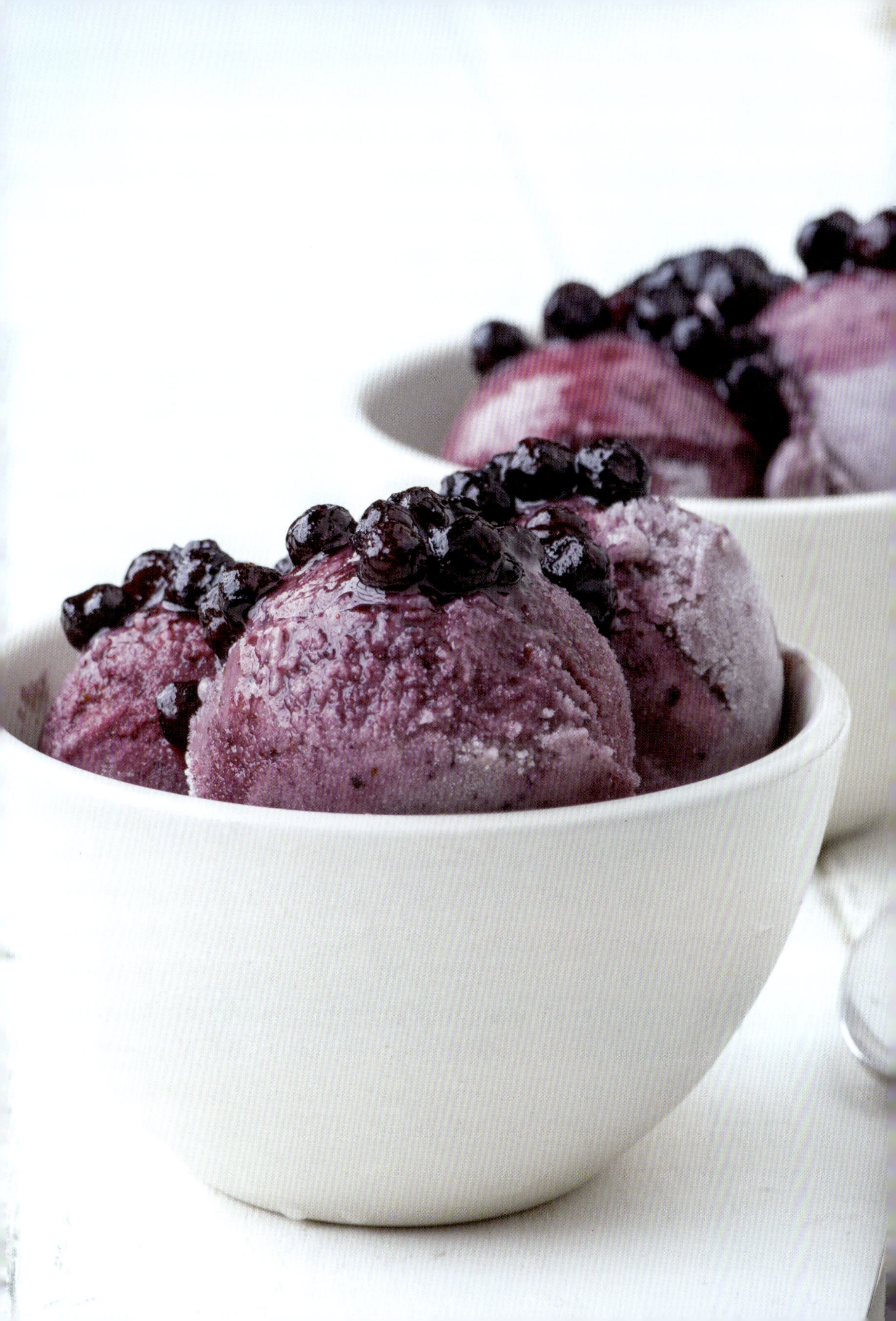

覆盆莓拇指餅乾

可做 4 至 6 人份

療癒並不代表你不能在需要時享受甜食！這些覆盆莓醬餅乾非常美味，而且不含任何有害成分。覆盆莓果醬的馥郁香氣被包覆在濃郁的堅果麵團中，讓這些華麗的餅乾成為送給自己的真正禮物。

1 杯加 2 大匙杏仁粉
½ 小匙小蘇打
½ 小匙海鹽
½ 杯芝麻醬
½ 杯椰糖或楓糖
½ 小匙無酒精香草精
½ 杯白芝麻
½ 杯覆盆莓果醬（請見下方小訣竅）

1. 將烤箱預熱至 180℃。將杏仁粉、小蘇打粉和海鹽放入攪拌碗中攪拌備用。將芝麻醬、椰糖和香草精放入食物處理機中攪打直到均勻混合。將杏仁粉混合物加入食物處理機，攪拌至完全混合。如果混合物仍然鬆散，可視情況需要加入一大匙水，直到形成光滑的麵團。
2. 將麵團捏成 1 英吋的小球，灑上芝麻籽，然後放進鋪有無漂白烤盤紙的烤盤中。麵團與麵團之間至少留出 2 英吋的距離。在每塊餅乾中央按下一個拇指印，然後將餅乾放入烤箱。烘烤 8 到 10 分鐘。
3. 從烤箱取出餅乾，在每塊餅乾中加入 1 小匙覆盆莓果醬。將餅乾放在網架上放涼。

小訣竅

- 如果使用商店購買的果醬做餡料，請務必選擇無添加有害成分或防腐劑的乾淨果醬。
- 若要自製覆盆莓餡料，可將新鮮、成熟的覆盆莓（或已解凍的冷凍覆盆莓）與生蜂蜜或楓糖漿搗碎，直到達到所需的濃度。

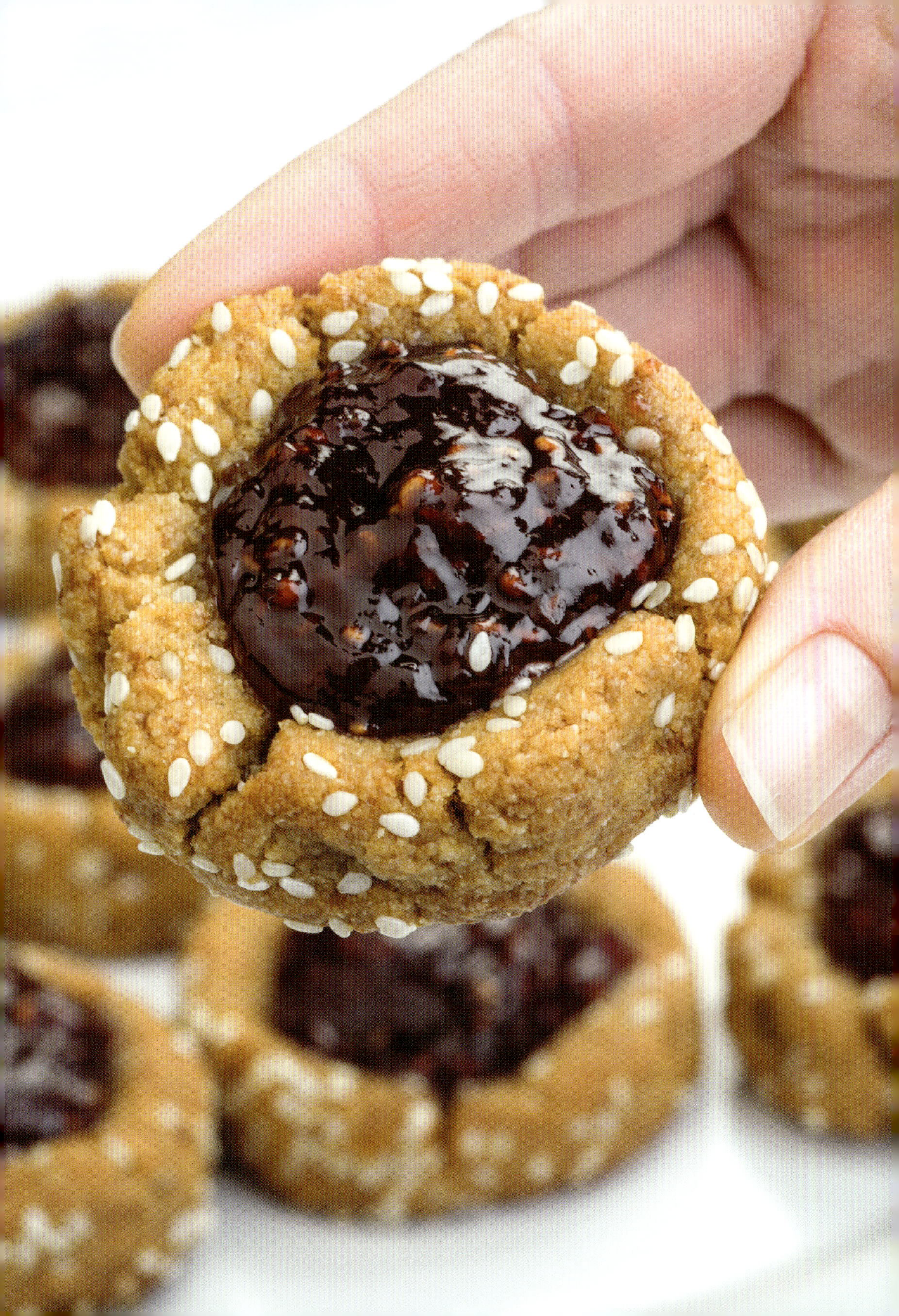

甲狀腺療癒的快速點心組合

有時候我們需要的就是簡單，或是當你趕著出門，沒時間做料理，也不需要為了方便而犧牲營養或美味。這些簡單快速的食物組合特別能幫助你的療癒，而且如果能事先準備好，到時候只要打開冰箱拿就可以出門囉。

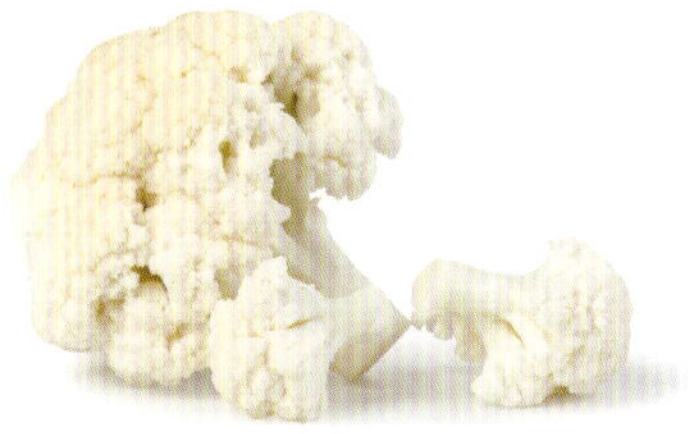

白花椰菜

＋

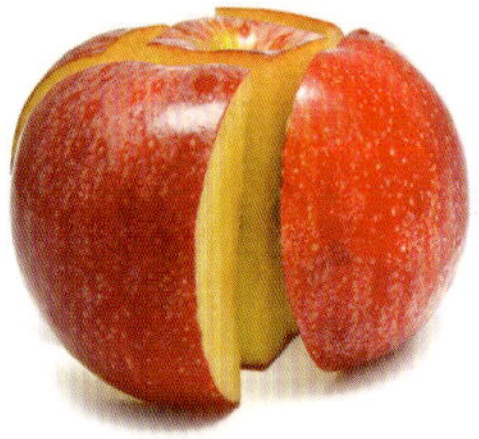

蘋果片

- **白花椰菜＋蘋果片**：這個組合可以降低甲狀腺發炎，同時也能提供甲狀腺細胞新的記憶，教導因為甲狀腺藥物而變得遲緩的甲狀腺細胞如何獨立。

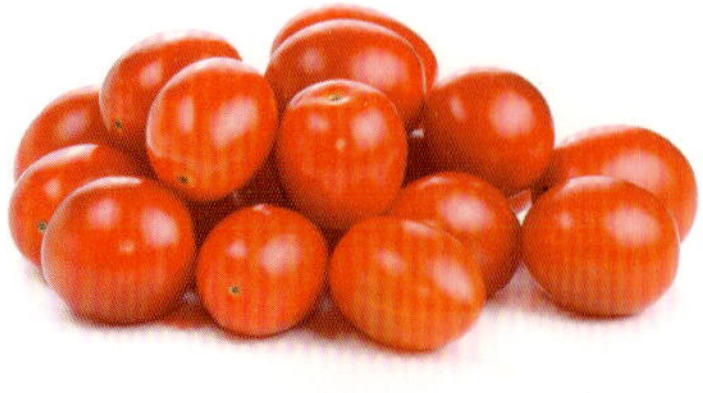

番茄

＋

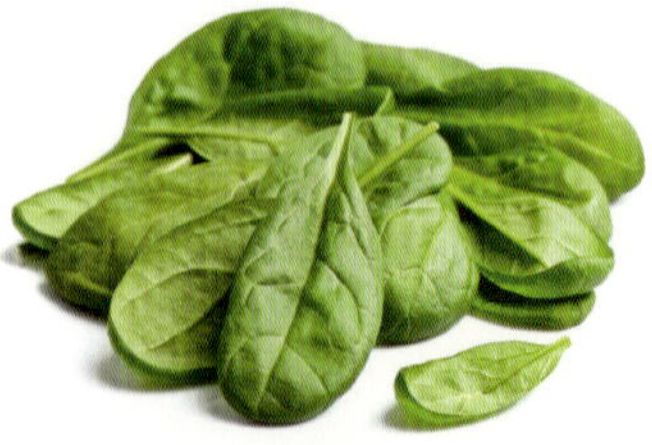

菠菜

- **番茄＋菠菜**：這兩個食物一起食用可以強化肝臟，同時淨化淋巴系統、強化免疫系統，阻擋可能攻擊甲狀腺的病毒。

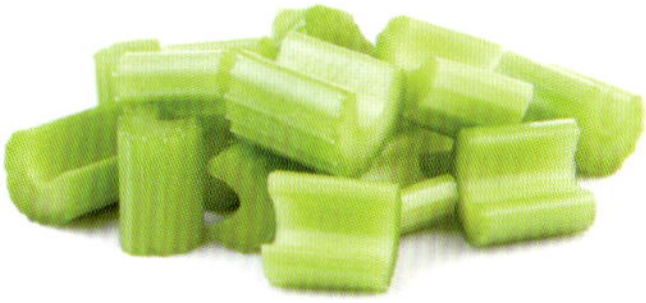

西洋芹

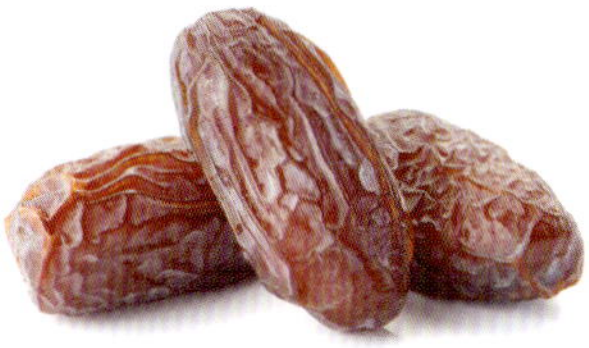

椰棗

- **西洋芹＋椰棗**：結合重要的礦物鹽和高品質生物可利用葡萄糖，這是腎上腺的強大恢復劑，可為甲狀腺提供備用的超能力。

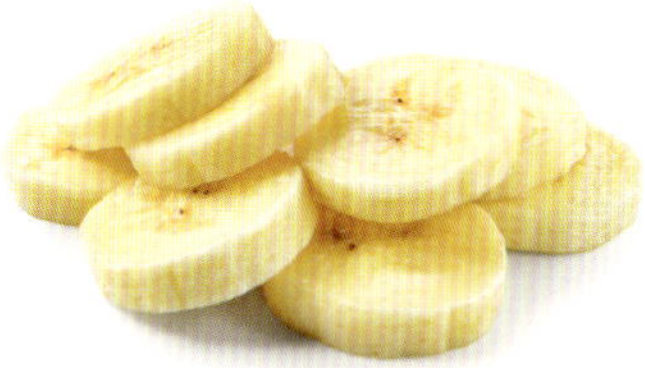

香蕉

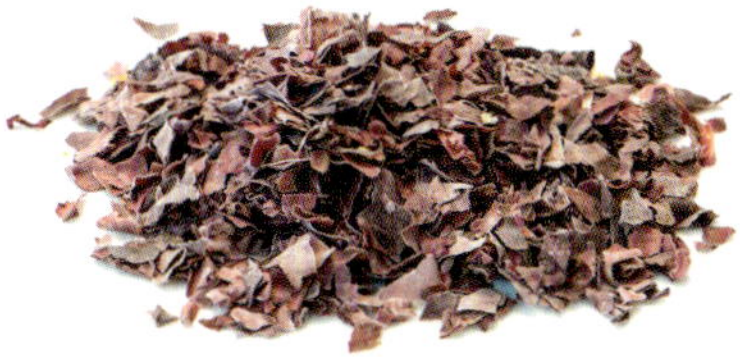

大西洋紅藻片

- **香蕉＋大西洋紅藻片**：這款點心中的碘、鉀和鈉可以強化整個內分泌系統和中樞神經系統，對抗神經毒素及它所造成的不良影響

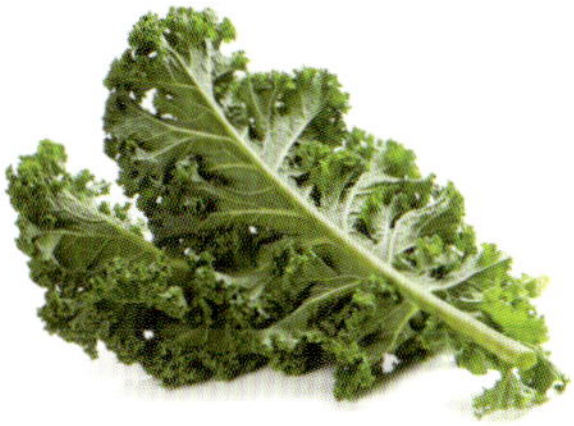

羽衣甘藍

芒果

- **羽衣甘藍＋芒果**：其中的生物鹼和胡蘿蔔素的組合使營養能夠輕鬆進入甲狀腺，有助於阻止甲狀腺結節和囊腫的生長。

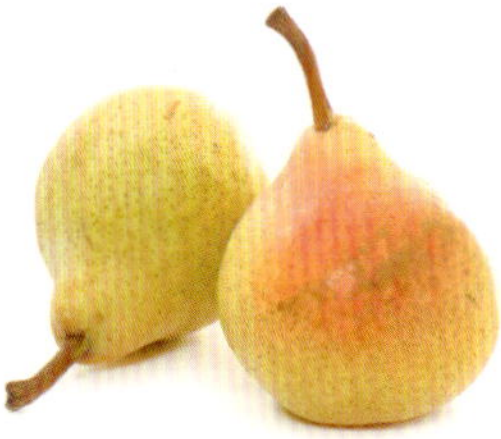

西洋梨

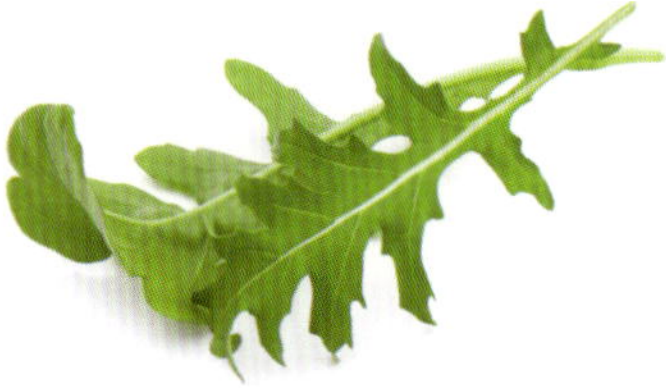

芝麻菜

- **西洋梨＋芝麻菜**：預防甲狀腺萎縮。這些食物可以一起提升甲狀腺發送頻率的能力。

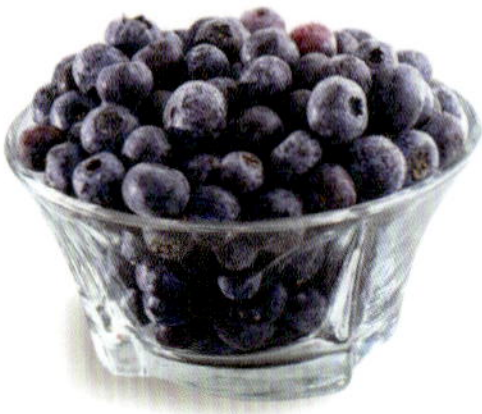

野生藍莓

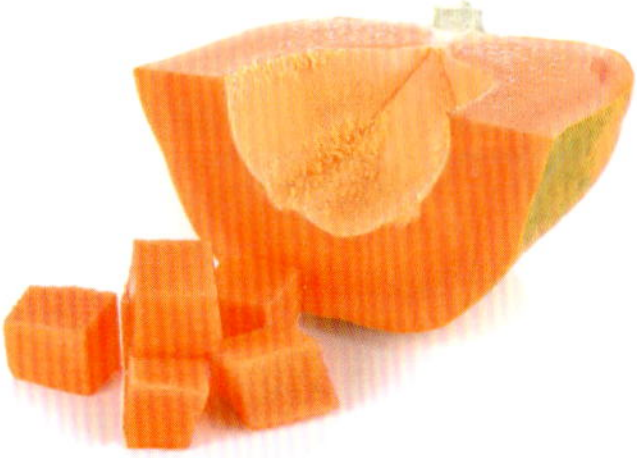

木瓜

- **野生藍莓＋木瓜**：提供阻止與減少和預防甲狀腺腫瘤的戰鬥力（不管是惡性和良性），恢復因為手術切除或透過放射性碘治療的甲狀腺。

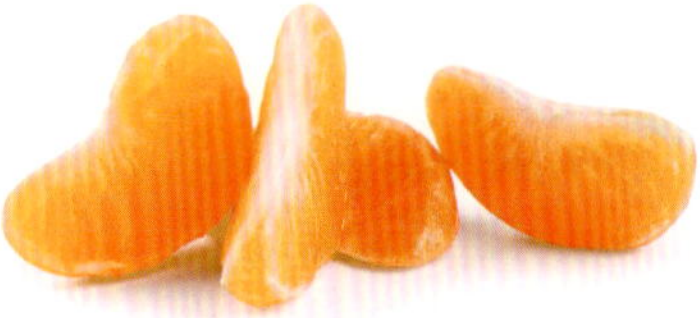

橘子

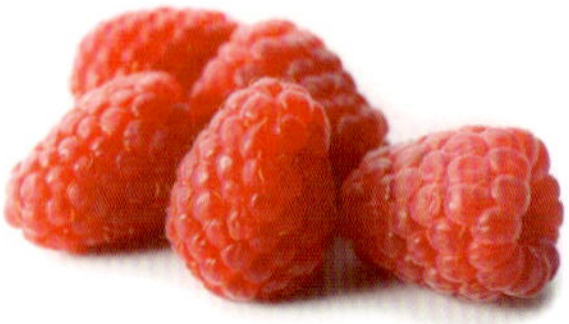

覆盆莓

- **橘子＋覆盆莓**：這個組合有助於防止身體為了對抗甲狀腺病毒在甲狀腺和全身所形成結節和囊腫而去利用儲存的鈣，因此能防止鈣流失，預防骨質疏鬆症。

第二十五章

甲狀腺療癒技巧

如果你在閱讀本書時覺得甲狀腺讓你失望了，或是身體和你反目成仇了，那麼，在療癒過程中，你要每天提醒自己，你的身體是站在你這邊的。

請盡你所能，將這個訊息內化。可以在浴室的鏡子上貼一張紙條，每晚在日記中寫下這句話，或是將它變成每天的肯定語。你沒有做錯。你的身體沒有做錯任何事。在身體、情緒和靈性上，你和你的意願，都是同步著想要變好。當你真正了解這一點，當你明白你的想法和感覺從未阻礙你，身體也從未攻擊你，你就會在每個層面上開始療癒。

在第三部「甲狀腺的重生」中，你已經找到了療癒甲狀腺病毒的知識和技巧。在接下來的幾頁中，你會發現一些可以用來活化甲狀腺療癒的技巧。因為你的甲狀腺有自己的靈魂，當這個靈魂得到滋養時，你的甲狀腺就會茁壯成長，就像你的靈魂所給予的照顧和滋養，對你的健康一樣是不可或缺的。

為飲品注入療癒的光

當你面對甲狀腺問題時，有一種強大的舒緩和支持的技巧，就是在飲水中注入療癒之光。要做到這一點，請倒一杯水放在面前。將拳頭舉過頭頂，想像它充滿白光。現在，鬆開你的手，朝著水杯張開手指，當你想像光流入水中時，高聲說「光」。重複，再次握拳，聚集光線，然後朝著玻璃杯放開，同時說「光」。最理想的次數是七次。周圍的天使會知道你在做什麼，並協助你製造光。

每重複一次，光就會為水注入更多的療癒能量，改變其結構，使其成為一種神聖的、具轉化性的補品。為了對甲狀腺有特別的幫助，請在吞下水之前先漱口。當你這麼做時，請想像水中的光流入你的甲狀腺，並殺死攻擊甲狀腺的 EBV 細胞，同時也修復組織損傷。

如果你想要支持患有甲狀腺疾病的親人或朋友，將光注入水中也是一種有愛的舉動。按照上面的步驟注入光，然後提供給你的伴侶、朋友或家人。

無論是你自己注入的還是他人提供的，將充滿光的水作為甲狀腺療癒程序的一部分，都能為你的甲狀腺提供一層充滿愛心的支持。同時，光可以刺激活化甲狀腺的客製化專屬免疫系統，也就是特殊的淋巴細胞，並且可以作為甲狀腺的充電器。

如果想獲得一些額外的、溫和的甲狀腺荷爾蒙支持，可以製作自己的溫和補充飲品，首先將水與粉狀胺基酸補充品 L- 酪胺酸和一些碘混合。在八盎司的水中加入 L- 酪胺酸罐上建議用量的四分之一，再加上一小滴高品質的初生碘。攪拌均勻，然後依照上述注入光的程序即可。

蝴蝶享受陽光

你可能聽過有人將甲狀腺的形狀比作蝴蝶。由於它的兩側有一個翅膀狀的腺葉，因此確實有相似之處。但很少有人知道，它的實際作用不只是好看而已。

事實上，甲狀腺的「翅膀」就像蝴蝶的一樣，也會收集陽光。（另外，蝴蝶飛行時會產生類似無線電的頻率，甲狀腺也是）。當你吸收陽光時，尤其是當陽光照射到你的頸部前方時，即使只有短短幾分鐘，甲狀腺也會收集陽光，就好像這腺體是由兩塊太陽能板所組成一樣。這些陽光有助於為你的甲狀腺提供能量，平衡它的荷爾蒙分泌，防止 EBV 在那裡增殖，並刺激和增強甲狀腺自身的免疫系統和你的整體免疫系統，從而防止病毒對甲狀腺造成損害。

除此之外，你的甲狀腺也是你身體的太陽光儲存倉。當你連續幾天、幾個星期甚至幾個月沒有獲得足夠的陽光時，你的免疫系統就可以從甲狀腺儲存的那些光線和能量中提取能量，來保護你的甲狀腺和身體的其他部分免受像 EBV 這樣的入侵者的傷害。

為了強化甲狀腺吸收陽光來療癒的過程，請試試這個冥想：

當你坐在陽光下，請將甲狀腺想像成停在岩石上的蝴蝶。感受每一個葉片——或「翅膀」——在溫暖的陽光中展開。現在，看見並感覺太陽的光線被吸收到每個翅膀，將療癒的能量送入你的細胞深處。

當你做這一切時，請持續深深地、均勻地呼吸。感覺自己將光線和空氣同時吸入喉嚨。正如我們談到的，獲得足夠的氧氣是抵抗甲狀腺病毒的重要部分。這種深呼吸有助於為血液供氧，從而保護你的身體免受 EBV 的侵害。

如果你的甲狀腺整個或者部分被移除了，要知道，蝴蝶即使撕裂了翅膀仍然可以飛行；它能靠蝴蝶的所有能量運行，而這些能量是由地球頻率提供。正如我們之前所看到的，當你的甲狀腺受到損害或不在時，你的身體依舊可以像甲狀腺仍在完好狀態時地一樣運作，所以這個技巧仍然有效。

當甲狀腺非常健康時，這個練習也會起作用，所以當你告別了 EBV 和任何健康問題，讓甲狀腺恢復生機之後，你可以繼續回到這個冥想，作為感恩。花些時間來感謝你的甲狀腺為你所做的一切，並協助它支持你，你也將有機會回顧這一路以來的收穫。

兩個甲狀腺勝過一個

我們在第四章〈甲狀腺的真正目的〉中看到，甲狀腺發出的類似無線電的頻率並不僅止於和身體其他部位溝通。這些頻率還能傳達給其他人的甲狀腺，也就是說，健康的甲狀腺能支持附近生病的甲狀腺。

以下是它的工作原理：如果一個甲狀腺受到甲狀腺病毒破壞的人站在功能較好的甲狀腺旁邊，兩個甲狀腺就會通過類似無線電的頻率相互溝通，患病的甲狀腺會發出求助信號。當功能較佳的甲狀腺偵測到這個訊號時，它會先傳送初步訊息給功能受損的甲狀腺，讓它接受援助。一旦需要幫助的甲狀腺做好了準備，幫助它的甲狀腺就會發送另一個頻率，這個頻率可以提高其他甲狀腺的周邊免疫系統（該區域的淋巴細胞）保護腺體的能力，也可以幫助甲狀腺接受淋巴細胞的幫助，同時強化甲狀腺本身。即使你的甲狀腺不在了，它也能以這種方式接受幫助——就像我們在

第二十章〈沒有甲狀腺的生活〉中所看到的，無論如何，你的甲狀腺仍然存在。

甲狀腺發出的頻率非常強大；它們類似於鯨魚和海豚在海洋中用來交流的訊息。甲狀腺的頻率如此強大，以至於如果一個人正在罹患甲狀腺癌，另一個人的甲狀腺也能向其發送訊息，讓其減緩並試圖阻止癌症的發展。

兩個甲狀腺需要近距離接觸才能溝通——兩個人最多只能相隔一隻手臂的距離。擁抱是甲狀腺獲得或給予幫助的絕佳方式，但並不是唯一的方式。只要另一個人在手臂可及的範圍內，甲狀腺的頻率就可以互相傳達。即使你不愛甚至不喜歡對方，這種甲狀腺對甲狀腺的支持也會發生。你可能在開會時坐在你上司的旁邊，而你的上司侮辱你的次數多到你數不清，但如果她的甲狀腺需要幫助，而你的甲狀腺情況較好，你的甲狀腺就會幫助她的甲狀腺，反之亦然。

你可能經歷過這種甲狀腺的溝通現象，卻不知道它是什麼。這就是為什麼當你在另一個人面前時，會有莫名的感覺湧上心頭。也許有個人的個性讓你不喜歡，但是當你和他並排站在工作間的休息室時，一種溫暖、舒適、自在的感覺會湧上心頭，讓你想要待在他身旁。在這種情況下，人們不會意識到這種感覺的產生是因為你的甲狀腺正在提供幫助或者正在接受幫助。

現在請想像，當你知道甲狀腺與甲狀腺之間的溝通正在發生時，它能為你做什麼。光是知道你的工具箱裡有這個工具，就能強化並支持你的甲狀腺。意識到你的甲狀腺並不是單獨存在，它可以從你周圍的人那裡得到幫助，就是一種特殊的技術，可以消除疾病帶來的孤獨和絕望。即使你的生活中缺乏真正支持你的人，其他人的甲狀腺也會幫助你的甲狀腺療癒。我們的甲狀腺富有慈悲心。它們會無條件地提供幫助。知道我們身體的某個部分是以這種無條件的慈悲心運作的，會提升我們對自己和對彼此的了解，讓我們對自己的身體內部運作產生希望以及真正的欣賞。

如果你是甲狀腺疾病患者的朋友、家人或照顧者，你就會知道自己正在幫忙。當我們看著所愛的人受苦時，很容易感到無能為力。但當你知道，只要接近甲狀腺功能受損的人，你就能為他提供身體上的支持時，你也就能得到一些撫慰。

你不需要等甲狀腺完全健康，甚至完好無損，也可以為其他甲狀腺患者提供幫助。事實上，你自己也可能患有輕微的甲狀腺功能低下症，而你的甲狀腺也能夠發送出療癒的頻率給其他的甲狀腺，像是患有後期橋本氏甲狀腺炎的甲狀腺。只要其中一個甲狀腺比另一個稍微健康一點就可以了。只有當兩個甲狀腺所面對的挑戰完全相同時，甲狀腺才無法支持另一個甲狀腺，但這種情況非常罕見。大多數情況下，即使是受到類似損害的甲狀腺也會有些微的差異。因此，不管你有多痛苦，只要和他們在一起，你都可能可以支持狀況比你更糟糕的人，讓你在厭倦了成為需要幫助的人時，有辦法幫助別人。一個甲狀腺幫助另一個甲狀腺的效果可以持續數天甚至數週。

當所有這一切發生時，都不會消耗較健康的甲狀腺。這些訊息不會削弱甲狀腺本身的力量；更健康的甲狀腺不須承擔對方的問題。正如我們在第三章〈甲狀腺病毒如何運作〉中所看到的，等到 EBV 對甲狀腺造成損害時，它就不再具有感染性了，所以接近正在處理甲狀腺問題的人不會傷害到沒有甲狀腺病毒的人。

醫學研究和科學在一百年後，甚至更長的時間內都不會發現甲狀腺間的溝通（即我所說的 ITC），因為他們對甲狀腺在人體內的無線電頻率還沒有基本的認識，更別提在人體外了。要讓科學界掌握這個過程，他們需要測試來偵測和監控這些頻率，而這些測試目前還不存在。

在這當下，只要有信心。此時此刻，憑藉著你的新專長，你已經開始療癒。這就是你最接近好起來的時刻。而你忘記不舒服的感覺的那天近在眼前。保持輕鬆的心情，對自己展現你的慈悲心。要記住：你可以好起來。

第二十六章

終於痊癒：一位女性的故事

莎麗．阿諾（Sally Arnold）從小就知道自己想要幫助人們恢復健康，所以她在年輕時成為一名護理師時，這對她來說不僅是一份職業，更是她的天命。隨著經驗的累積，她從來不懷疑自己所受的訓練或同事。她與富有慈悲心、聰明的人共事，一起讓病人的生活更美好。

一路走來，莎麗自己也經歷了一些健康上的挑戰，從二十多歲時的子宮切除和荷爾蒙替代療法的處方開始。在接下來的二十多年裡，「類似」自體免疫的症狀一直纏繞著她。這些症狀包括失眠、嚴重疲勞、腦霧（她總覺得現在是凌晨三點鐘）、體重增加（儘管她經常運動並限制熱量）、長期脾氣暴躁、手腳冰冷、皮膚上長出小贅生物、像是類風濕性關節炎般的疼痛、長期鼻塞、性慾降低、感覺遲鈍、長期便秘，每週只排便兩次、灰指甲讓她的腳姆指變成灰黑色、健忘、無處不在的低潮感、沒來由的焦慮，快到每分鐘可達一百二十次的莫名心跳加速，有時還會在半夜驚醒她。由於她的天性一向活潑開朗，所以她能想像，這種莫名病症可能會讓其他人陷入深深的憂鬱。

此外，莎麗還得面對落髮的問題：她發現頭皮上有亮晶晶的禿點，摸起來簡直就像是橡皮擦。髮型設計師教她如何將頭髮梳理得蓬鬆點，好蓋住光禿禿的地方。她的眉毛也開始脫落。她很擔心自己最終會變禿。她經歷過兩次內耳炎（前後相隔僅六週），會造成劇烈的暈眩，她不得不到醫院就醫，當她被推進急診室時還因為天旋地轉而嘔吐。她的背上四分之三都長了紅疹，卻沒人知道該怎麼處理；她擔心紅疹會持續發展。所有事情都讓她覺得很艱鉅，她覺得很痛苦、很脆弱。

二十年來，莎麗從不覺得自己的狀態有正常過。她每週做五次運動，也很注意飲食，但她不知道為什麼感覺沒有好轉。這實在說不過去。「身為一名護理師，」她說，「我覺得我辜負了自己的健康。我在自己的身體裡感到孤獨。」

不過，她仍然不相信醫學會無法提供答案。她說：「不試試怎麼知道呢？」一位醫師聽了她的症狀後，在病歷上形容她為「肥胖、中年、女性」，並宣稱她患有橋本氏症。莎麗覺得自己受到了批判，而且沒有人聽她的意見。她接受了他開的合成甲狀腺荷爾蒙處方，希望這能讓她感覺好一點。但在服藥後，她的甲狀腺激素指數測試結果只有〇．二四。而事實上，她的甲狀腺最終出現了七個結節。

接下來，她選擇了整體醫學的路線。純粹根據症狀的清單（而非實驗室檢測），這位新醫師確認她的問題一定與甲狀腺有關，並讓她改用從豬提取的甲狀腺藥物。

莎麗仍然沒有好轉。她又去看了另一位醫師，醫師要她重新服用合成的甲狀腺荷爾蒙。不久後，她又開始服用豬的甲狀腺荷爾蒙。她就這樣吃了好幾年的藥，只因為害怕停藥會有其他後果，結果，症狀還是越來越嚴重，頭髮不停地掉，體型也越來越大。在不同的階段裡，她曾被告知患有甲狀腺功能亢進、甲狀腺功能低下和橋本氏症。沒有人有確切的答案。莎麗唯一能確認的是，醫師們根本毫無頭緒。

在她五十二歲的時候，莎麗已經厭倦了生病的感覺。她嘗試了傳統的醫療方法，但沒有任何效果，她知道醫學領域無法解釋她為什麼感覺這麼糟。就在這個時候，她聯絡了我。儘管她覺得跟我談話是「蠻離譜」的事，而且她還有臨床護理師的背景，對她來說這也需要很大的勇氣，但她還是急切地想要知道答案，她很好奇我是否能告訴她問題出在哪裡。

在我們通電話之前，莎麗寫下了一張她的問題清單。她很懷疑，不想提供任何資訊，只想讓我來說。透過聆聽高靈的聲音和掃描她的身體，我發現 EBV 是她問題的根源。從疼痛、焦慮、甲狀腺診斷、內耳發炎、皮疹、煩躁、失眠等等，一切問題都可以用 EBV 來解釋。

當我告訴她她的健康狀況時，莎麗說我根本就像是在依序按照她自己的手寫清單讀出來一樣。在掃描的最後，我提到她左側乳房有一個小鈣化，她已經知道這個問題超過 15 年了。這顆鈣化已經用乳房 X 光檢查觀察過，沒有造成任何問題，除了她的醫師和家人之外，沒有人知道這件事。當我提出來時，她知道她可以信任我所提供的資訊。

為了療癒她的 EBV，我建議莎麗暫時不要吃我在第二十一章〈常見的誤解應避免的事項〉中列出的問題食物。取而代之的是，我建議她多吃水果和蔬菜，特別是野生藍莓、羽衣甘藍和香菜。我還指導她服用抗病毒補充品，例如左旋離胺酸，以及少量的碘，因為我知道她可以耐受。

當莎麗開始感覺好些時，她決定停止服用五種不同的藥物，包括甲狀腺的處方藥。在接下來的一年裡，她決定逐年降低劑量，因為她想把事情做好。幾個月後，她完全停藥了。她去做甲狀腺檢測。得到的甲狀腺素讀數是一．五二，完全在正常範圍內，而她的其他化驗值也很正常，除了膽固醇偏高之外，她甚至在年輕還有運動習慣時就有這個問題。療癒 EBV 使她的甲狀腺恢復健康。

現在，距離第一次通電話已經兩年多了，莎麗說她的生活品質「和諧了很多」。一開始，她不確定自己會如何適應飲食的改變，不過現在已經很容易、很正常，而且沒什麼大不了的。她的丈夫一直以來都非常支持她，只是以前會嘲笑她早上喝的排毒果昔的顏色，現在他每天都會喝一杯。多年來她一直害怕吃水果，現在能再次吃到水果，她感到非常興奮，而且她喜歡在進餐時問「我今天能吃到什麼顏色鮮艷的食物？」而不是「我真不知道要怎麼吃足夠的蔬菜水果⋯⋯。」

雖然她大部分的改善都是循序漸進的，但有一項改善是立竿見影的，那就是她的便秘得到了緩解。自從我們通電話之後，她每天早上都會排便，她說這本身已經是一重大改變。她的灰指甲等症狀最後終於離開了她，只是改變發生得比較慢。她的甲狀腺結節消失了，而且她已經兩年多沒有恐慌症發作了。

在降低 EBV 病毒量之前，莎麗的下背部經常疼痛，有時甚至無法走路。她的丈夫是一名脊骨神經科醫師，他總是說她的背部感覺起來沒有肌肉骨骼的問題，雖然他們不知道這是否與她的其他症狀有關。現在她可以追溯那些背部問題與病毒發作有關；自從她開始實行 MM 療癒後，她的背部就再也沒有發作過。唯一尚未出現的變化是體重。而為了減掉這些不想要的體重，並進入下一個療癒階段，莎麗剛開始榨汁，以便鹼化和從內部清理她的身體。（但好的一面是，一旦莎麗開始對抗 EBV 後，她的體重至少穩定下來了。如果沒有控制住 EBV 的話，她的體重在過去兩年可能會變得更重）。

莎麗最大的欣慰之一來自於心理狀態的轉變。她說：「當你筋疲力盡的時候，真的很難做最好的自己，」現在疲勞解除，她又可以睡覺了，她的煩躁也消失了。

她恢復了反應能力，而不再只是消極被動，也恢復了開心入睡、開心起床的狀態。她有充沛的精力和熱情去平衡家庭與經營自己的財務、照顧兩間咖啡館、經常旅行，同時她也在耕耘自己的夢想工作，利用她的護理背景教授以神經科學為基礎的正念課程。幸福與平靜的感覺取代了莎麗的焦慮和沮喪的感覺。她感覺非常好，事實上，她很容易就忘了自己過去曾經感覺多麼的悲慘，與一切脫節，也忘記了那是她的常態。去年夏天，她甚至背著四十五磅的背包，到加州的 Emigrant Wilderness 進行了五天的健行。莎麗從十八歲後就沒這麼做過了。她覺得自己的生命得到了重生。她的轉變讓她相信希望的力量、直覺、一次一小步往前，以及遵循你的內心指引。她說：「改變一定會發生。我們的身體有智慧，知道該怎麼做。」

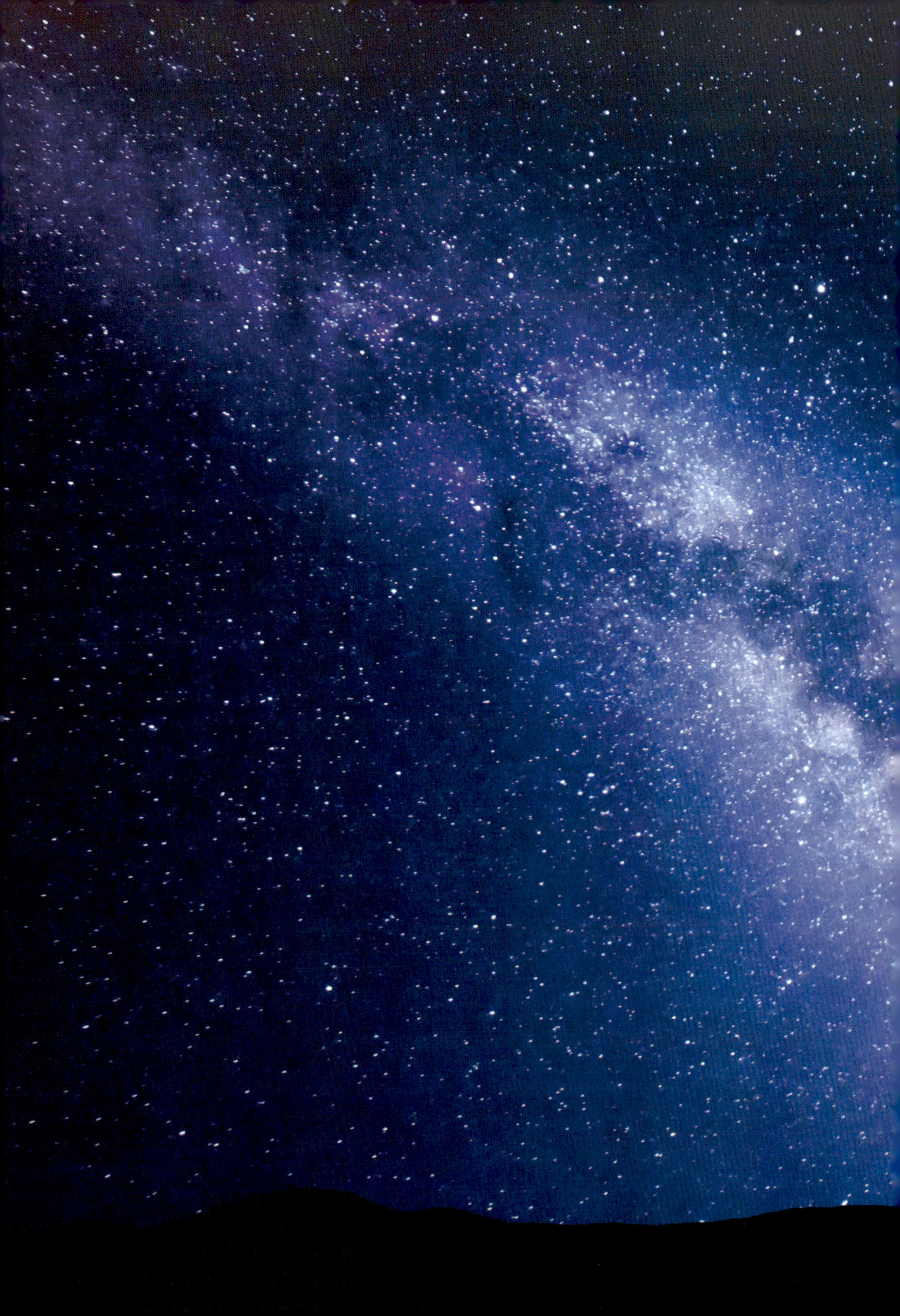

第四部
睡眠的祕密

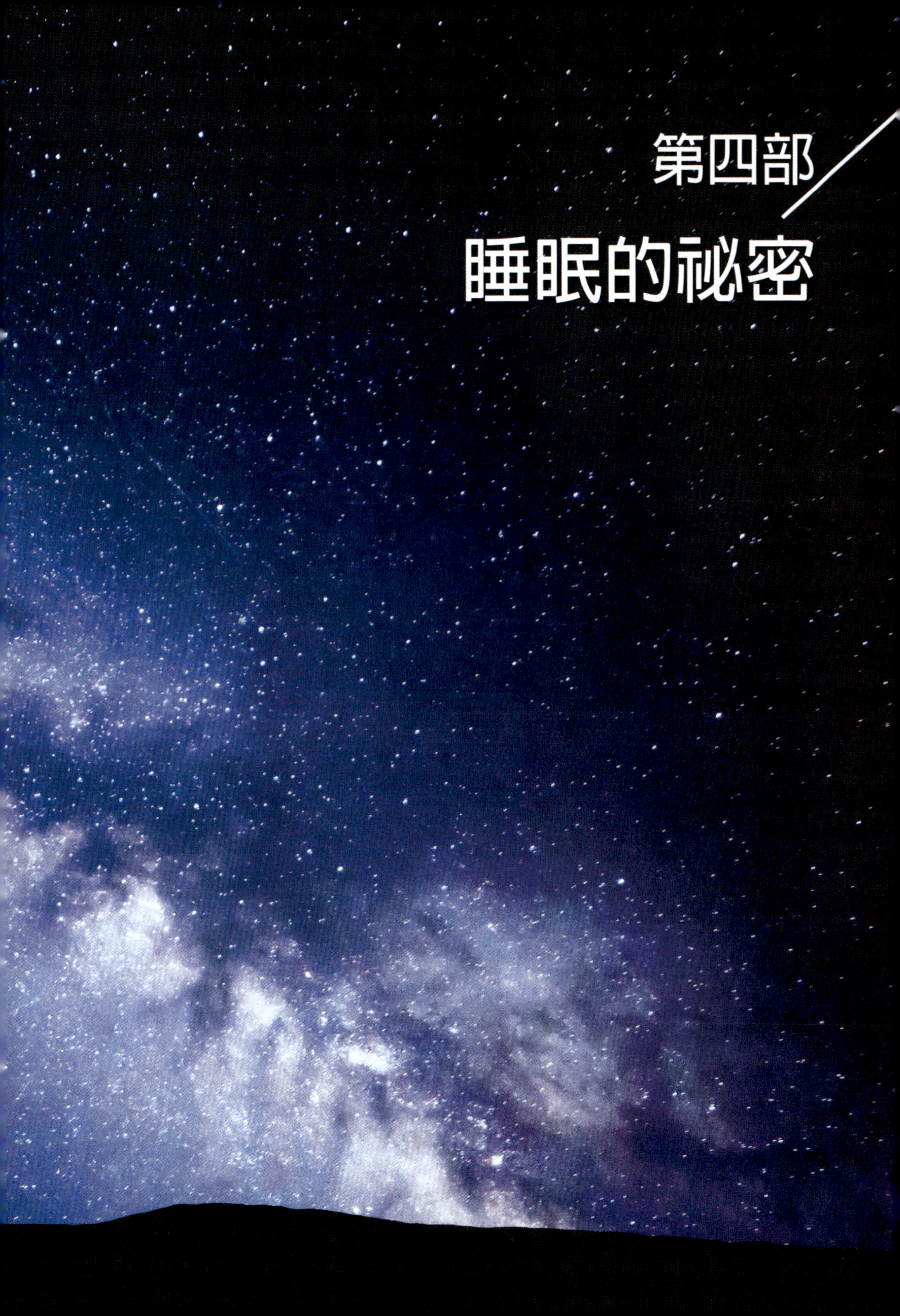

第二十七章

失眠與甲狀腺

如果你很難安穩的睡，這並不是甲狀腺的錯。你可能聽過完全相反的說法，因為現今流行的說法會用甲狀腺素來解釋失眠的問題。但事實並非如此。如果你發現自己晚上輾轉難眠，你的甲狀腺並不是罪魁禍首。

睡眠本身對於醫學界來說仍然是個謎，所以對於他們來說，很多人睡眠出錯的原因就更難理解了。這就是為什麼某些理論會出現，像是甲狀腺受損（另一個神祕的健康層面）會造成睡眠中斷。這樣怪罪甲狀腺就像到了房子失火的現場後，不做任何鑑定就指著煙囪說一定是它造成的。如果採用正確的方法，調查人員會發現壁爐裡根本沒有火，鍋爐也沒有運轉，所以煙囪不可能是起火的原因。然而，只因為它在那裡，就被當成了問題所在。

「甲狀腺就是問題所在」的這種風潮並非基於證據或理解。它是神話。正如我之前所說，當神話被經常重複時，它就會被當成定律。沒有任何一條真理可以將睡眠和甲狀腺聯繫在一起。碰巧的是，很多人都同時碰上睡眠問題和甲狀腺問題，所以醫學界的學者們誤把相關性當成了因果關係。在很多情況下，甲狀腺問題和睡眠中斷都是由 EBV 引起的，這也是它們經常同時出現的真正原因。

沒錯，EBV 又再次是常見健康問題的罪魁禍首。但它並不是唯一。許多不同的因素都會造成睡眠問題，而且你可能同時有好幾種狀況。例如，EBV 的神經毒素可能會減少你所需的神經傳導物質，以傳送適當的睡眠訊號；同時，你的肝臟可能會阻塞，導致肝臟在清晨時分發生些微的痙攣，讓你在好不容易入睡後又被叫醒。除此之外，也許多年來你的飲食中被悄悄加入了大量的味精，而味精在大腦中的積聚又消耗了睡前保持心情平靜所需的神經元。

或者你的情況是，EBV 的神經毒素讓你感到疼痛，使你難以入睡，再加上腎上腺功能過度透支，無法製造足夠的專用腎上腺素混合液來提供你所需的睡眠訊號，此外還有多年來進入體內的一些有毒重金屬，也阻礙了大腦中與睡眠相關的神經活動。

稍後將會有更多關於這些和其他原因的資訊。請了解：在這些情況下，所有問題都不是出在甲狀腺素本身。睡眠不是由你的甲狀腺荷爾蒙決定的。你的甲狀腺不會讓你的大腦耗損、堵塞你的肝臟、讓你疼痛、和你的腎上腺對抗或讓你的系統充滿毒素。它是無辜的，那些持相反意見的人是被誤導了。用甲狀腺解釋睡眠的這個趨勢，其實只是將兩個醫學之謎結合起來，以為兩個未知數就能組成一個已知數。在這種情況下，善意的從業人員將一個理論變作為信仰，並把這種想法公諸於世，而很快的這理論就開始流行了起來。

問題是：睡眠對於驅除 EBV 和療癒甲狀腺非常重要。只要你按照那些錯誤的理論去做，你就會被隔絕在睡眠問題的最底層，如果不了解你的睡眠出了什麼問題，就很難讓問題消失。

即使你不會將失眠或睡眠障礙列為你的慢性問題之一，學習如何利用睡眠，讓它發揮最大的療癒功效，也是復原的關鍵部分。到目前為止，在這本書中，你已經發現了絕大多數甲狀腺失調背後的病毒，了解了需要避免的健康錯誤和誤解，閱讀了所有能殺死病毒和修復甲狀腺的食物和補充品，並掌握了一些能讓你的療癒更進一步的技巧。現在我們來看看這一切的重要根基：睡眠。

沒有適當的睡眠，你就無法正常療癒。當你有好的睡眠時，當你知道如何在睡不著時放鬆心情，你就擁有了對抗 EBV 和讓甲狀腺重生最有力的武器之一。

這是因為睡眠對於免疫功能——不管是你的整體免疫系統或是你的甲狀腺和肝臟的個別免疫系統——都是不可或缺的。它是終極的恢復劑，對於（1）增強甲狀腺的力量，使其能夠保持體內狀態平衡以及抵禦和清除病毒細胞，（2）增強肝臟的力量，使其能夠自我清理 EBV 及其廢物，以及（3）使神經傳導化學物質在被病毒的神經毒素耗損後能自我恢復。

睡眠也是一種很好的預防方法。例如，如果你在 EBV 仍處於第二階段時獲得適當的睡眠（再加上你獲得我們在第三部分「甲狀腺的重生」中提到的營養支援，並移除那些會滋生病毒的食物），你的肝臟就能獲得所需的支援來對抗病毒感染，讓它無法染指甲狀腺。

如果你有睡眠問題，這聽起來可能會讓你感到壓力。你可能會想，夠了，我懂。可以的話，誰不想好好睡覺？諷刺的是，睡眠有助於療癒一開始就造成睡眠問題的問題，你可能會擔心，因為睡眠對你來說並不容易，這項寶貴的資源不就跟你無緣了嗎！？這感覺就是一個惡性循環。

請將你的憂慮放在一旁。首先，當你找出睡眠問題背後的原因時，失眠就不會再像個不可知的敵人一樣陰魂不散。當你能夠找出是什麼原因讓你無法獲得所需的睡眠時，你就會占上風，睡眠也會立即變得不再那麼難以捉摸。其次，你可以學習運用睡眠的祕密，讓它對你有利，讓它的療癒功效不再遙不可及。

當你洞悉睡眠的奧祕後，循環就會從惡性轉變為良性。獲得的睡眠品質越高，就越能消除讓睡眠成為煩惱的問題。在你療癒的過程中，周而復始，直到睡眠成為你最常使用的充電來源，它能照顧你，更新你，讓你有活力迎接新的一天，繼續追求你的理想，讓世界變得更美好。

第二十八章

睡眠的泉源

我們都渴望好好的睡一覺，我們也都應該擁有安穩的睡眠。從你離開子宮、呼吸第一口氣的那一刻起，睡眠就是你的財富。從那以後，你每醒著呼吸一次，就贏得更多的睡眠權利。

當我剛開始擁有自己的天賦時，我很難得到充足的睡眠。在孩童和青少年時期，我經常夜半不眠，擔心著高靈向我揭示的廣大苦難，我也還正在習慣四處看見人們的健康問題這件事。每當夜幕低垂，我躺下來，這些事卻依舊歷歷在目。我真的覺得自己不該在別人還在受苦時自顧自地休息。

幾乎沒有睡好好過覺的生活，就像處於地獄一樣。如果你曾經因為失眠而掙扎過，那麼你就知道我在說什麼。為了讓我熬過那段時間，高靈教了我關於睡眠的定律，以及如何充分利用睡眠的祕訣。這些重要的資訊幫助我適應我的天賦所帶來的挑戰，而當我與其他人分享這些資訊時，也讓他們大大地鬆了一口氣。這也是你需要的資訊。

關於睡眠的負面訊息有很多。我們聽過：「死了就可以好好睡了」、「沒有人因為睡覺而有所成就」。而另一面，我們又被告知，如果每晚不至少睡八小時，就無法發揮我們的潛能。這些互相衝突的想法讓我們無所適從，不知道應該少睡還是多睡，而且不管我們睡過頭或者沒睡足八小時，都會充滿內疚。我們失去了信任，不知道到底什麼才是「正確」的睡眠。

睡眠不只是一種生理機能。它是一種神聖的、精神上的權利。你不應該因為獲得所需的睡眠時間而感到內疚，即使這代表要做出犧牲才能空出時間。它對於我們身體和靈魂的療癒以及適應是非常重要的。但這並不是在說，如果你有睡眠問題，你就該責怪自己。這不是你的錯。你不只是個「睡不好」的人，你也不會一輩子都睡不好。如果你有失眠的煩惱，或是你的睡眠無法讓你恢復精神，請繼續往下看。

在本章中，我將與你分享如何爭取你的權利，並充分利用你的休息時間的祕訣。

醫學界尚未掌握睡眠是如何運作的。這是宇宙偉大的奧祕之一，就像食物進入胃部後會發生什麼一樣。它不像一條斷腿或一個生病的腎臟，它是無形、無法觸摸的。有時候，我們會被分心，忘記科學事實上並沒有全部的答案。我們會聽到 REM（快速動眼期）和晝夜節律等詞語，讀到睡眠研究和腦波，讓我們誤以為現今的知識比實際上更先進。

睡眠仍然是醫學上的猜測遊戲。它仍被廣泛誤解，這表示睡眠問題也尚未被掌握。今天的睡眠治療方法在睡前喝一杯熱牛奶和服用危險的安眠藥來讓自己昏昏欲睡之間搖擺不定。研究距離能以科學了解睡眠的運作的原理還有五百年之久。就像早期的電腦一樣：一九五九年時，當電腦有房子那麼大，而且只能執行幾項核心功能時，我們還以為自己站在世界之巔。現在，我們口袋裡的電腦已經運行我們的生活。回顧過去，我們意識到，當我們自認為已經很先進的時候，我們還有多遠的路要走。

全面了解睡眠是很重要的，因為人們有各種各樣的原因導致睡眠困難，而這些原因都非常真實。有憂慮和悲傷。過多的螢幕使用也會造成過度的刺激，這主題在有關健康的新聞文章中越來越受歡迎。睡眠呼吸中止症最近也受到越來越多的關注，雖然某些特定的成因仍然讓人摸不著頭緒。焦慮也會干擾睡眠，但對於焦慮為何會存在或如何抑制焦慮，目前仍未有答案。還有一些沒有人想到會導致睡眠中斷的潛在病症——也就是遲鈍的肝臟、敏感的腸道黏膜和腎上腺疲勞。還有不可小看的大量有毒重金屬和味精，它們會干擾大腦和神經訊號。最後，當然還有病毒問題，例如 EBV 的活動。正如我所提到的，這是睡眠問題背後最常見的肇因之一。在接下來的篇幅中，我們將探討所有這些問題以及更多其他問題，包括如何處理失眠之夜以及惡夢的真正含義。

如果我們要跟上這個被高靈稱為「超加速（Quickening）」的時代——當生活節奏比歷史上任何時候都要快的時候，我們就必須了解睡眠的祕密。畢竟，睡眠是與神聖交流的時刻，能幫助我們療癒和適應這個瘋狂的世界。在你解決睡眠問題之前，你必須先從靈魂層面了解你是如何贏得睡眠的。所以，首先讓我們來看看睡眠的基本規律。忘了過去的睡眠地獄吧，我們會讓睡眠成為天堂。

睡眠定律

睡個好覺的基礎，就是清楚地認知，這是你的權利。不知何故，我們忽略了這一點。我們認為睡眠只屬於幸運的人、有特權的人、應得的人。然而，睡眠是沒有界限的。只要你是人類，你就擁有睡眠。睡眠的定律是無法被修改的。睡眠的權利不能被侵犯，也不會只被賦予某個階級。透過學習以下的定律，你就可以開始善用你與生俱來的權利，就是現在。慢慢的，這些知識就能在核心層面上深入紮根：睡眠全然都是屬於你的。

你的睡眠泉源

我們經常聽到「睡眠債」這個名詞。只要一提到這個名詞，我們就會陷入低潮；每失去幾小時的閉眼時間，我們就會覺得自己越來越落後，這實在讓人沮喪。對於失眠或找不到睡眠時間的人來說，這個概念又讓我們多了一個壓力。

但事實上，我們每個人都有個睡眠的泉源。每當你醒來呼吸一次，就會有兩秒鐘的睡眠時間供你隨時使用，這是神聖的定律。想像一下，這筆睡眠資源就像流進一口井，讓你的餘生隨時都可以使用。它不是金錢，所以你永遠不會失去先前的累積。神聖之源和大地之母看管著這口永不枯竭的井泉，這是上帝在創造你的生命時為你創造的，它是你生命力的一部分。它永遠不會乾枯；它永遠不會被污染。只有在你想睡覺的時候，你才會汲取它，而且因為在醒著的時候每次的呼吸都會賺取更多的睡眠，所以你會不斷地補充它。而當你錯過睡眠時，它就會留在井裡，等待你可以使用它的那一天，就算那會是十年之後的事。

這個宇宙定律永遠無法從你身上被奪走。沒有人有權利奪走你的睡眠。當你和朋友、家人或同事發生衝突，讓你夜夜輾轉難眠時，你能得到的睡眠並沒有永遠消失——沒有人偷走它。憂慮本身無法奪走你的睡眠。即使是 EBV 也沒有能力偷走你的睡眠，即使它會擾亂神經傳導物質，讓你一整晚都無法入睡。任何錯過的睡眠都還是屬於你的，你可以改天再找回來。這不是受污染或充滿氯和氟化物的自來水，也不是水管破裂或你不付帳單就會被關閉的自來水。儘管衝突、疾病和壓力可能會讓你在某個晚上難以擷取你的睡眠泉源，但睡眠仍會流入你的水井，累積這份乾淨、純潔、自然和靈性的資源，供你日後使用。

別再覺得自己睡眠不足了。上大學時的通宵達旦、孩子還在襁褓中時的幾個月不眠不休、生病時的輾轉反側——你並沒有因為每一次錯過睡個好覺的機會而讓自己越陷越深、無法自拔。你總是可以回到過去，獲得在早期無法使用的睡眠。就睡眠來說，人人都是富翁。

你的睡眠津貼

知道你擁有這個泉源是一回事。允許自己使用它是另一回事。有時候，人們不允許自己睡覺。這有很多原因：不相信自己值得睡覺；不相信自己可以睡覺；認為自己工作不夠努力，不值得睡覺；或害怕做惡夢，或對周遭環境不夠警覺，或錯過清醒時世界的某些事情。人們經常覺得睡眠是一種奢侈，你必須努力賺取才能得到。也有一些創意型的人，當他們嘗試躺下時，熱情會讓他們保持警覺，因此為了害怕失去一個想法，他們會讓腦海中的火焰持續燃燒。

如果你很難讓自己入睡，那就一定要給予自己睡眠津貼。這是你應得的。這並不像小孩的零用錢，小孩應該從強加的限制中學習責任感。它更像是如果你發明了一些瘋狂流行又大賣的產品，每天都讓你賺更多的錢，所以為了讓自己感到安心，不會把所有的收入都揮霍一空，你允許自己每天用一些。知道你每天都有這筆固定的收入可以使用，你就可以放輕鬆，知道你的財富不會枯竭。

從你的睡眠泉源中汲取是沒有問題的，你真的值得好好地使用它。因此，每天晚上準備就寢時，做一個小小的主動冥想，為自己在晚上倒一杯水，並想像你同時在利用你的睡眠井。就像水龍頭的水一樣，睡眠就是要流動。就像沒有水源，我們就無法生存一樣，如果你不允許自己從睡眠的泉源中獲得滋潤，你也無法繼續生存下去。睡眠是屬於你的，不用擔心會枯竭。在你的生命中，泉水每天都會不斷補充。

第二十九章

識別睡眠問題

有時候，一夜難眠的背後原因並不難以理解。比方說，如果你家的青少年還在外面玩到很晚，你會很清楚為什麼通常在關燈就寢的時候，腦子還是會掛念。如果你最近經歷了失戀，或與伴侶意見不合，如果還要擔心第二天早上的重要考試或會議，如果剛好在為失去朋友或失去信任而悲傷，甚至如果只是對即將到來的一天充滿興奮，你會很清楚失眠背後的原因是什麼。

但也有一些晚上，上述情況都沒有發生，或者還處於你可以在關燈時就把它拋在腦後的程度。這就是你的莫名睡眠問題。有時候，最令人感到壓力的部分就是這種莫名神祕感，對於問題背後原因的不知情。隨著天色逐漸暗下來，焦慮的感覺會開始湧上心頭，因為你無法預知夜晚將會發生什麼事。這會是你能在安穩的睡夢中度過的夜晚之一，還是會是一個折磨人的夜晚？你會擔心每多醒著一個小時，隔天就會更昏昏沉沉、更沒有精神？如果不是焦慮症讓你睡不著覺的話，睡眠問題的不可預測性可能就足以讓你得焦慮症。

睡眠研究是醫學界常用的一種技術，用以判斷某人的睡眠究竟出了什麼事。你前往睡眠實驗室，接上感應器，然後嘗試入睡，技術人員就會在另一個房間監控你的身體活動。然後，醫師會評估結果，看看是否有明顯的睡眠失調。

不幸的是，睡眠研究很少能提供真正問題所在以及如何解決的答案。以睡眠呼吸中止症為例，睡眠呼吸中止症是指睡眠時呼吸中斷或過淺，睡眠檢查對於診斷這個及判斷其嚴重程度很有幫助。然後病人會拿到連續正壓呼吸器，說明如何使用和設定，僅此而已。這呼吸器可能會有所幫助，甚至可能有很大的幫助。病人睡了一夜後的感覺可能真的有如白天與黑夜的不同。

但是，睡眠呼吸中止症的病因又是什麼呢？如果患者想要減輕造成睡眠呼吸困難的潛在病症，又該怎麼辦呢？通常，醫學界所能提供的最佳建議就是嘗試減重。

（稍後會再詳述睡眠呼吸中止症。）因此睡眠研究的效用有其限制。

如果你想要解決睡眠問題，第一步就是找出它的特徵。說到睡眠問題，並不是只有一種，所以不能以同樣的方式來解釋和處理。以下是人們常遇到的一些睡眠問題：

- 一開始你無法入睡，幾小時後終於也入睡了。但當你醒來時，你並不覺得休息夠了。
- 你很容易入睡，然後在凌晨醒來，無法在起床時間到之前再次入睡。無法再次入眠的沮喪感會讓你本就停不下來的思緒更加緊張，當太陽開始升起時，更會讓你感到焦慮。
- 如上文所述，你很容易入睡，然後在夜間醒來，不過在這種情況下，你最終還是能夠在清晨時分再次入睡。
- 你整晚都在痛苦的半睡半醒狀態，從未進入紮實、安穩的睡眠狀態。有時還會伴有頻繁的尿意。
- 你整夜不睡，而且不是因為你想這樣。你沒有外出派對、談戀愛或準備考試，而是躺在床上，整晚忍受失眠的煎熬。當早上來臨時，你的狀態很好，但在白天的不同時間又會很累很睏，連午睡都有難度。到了晚上，你又得重複這段掙扎。
- 你一整天都覺得精疲力盡。你掙扎著完成任務，腦子裡只想要找機會躺下來閉上眼睛。到了晚上，你突然又「醒了」，而且很難放鬆心情準時入睡。
- 你能入睡，並持續睡一整晚，只是醒來時你會覺得自己還需要再睡八小時。這可能有兩種情況：（1）你的親人說你的鼾聲很大及你在夜裡呼吸會中斷或呼吸很淺。他們甚至可能說你打呼把自己吵醒了，然後又馬上睡著，而且都不記得。（2）你確認了不是呼吸的問題，但疲勞感仍然持續。不管睡得多早或醒得多晚，起床後都沒什麼精神。
- 就在快要進入夢鄉的時候，手臂或腿不自主的抽搐又把你弄醒。這種情況可能會連續發生好幾次。
- 你很累了，準備要睡，但卻有些不太明顯的感覺卻讓你無法入睡。可能是神經方面的問題（耳鳴、嗡嗡聲、不寧腿）、皮膚問題、疼痛、思緒不停奔馳等。

一旦確定了你的睡眠問題，你就可以向前邁進，判斷哪些原因可能會導致睡眠問題。

睡眠問題的成因

許多因素（有時會相互結合）都會讓一個人無法好好休息。我們經常聽到人為裝置的非自然光線和刺激腦部的燈光會讓我們無法入睡，這當然是需要考慮的因素之一，而且如果你有睡眠困擾的話，可能要先解決這個問題。要讓電腦、手機、平板電腦和鬧鐘遠離你的床，讓臥室保持黑暗和安靜，並在睡覺前預留足夠的時間。

如果你已經嘗試所有這些方法，但睡眠問題卻仍然是個謎，該怎麼辦呢？毫不奇怪地，輻射、有毒重金屬、病毒和 DTT 這「致病四因子」，以及它們的一些跟班和衍生因素，都在其中扮演了一定的角色。

病毒活動

病毒問題是造成睡眠問題的主要原因之一。EBV、疱疹病毒、巨細胞病毒、HHV-6，甚至一些細菌都會毒害我們的系統，讓我們徹夜難眠。這是因為 EBV 等病毒會排出神經毒素，主要透過三種方式破壞睡眠：（1）誘發中樞神經系統的過敏反應，而中樞神經系統是掌管睡眠的；（2）造成身體疼痛，讓你無法放鬆到足以入睡的程度；（3）減弱神經傳導物質的活性，因為它負責腦細胞之間的溝通，而這會妨礙適當的睡眠訊息傳遞。因此，病毒性神經毒素會造成數小時無法入睡，或半夜醒來無法再入睡的問題。

病毒引起的失眠常常被誤認為是甲狀腺問題，因為正如我之前所說，失眠和甲狀腺問題並存是很常見的現象。這並不是因為甲狀腺功能不足或過度活躍會導致睡眠問題，儘管你可能會從其他來源聽到這些說法。事實上，甲狀腺功能受損和睡眠困難都是 EBV 的症狀，這也是它們同時存在的原因。通常，是第四階段的甲狀腺病毒導致失眠，這代表著甲狀腺問題已經開始，無論它是否在醫院被檢測出來。

有毒重金屬

體內含有毒重金屬是睡眠問題的首要因素之一。這些重金屬在大腦中特別容易產生問題，因為它們不僅會卡在一個地方不動，還會氧化，產生一波波的有毒逕流，使重金屬擴散並沿途損害大腦組織。重金屬也會造成電脈衝短路，並造成電解質和神經傳導物質等化學物質的問題，導致神經傳導物質中斷，而神經傳導物質原本可以將正確的睡眠訊息傳送到你的整個大腦。這種功能障礙會造成許多睡眠問題，包括睡眠不穩定、睡得不沉，以及無法入睡。青少年尤其會受到有毒重金屬干擾睡眠的影響。

味精中毒

全國有很大一部分人因為味精中毒而無法入睡。這種常見的食材會直接進入大腦，而在大腦裡，毒素和輔助毒素會燒壞大腦組織，使電子活動失常。一旦味精進入大腦，它就會停留在那（除非你使用排毒方式將它分解並排出），造成長期的問題，包括失眠。**這是因為味精是神經元拮抗劑**。它會黏附在神經元上，使它們對電產生過敏反應，因此當電子脈衝穿過神經元時，神經元會被燒得更熱，造成不穩定、不成比例的反應。就好像味精讓神經元變成了煙火，而裹上燃料般味精的神經元最終會燃燒殆盡。

味精對神經元的拮抗作用會造成停不下來的思緒、搔癢、心神難以平靜，以及在睡前對某件事情無法釋懷的感覺。許多在睡覺之前需要做大量的冥想或鎮靜技巧，或是整晚不斷醒來的人，他們的腦部組織中都充滿著較多的味精。

味精無處不在，所以要小心。正如我們在前兩本書中所看到的，味精最容易騙過人的地方之一是它會被藏在「天然香料」的成分中，即使是看起來最健康的包裝有機食品和天然食品商店中的補充品，也可能偷偷地含有味精。（關於味精如何在成分表和餐廳食物中偽裝自己的詳細清單，請參閱我第一本書中的〈不該吃什麼〉一章）。

肝臟問題

你的肝臟整天為你辛勤工作。它透過淨化你的血液來抵擋病原體和毒素，並製造膽汁來分解飲食中多餘的脂肪。就像你一樣，肝臟也需要時間休息，所以當你晚上上床睡覺時，肝臟也會進入睡眠狀態。它會暫時關機，進入自動駕駛狀態。到了凌晨三、四點左右（每個人的情況不同），肝臟又開始甦醒。有了剛剛恢復活力的睡眠，它會再次開始處理毒素、細菌、病毒和碎屑（像是死掉的細胞，包括死掉的紅血球），像倒垃圾一樣把它們收集起來，這樣當你早上起床補充水分時，就能把它們全部沖走。這個療癒、淨化的過程，也能防止膽紅素的淤積。

如果肝臟因飲食中過高的脂肪和加工食品而變得遲鈍，那麼當它在凌晨嘗試執行工作時，就會出現微小的痙攣、擠壓和扭動。大多數情況下，你是感覺不到的。然而，肝臟的小顫動會在體內造成足夠的騷擾，讓你醒來。這就解釋了那些你正常入睡的夜晚，在凌晨時分突然又醒來，經過一段時間後才又可以入睡。這也能解釋那些讓你一直睡睡醒醒的痛苦夜晚。

消化問題

同樣地，消化問題也會干擾睡眠。神經系統非常敏感，並且會與消化道同步運作。人體的南北（腸道 - 大腦）連接為迷走神經和膈神經，這代表消化道中發生的任何情況都會立即傳達給大腦。因此，如果你有消化道疼痛、脹氣、抽筋或胃部敏感的症狀，這些症狀會觸發神經系統，使你在嘗試入睡時的身體依然像是保持著警覺。

即使沒有感到任何不適，消化的活動也會讓你醒來。一般人通常不知道迴腸（小腸與大腸相連的部分）會因為過多的腎上腺素而發炎，因此每當食物經過這段迴腸時，就會觸發連接到大腦的神經。當你在黑暗中茫然地眨眨眼睛時，你將無法察覺腹部有任何動靜，而且會覺得自己無緣無故就醒了。但事實上，晚餐在睡眠中已經消化，而蠕動只是讓消化道中的食物能通過敏感區域。

情緒創傷

在生活中，我們常常會被辜負。你最好的朋友和你反目成仇、靈魂伴侶和你漸行漸遠、父母離異、身體生病卻沒有任何解釋、身邊的人暗示你的病是你自己造成的。有了這些經驗，我們就會失去信任。如果信任的損失夠大，或是長期累積了太多的信任破碎卻沒有得到平衡，我們就會經歷情緒創傷。不過，這些傷害並不只是情緒上的，還會有身體上的部分。正如我在《醫療靈媒》的〈創傷後症候群〉一章中所說，大大小小的創傷都會造成神經倦怠和腦組織出現疤痕，最後結果就是失眠。很多人的一生中都經歷過這種情況，而這從來就不是在開玩笑的。對於某些人來說，這甚至對於他們的自我認同以及周遭的人來說都是毀滅性的。儘管要做到可能並不容易，但我們可以從這些經歷中獲得力量，為我們的靈魂充電，從情感創傷和創傷後症候群的灰燼中重生。

睡眠呼吸中止症

正如我之前所說，睡眠呼吸中止症是醫學研究已經開始拼湊起來的一種睡眠相關疾病。過去十年來，越來越多人被診斷出患有睡眠呼吸中止症，甚至連電視節目也拿中年人和他們的連續正壓呼吸器開玩笑。科學家發現，長期打鼾並非無害，它通常都能指出讓人們無法進入良好睡眠循環的呼吸問題，因此醫師開始使用連續正壓呼吸器（CPAP），讓患者在睡眠時強制讓空氣通過呼吸道。

對於阻塞性睡眠呼吸中止症患者來說，這是一個很好的方法，因為阻塞性睡眠呼吸中止症可能是由許多物理性阻塞所造成。阻塞性睡眠呼吸中止的一些常見原因包括過多黏液（如鼻涕倒流）、喉部黏膜發炎和腫脹、支氣管、咽喉或腺體發炎、鼻中膈問題、慢性鼻竇炎、淋巴阻塞、全身腫脹、水腫，以及體重過重對喉部和胸部造成壓力。和我們在此了解的所有其他睡眠問題一樣，阻塞性睡眠呼吸中止症並非被判終身監禁，而是要靠抗病毒、抗黏液、抗發炎的食物來讓你舒緩。

還有一種是非阻塞性睡眠窒息症，我稱之為「神經性睡眠呼吸中止症」。這是連續正壓呼吸器無法提供舒緩的病症，因為它不只是需要推送空氣，還關係到中樞神經系統以及要如何給予神經協助。「神經性睡眠呼吸中止症」被醫學界稱為「中樞性睡眠呼吸中止症」，而這個睡眠障礙對他們來說基本上仍是個醫學謎團。雖然研究已經發現中樞性睡眠呼吸中止症與其他睡眠呼吸中止症不同，但仍遠遠無法了解其根本原因。

以下是當呼吸困難不是由阻塞引發時，真正發生的事：大腦中近乎癲癇般的活動（由污染物引起）。但這並非真正的癲癇發作，而是大腦中在極其微小的層面上發生的電力暴增。這足以導致呼吸暫停。這種神經性睡眠呼吸中止成因可能是味精中毒、高含量的有毒重金屬（如汞和鋁）組合，或接觸殺蟲劑（如 DDT 和／或除草劑）的結果。所有這些因素都容易造成腦部化學物質失衡，進而引起這些電力暴增。一個常見的情況是，有人在搬家後出現睡眠呼吸中止症，卻不知道這是因為她或他家的前任房客在室內噴灑殺蟲劑所致。病毒活動也可能導致神經性睡眠呼吸中止症，因為病毒神經毒素會使迷走神經發炎，而迷走神經的分布跨過了胸部並且會影響呼吸。

腎上腺疲勞

從未面對過腎上腺疲勞的人可能聽到「疲勞」這個詞就會認為，對於患有這種疾病的人來說，睡眠應該是最不用擔心的事。畢竟，疲勞不就是表示特別疲累，隨時都可能睡著嗎？任何曾面對持續性疲勞的人都可以告訴你，情況並非如此。事實上，腎上腺疲勞可能會讓你睡不著。這種情況的特點是腎上腺會在分泌「過多」及「過少」之間來回擺盪。

一種常見的情況是，腎上腺在白天不夠活躍，因為它們要保留腎上腺素，以防可能的危機發生，因此你在一整天中都會感到疲憊或持續需要休息。當夜晚來臨時，沒有緊急情況發生，腎上腺就會釋放它們所保留的腎上腺素，這就是日落時「突然精神變好」的原因。也可能是當你的腎上腺過度活躍時，它們會釋放出大量腐蝕性的過量腎上腺素，而這些腎上腺素會燒毀並減少神經傳導物質，妨礙睡眠。

即使腎上腺在晚上不夠活躍，也會造成睡眠問題，因為這代表腎上腺可能無法分泌足夠的荷爾蒙來讓你入睡。（沒錯，你也需要特定類型的腎上腺素來幫助入睡、進入快速動眼睡眠和做夢）。

焦慮

你小時候是否也曾因為不想一個人待在黑暗中而拖延不肯按時就寢？或者曾經因為第二天會有不愉快的事情要發生，而你又不想讓它來得太快，而造成睡眠困擾嗎？我們都曾有過與睡眠有關的焦慮，即使只是偶爾發生。對某些人來說，焦慮是經常發生的事，而失眠背後的憂慮和不安通常也就不是什麼太奇怪的事。

問題是，那些難以解釋的睡眠焦慮背後的原因是什麼？在某些情況下，是對惡夢的恐懼。在其他情況下，則有類似創傷後症候群或強迫症的狀況：如果本節中列出的某個因素已經造成了你的睡眠問題，可能會讓你覺得無法完全放鬆，甚至連床都不太像是個安全的地方。對於這種情況，首先需要解決的是潛在的健康問題，以消除任何持續的創傷或誘因。

但在其他情況下，焦慮是沒有定義的、莫名的，無法追溯到特定的誘發經驗。這種類型的焦慮，和我們在第五章〈各種甲狀腺症狀與狀況說明〉中所看到的類似，也和致病四因子所引發的生理（通常是神經）上的擾亂有關。在其中一種焦慮中，神經會對病毒性神經毒素「過敏」，進而提高神經敏感度，產生極度焦慮的感覺。在另一種情況下，有毒的重金屬在大腦中氧化，會干擾電脈衝，導致它們反覆來回跳彈，因此你會出現恐慌、不理性的想法、坐立不安或無法思考的感覺，因為大腦中的訊息無法被傳達到原本該去的地方。

大腦中的 DDT 也會造成焦慮。這種我們認為早已不存在的殺蟲劑非常頑固，以至於我們今天還在和它打交道，它是一種神經元拮抗劑，會導致這些神經細胞自我破壞，並產生突發性的焦慮感。輻射也會造成影響睡眠的焦慮，因為輻射會升高組織胺反應和體內的發炎，而這些發炎在一般的發炎血液檢驗中，像是 C- 反應蛋白（ANA）和抗核抗體（CRP）檢驗，是偵測不到的。輻射誘發發炎的人可能會感到發熱或腫脹，或皮膚輕微灼熱，所有這些都可能導致焦慮、失常的心境，使人無法輕易入睡。

有時候，焦慮會因為腸道的問題而產生。正如我們在「消化問題」一節中提到的，神經間的連結意味著消化系統的敏感會向大腦發出信號。這是一個常見的原因，有人會在半夜無緣無故擔心起來。視腸道受刺激的程度而定，他們可能會在受刺激過後重新入睡，也可能會在醒來後一直醒著。

其它的神經性問題

對於那些整晚連一點睡意都沒有的人來說，原因通常是來自於嚴重的神經傳導物質和神經元功能的障礙，再加上腎上腺過度活躍或不足。這可能會造成討厭的通宵熬夜，讓你就算在合理的時間就上床睡覺，但太陽升起後你也還是醒著。鎂的嚴重缺乏通常也會造成這種現象。但經常，這種類型的睡眠困擾與創傷後症候群有關。這並不是我在幾頁前提到的失眠誘發的創傷後症候群，而是源自於生活中其他方面的創傷經驗，無論是在遙遠或近期的過去，都會造成神經系統的問題。在這種情況下，電脈衝不是像味精中毒一樣過熱，而是過冷，變得不活躍。如果沒有足夠的電流通過神經元，已經消耗殆盡的神經傳導物質就無法獲得足夠的「推動力」來向大腦細胞傳送睡眠訊息。

另一個神經問題是反覆的不自主抽搐。這通常就代表大腦組織中已經大量充滿毒素，像是有毒的重金屬、阿斯巴甜、味精、DDT 和其他殺蟲劑、除草劑、有毒的奈米材料及其他化學合成物質。資訊本應要平穩、順暢、持續地通過大腦。但是，大量毒素和廢物就代表大腦組織無法快速接收神經傳導物質的資訊，因此傳導物質中的化學物質也會被擱置，變成小量的沉澱物，直到量太多了，這些資訊才被以出乎意料的方式釋放，才讓身體猛然清醒過來。（在白天，同樣的過程其實也會發生在有這種症狀的人身上，不過他們無法冷靜到足以察覺到這一點，因為他們通常都在的腎上腺素的影響下。但是，如果他們在中午小睡片刻的話，就很可能會經歷相同的抽搐）。

以上都不是說來要讓你擔心的。我剛才列出的所有問題都可以被療癒。真正可怕和令人沮喪的，是不知道發生了什麼事，並感覺自己無法控制這一切。這都已經過去了。現在你有答案了，就像我常說的，這是療癒的第一步。接下讓我們來探討要如何向前邁進。

第三十章

療癒睡眠問題

我們該怎麼處理上一章所討論的問題呢？我們該如何將睡眠不足背後的原因，轉化成為「睡眠之泉」的答案？當然，最基本的是食物。改變生命的食物可以重塑你的睡眠，這就是為什麼不久之後，你就會得到一份清單，裡面有最適合融入生活中的食物（以及它們可以增強哪些營養補充品）。首先，讓我們來看看療癒睡眠問題的細節。

如果你正在處理病毒感染、體內有毒重金屬、味精中毒或任何其他毒性超載的問題，那麼你要將排毒列為第一優先。在飲食中增加水果、蔬菜、香草、香料和野生食物的份量，會讓自動讓身體開啟排毒之路。如果你的睡眠問題很嚴重，而且你想要更進一步的淨化排毒，那麼你會在「九十天甲狀腺重建」裡找到協助。如果 EBV 正是你在對抗的病毒，你則已經學會了許多如何馴服病毒的方法，這將轉化為更好的睡眠。

對於特定的狀況，例如肝臟功能遲緩、腎上腺疲勞和消化問題，最好的方法是在第二十二章和我的第二本書（譯註：《改變生命的食物》）中找到可以處理這些狀況的食物。舉例來說，對於功能遲鈍的肝臟，早上第一件事就是喝檸檬水，這是幫助肝臟清除積聚物的有效方法。當你經常這樣做時，肝臟在晚上的工作量就會減少，也就是說，發生痙攣和把你弄醒的機率就會降低。此外，肝臟之所以會變得虛弱緩慢，首先是由於病毒數量過多、飲食中脂肪過多以及重金屬過量等因素，所有這些因素都會導致肝臟無法吸收和轉換營養。因此，降低飲食中的脂肪、用早上的那杯檸檬水來沖洗肝臟，以及用水果、蔬菜、香草、香料和野生食物來呵護肝臟，都會讓它恢復活力。

對於療癒腎上腺疲勞，間隔頻繁進食（即每一個半到兩小時進食一次）則是關鍵。你不會希望限制自己一天只能吃兩餐或三餐，因為當血糖降低時，腎上腺就必須將腎上腺素注入你的體內。當腎上腺如此緊張時，到了晚上就更容易過度活躍或活躍度不足。而你的飲食中也要減少會增加腎上腺素分泌的食物（請參閱我第二本書中〈生育力與我們的未來〉一章），這樣才能讓腎上腺保持平衡，讓你在晚上得到安寧。如果你想在腎上腺疲勞方面得到更多的幫助，我在《醫療靈媒》中用了一整章的篇幅來談論這個問題。

至於消化系統的問題，除了翻閱《改變生命的食物》之外，你的首要任務就是攝取高濃度具活性的崇高微生物。這些微小的、賦予生命的小生物們，會覆蓋在未經洗滌（或輕微沖洗）的有機農產品的表面（葉子和表皮）。崇高微生物的益生菌膜可以在消化方面發揮巨大的影響，並改善我們在第二十一章「對鋅的疑慮」一節中提到的土壤損耗問題。和工廠生產的益生菌或生於土壤中的生物不同，崇高微生物能夠在消化過程中存活下來，並進入的迴腸，也就是小腸道的最後一段，這裡會製造出對身體運作至關重要的維生素 B_{12}。這並不表示你必須開始完全吃生食，只需要在現有的飲食中添加新鮮、未加工的有機食物。請好好地選擇，運用你的直覺來決定哪些農產品不用洗就可以吃。如果你在雜貨店買到一個塗滿蠟的慣行農法蘋果，你一定要在吃之前把它擦洗乾淨。因為在生長過程中使用的蠟和殺蟲劑已經破壞了有益微生物的天然薄膜。另一方面，如果你想吃的無化學、無污染物的農產品上有明顯的污垢，通常用清水輕輕沖洗就可以了，有益的生物膜應該能保持完好（畢竟微生物能在雨水中存活）。在廚房檯面上就能種的芽菜也是種簡單、富有高濃度微生物的食物來源，你可以把它撒在沙拉和捲餅上，或加入果昔中。此外，你也可以從自己的有機花園或你信賴的當地有機農夫那裡取得蔬果。《醫療靈媒》中的〈消化道健康〉一章也提供了更多關於消化道療癒的資源。

如果你有阻塞性睡眠呼吸中止症，下一頁的所有食物也都有助於減少黏液、發炎和組織胺的產生。而對於神經性睡眠呼吸中止症，這些食物也能以更好吸收、同化的胺基酸來支援神經傳導物質。

在焦慮的情況下，你可以採取的最佳第一步就是在生活中加入一些真正的療癒美食。花草茶加生蜂蜜、烤地瓜加酪梨——這些改變生命的食物可以在你處理焦慮時提供一些情緒上的舒緩。如果惡夢導致你對睡眠有所反感，請參閱下一章，了解為什麼惡夢其實是個好現象。

如果你的焦慮來源比較難確定，請務必明白，這不是你的錯。太多焦慮症患者都被弄得覺得自己超麻煩，應該要振作起來，專注在生活中美好的一面。事實上，焦慮是非常真實的，其根本原因包括病毒感染、創傷、電解質缺乏等。除了這份清單上的食物之外，也可以參考我在第二本書中列出的有助於緩解焦慮的食物。

對於一般的神經性睡眠問題，這裡的食物適用於我剛才列出的相同原因——它們可以清除毒素、解決營養不足的問題，並讓大腦和身體平靜下來。這些食物也能提供抗氧化物、重要的葡萄糖和礦物鹽，進而有效地製造神經傳導物質的化學物質，並以最佳方式餵養你的大腦，讓你終於可以好好睡一覺。

有助睡眠的食物

以下的食物可以解決我在本章中提到的所有問題，也能增強促進睡眠的營養補充品的效果。除了下列食物之外，你也可以將莓果、椰棗、檸檬、萊姆、馬鈴薯、櫻桃蘿蔔、薑黃、薑、椰子汁、芽菜、檸檬香蜂草、貓爪藤、生蜂蜜、朝鮮薊、酪梨和葡萄當成生活的一部分。

你會注意到，這些食物中有許多與第二十二章中的食物重疊。這就是這些能改變生命的食物的神奇之處——它們具有多重功能，能隨時調整以符合你的各種個人需求。這也表示你不需要擔心白天是否該避開這張清單上的食物，以為它們會讓你昏昏欲睡——無論在一天中的任何時間進食這些食物，它們都會根據當下適合你的情況調整。

- **芒果**：生物可利用鎂的含量非常高。睡前吃一顆芒果能幫助和緩輕鬆入眠。當你補充左旋麩醯胺酸時，芒果可提高其吸收率，它能解除味精的毒性來降低味精的毒性。
- **香蕉**：色胺酸和果糖含量高，可舒緩神經傳導物質。當與5-HTP（5- 羥基色胺酸）結合時，香蕉可活化補充品，使它的生物利用性更高，吸收更快。
- **櫻桃**：褪黑激素的最佳來源，這是一種以營養為主體的荷爾蒙，有助於你的神經傳導及膠質細胞。在補充褪黑激素的同時吃櫻桃，櫻桃就會增強補充品的功效，使其更容易被大腦和身體接受，並加強睡眠效果。

- **蘆筍**：蘆筍除了有助於減少黏液分泌和舒緩發炎之外，還具有鎮靜、安眠的效果，因為它能清除拮抗劑，例如自由基和帶正電荷的化學物質，這些物質會破壞身體系統的平衡。當蘆筍與 GABA 和左旋蘇糖酸鎂（magnesium L-threonate）結合時會使這些補充品更有效。
- **菠菜**：含鈣量高，是有助於減少酸中毒的鹼性食物。菠菜也含有礦物鹽，可滋養神經傳導物質，並提高補充品甘胺酸的吸收性，有助於強化神經傳導物質的效能。
- **芹菜**：含有大量的礦物鹽，這些礦物鹽（1）可傳送大腦中的電脈衝，（2）是製造神經傳導物質的基石。芹菜能真正增強 GABA、左旋蘇糖酸鎂等補充品被大腦吸收的能力，並有助於神經傳導物質的表現，以支持睡眠。
- **萵苣**：萵苣葉芯中的「乳汁」可安撫神經，並具有整體的安神、鎮靜效果。搭配西番蓮（passionflower）時，萵苣能增強這種草藥補充品的鎮靜神經效果。
- **石榴**：這些紅寶石般的果實能結合體內不需要的酸性物質，包括在睡眠時可能導致腿部和其他肌肉痙攣的乳酸積聚。石榴也特別具有抗黏液和抗發炎的功效。當與甘胺酸鎂一起使用時，石榴能將補充品的肌肉放鬆功效廣大提升。
- **甘草根**：這種草本植物有助於快速支援腎上腺，讓腎上腺恢復活力。甘草根能點燃甘胺酸鎂補充品中的化學化合物，使腎上腺放鬆，讓甘草能讓腎上腺更快恢復活力。
- **野生藍莓**：這些都是從大腦中排除味精和重金屬的好幫手，並將它們趕出體外。野生藍莓是能吃到的最頂尖的適應原、抗黏液、抗發炎、富含抗氧化劑的食物，野生藍莓還能增強各種營養素、補充品、胺基酸等等的功效，讓身體能最佳化利用。
- **大蒜**：對黏膜和支氣管極為有益的消炎劑。長期食用大蒜可以舒緩呼吸，讓睡眠不受干擾。此外，當你服用甘胺酸鎂時，大蒜中微量的生物可用鎂會與補充品接觸，讓你體驗更順暢的呼吸和安穩的睡眠。
- **香菜**：能吸附有毒重金屬和味精並排出體外。當你跟著香菜一起補充左旋麩醯胺酸時，它會促進味精的排出，並成為重金屬排毒的輔因子。

- **地瓜**：提供重要形式的葡萄糖，能刺激甘胺酸、多巴胺、GABA 和血清素等神經傳導物質的發展，有助於睡眠能力。當你在吃地瓜的同時也補充褪黑激素時，地瓜的營養素就會與褪黑激素結合，讓它更容易進入大腦。地瓜和褪黑激素的補充品還具有強大的抗氧化效果，有助於阻止大腦中有毒重金屬的氧化。

神聖的睡眠之窗

你可能無法在一夜之間就解決睡眠問題，畢竟身體需要時間來清除毒素、療癒和重建。因此在這期間，請提醒自己這個睡眠的定律：無論如何，「睡眠之泉」都會等著你，而且你該給自己「睡眠津貼」。除此之外，你還可以掌握一個關於睡眠運作的祕密，幫助自己渡過任何顛簸不平的夜晚。即使你從來沒有失眠問題，也必須了解這一點，因為這是獲得最佳睡眠的關鍵。

首先，重要的是要了解，即使不睡覺，你也可以療癒。你會聽過有些人說，只有在深度睡眠時，身體才會發揮真正的療癒功能。請不要絕望。但如果你在晚上十點到凌晨兩點之間閉著眼睛躺著，即使你是醒著的，你的身體仍然在療癒。事實上，即使你的意識清醒，你大腦的一部分仍在睡覺。大腦清醒的那部分可能會用一些訊息來煩你，讓你覺得自己因為睡眠不足而進度落後了。到了該起床的時候，你可能還是很累。不過請放心，大腦在睡覺的那部分會讓身體重新啟動。請了解，你仍能從這樣的睡眠中獲得一些好處，並且把多餘的焦慮拋諸腦後吧。

晚上十點到凌晨兩點是神聖的睡眠時間。這是身體在夜間進行大部分療癒的時間。如果你能在這段時間內入睡，你的身體就能加速療癒。即使只趕上十分鐘，也會是非常有效的。身體在這一小段時間內所進行的恢復將為你的療癒之路提供動力。

至於每晚所需的理想睡眠時間則會因人而異。有些人只需要五、六個小時就可以，有些人則需要八、九個小時。並沒有一個適用於所有人的黃金數字，不過至少四個半小時的睡眠時間會是個基本要求。而對我們所有人來說，最重要的是「什麼時候睡」。如果你在晚上十點入睡，早上五點醒來，很有可能會比在凌晨一點入睡，然後睡上八或九個小時更有精神。這和神聖的睡眠窗口有關。

請記住，小睡或補個眠也是種有用的工具，這可不是什麼小孩才做的事。我們都會碰到需要在白天閉目養神的時候，不論是因為上夜班、趕截稿日期、或是前一晚睡眠不足。為了達到最有益的療癒效果，請盡量在上午十點到下午兩點之間閉上眼躺躺。這段時間就相當於是夜晚神聖睡眠時間的白天版。如果你善加利用，就會感到非常不一樣。

靈性睡眠支援

如果有需要，睡眠天使隨時都在你的身邊。每當你尋求指引或安慰時，請大聲說出她的名字，並請求她的幫助。無論是因為健康問題還是情緒困擾，她都會幫助你改善睡眠品質。當有未解決的問題讓你無法入睡時，請對睡眠天使說話。告訴她你正在掙扎於一個現在無法處理的問題，而它會妨礙你的休息。她會幫助你熄滅情緒的火焰，讓你的心得到平靜，她也會幫你汲取睡眠的泉源。睡眠天使比任何安眠藥都有效，她也會在你進入夢鄉時守護著你。

第三十一章

爲什麼做惡夢是好事

夢是終極之謎——它們無法被稱量或測量。我們從童年起就開始問自己，夢到底要告訴我們什麼呢？又代表什麼呢？

尤其是惡夢們。恐怖的夢、憤怒的夢、挫折的夢、壓力的夢、流汗的夢、夜間驚醒的夢，背後究竟隱藏著什麼？我們如何才能讓它們消失？它們是懲罰嗎？我們就不能多做一些在熱帶島嶼度假的美夢嗎？

一旦你了解這些惡夢背後的原因，你就不會再想叫它們滾蛋了。「壞」夢是靈魂療癒的方式。當我們醒著的時候，我們不會想要拆除因為情感傷害而築起的牆。當我們受傷的時候，大腦中的某種物理成分會設置一道障礙，阻止我們不斷地處理和再處理這些痛苦，這樣我們在清醒的時候就能比較有生產力，能向前邁進。這牆不是為了自我否認而存在，而是一種神聖的保護。雖然做些有意識的檢討是健康且必要，但我們不該被這些傷痛苦苦糾纏。

睡眠是處理痛苦的專屬時間。在我們沒有意識的時候，情感的牆就會落下，讓靈魂可以進行清理和修復。這代表各種艱難的情緒會被激起，並透過我們的夢境被排解出來。如果這一切沒有發生，挫折、憤怒、恐懼、背叛、內疚和羞辱就會在我們的內心不斷累積、累積、再累積，直到它們的力量壓倒了牆並占據我們清醒的生活。相反地，我們的夢會釋放它們。在睡眠天使、夢的天使和無名天使的協助下，我們每晚都會進行清理，幫助我們面對生活中的一切，不會留下難以癒合的傷口。

有時候，夢有著持續的力量。一個夢可能會讓你困擾一整天，甚至更久，甚至幾年。這些夢可能會讓人困惑。舉例來說，我們常常會夢到家人和其他摯愛的人，且情緒澎湃。即使在醒著的關係中一切都很順利，夢也可能會帶來受傷或不安的感覺。或者，如果是一段曾經有過挑戰或距離的關係，夢境可能會勾起舊傷口，讓我們思考多年前到底是哪裡出了問題。我們可能會從夢中驚醒，覺得自己做錯了什麼事，或覺得自己沒被聽見或沒有被正確地看待。而當我們痛苦地嘗試解讀這一切的意義時，我們可能會感到空虛。

所有這些都是健康的。我曾聽過，有人會因為惡夢拿起電話打給多年不聯繫的家人或朋友，開始了一個偉大的療癒過程。任何空虛的感覺都是因為有毒的傷口和情緒在睡夢中離開了我們（或開始離開我們），減少了壞東西的庫存。儘管我們感覺這好像剛好顛倒，但惡夢卻能讓我們恢復元氣。它們提醒我們，生活中有些人、地點和事情可能需要關注，好讓我們繼續前進。惡夢不會關上門，而是開門。它們會創造新的開始。即使你不知道新的開始是什麼，但它正在發生。也許過一陣子，你回想時就能看到惡夢為你的人生帶來了什麼機會。

我們都希望彼此能做「甜美的夢」，但其實我們應該希望做「療癒的夢」。為了提升靈魂、修補心靈、清空自己的有害情緒，你不希望每個夢都是完美的、平靜的、花俏的。你不希望你所有的夢都是一個百分之百的仙境。你應該希望夢裡有一些困難，因為你希望當你醒來的時候，美好的事情正在發生。如果我們的夢中生活都是美妙無比的，那麼恐怕睡覺就會變成我們唯一想做的事。

然而，世界上有一些內心險惡的人。歷史上一直都有這樣的人。這些冷酷的人可以一輩子不做半個惡夢。這顯示出他們從不處理像是痛苦和苦難這類的負面經驗。由於他們在睡眠時沒有處理痛苦，所以他們在醒來後依舊耿耿於懷，並且想讓別人受苦。

反過來說，一位最有熱情、最慷慨、最有愛心的人，但每晚都會做一些不愉快的夢。信不信由你，這是比較健康的過程。因為這個人是如此的投入，總是見證了別人的掙扎。她經歷了人類的多種苦難，所以當她晚上休息時，她的大腦需要保護她，避免在醒來的生活中被這些苦難纏擾。她可能會夢到學校的欺凌、自然災害和戰爭，而這些都是為了她好。並且，當她醒來時也不會因為必須離開一些奇幻的夢境、面對嚴峻的世界而感到痛苦，反而會因為拋開那些艱難的夢境而感到欣慰，並準備好繼續她的神聖使命，慈悲地工作。

先說清楚，做好夢並不會讓你成為一個壞人。當然不會。這一切都關乎平衡。除了那些令人難忘的惡夢之外，我們也會做美夢。天使有時候會賜予我們超越和希望的夢。有時我們的夢會是是前兆、訊息或激發創意的靈感。有些晚上，我們會做一些輕微的惡夢來會處理情緒，儘管我們在早上時不會記得發生了什麼事。其他時候，我們會在夢中拜訪已故的親人。

請記住，也要歡迎那些帶來挑戰的夢，它們是身體在沉睡中療癒時發生的好事。它們不是懲罰，也不是批判，而是在幫助你成為最好的自己。

後記：靈魂的黃金

自從黃金被發現以來，它就對我們產生了一種吸引力，這種吸引力遠遠超越了任何金錢的價值。

孩童時代時，你是否曾希望在學校的試卷上得到一顆金星？並不是因為你可以把它拿到當舖去換錢。你渴望得到那張廉價的貼紙，是因為它所代表的意義：成就、價值、認同。

同樣的，如果你還留著祖母當年最喜歡的吊墜或戒指，它在你心中占有特殊地位的原因並不是金子背後的金額，而是它的精神意義：因為你會欣賞、會懷念，以及忠誠與愛。

奧運選手們追求金牌是因為黃金的市價嗎？不，他們花了一生的時間訓練，就是為了贏得金牌，以及金牌所代表的意義：血、汗、淚、精神、意志、意願和犧牲，這些都匯聚為人類偉大的一刻。

當一塊黃金或其他珍寶的精神和情感意義連結起來時，其價值就超越了價格。聖殿騎士團尋找聖杯時，並不是因為他們可以從這件金器上得到金錢，而是因為據說聖杯是耶穌在最後晚餐時所用的杯子，具有神祕的意義。儘管騎士們找到了成百上千的金杯，但它們都被視為一文不值，因為它們不具備這種力量。這一切都關乎靈性的意義。

我在這裡要告訴你，你不需要進行史詩般的探險、贏得任何人的認同、繼承傳家寶、學會跳高、或擁有富可敵國的銀行帳戶，就能獲得世上最珍貴的寶藏。黃金、白金、鑽石、藍寶石、聖杯、法櫃、諾亞方舟，甚至披頭四失落的專輯——這些都比不上你靈魂中的黃金、寶石和珠寶，而這些都是你已經擁有的內在。

是的，就是你。我知道處理健康問題、巨大的損失或困苦非常艱難。我了解你可能會懷疑自己是否未老先衰了、甲狀腺是否要停止運作了、身體是否要放棄你甚至與你作對等等問題而受苦。我只能以想像來理解你在尋找答案的過程中所經歷的一切。這可能會讓你有時感到挫敗、孤獨、絕望，並且懷疑自己的價值。但要知道：這不是你的錯；這一切都不是你應得的。你的病不是你造成的，也不是你想像出來的。你不是個壞人。你可以療癒並向前邁進。

在症狀限制住你的那段時間裡，它們也給了你一些東西。你從脆弱中獲得的慈悲心、從遠距離觀察生命所得到的智慧、相信一定會有答案的信念、一步再接一步的超強耐心——這些都是你的，你都可以在往後的人生中使用。損失、掙扎、傷口、苦難、痛苦、悲傷、恐懼、艱難、試驗、挫折和戰鬥都不是我們想要選擇的。然而，當他們造訪我們時，我們會得到最棒的工具和寶藏。

這些工具和寶藏可能是沉重的。接觸世界的苦難並不是件容易的事，就像一袋鑽石和黃金也是沉重的。這就是為什麼現在該讓你理解挑戰的靈性意義——因為當你為寶藏附加上靈性意義時，它們就會變得像光一樣輕盈。

你從人群中被挑選出來，成為可以改變世界的特殊人物。因為你擁有力量，而疾病試圖阻擋你。一路上，你可能經歷過各種症狀，這可能讓你被貼上一大堆不同的標籤，說你是哪裡出了問題。然而，那個想要為難你的計畫出錯了。你的靈魂和精神不但沒有受到束縛，反而被推著往前走，被迫成長和發展。你獲得了讓你更接近神的理解力和洞察力。

現在，你可以擺脫你的疾病，以及所有附加的症狀和標籤。你可以療癒、超越，並重新取回你的力量——比你所知都還要強大的力量。

你的甲狀腺，那個你曾經以為是你最弱的一環，甚至是敵對的部分，其實是你最大的力量和保護者。這個腺體不只在生理層面上運作。在靈性上，它是你的盾牌，是你的守衛，看守著你贏得的所有寶藏，是你生命盔甲的一部分。即使是在諾克斯堡保護大量黃金的裝甲守衛也比不上你的甲狀腺。

即使經歷了手術或放射性碘治療等所有的一切，甲狀腺的精神依然存在。它一直在那裡照顧著你。它一直守著那些寶藏，等待著你發現它們的那一天。當你讓甲狀腺和身體其他部位恢復健康時，你將會藉著照顧靈魂的財富來把自己照顧得更好——你會向周圍的每個人都傳遞神聖的光。

無論你是誰、來自何方、做過什麼或認為自己沒做過什麼，都要知道，透過這本書中活生生的文字，高靈與我永遠都為你而在。

請記住：你是改變世界的人。高靈和我看到、聽到你了。我們相信你。我們和你站在一起。我們等不及要讓你體驗接下來要發生的事。

尾註

1.M. A. Epstein, M. D. Cantab, B. G. Achong, and Y. M. Barr, "Virus Particles in Cultured Lymphoblasts from Burkitt's Lymphoma," The Lancet 283, no. 7335 (1964): 702–703, doi: 10.1016/S0140-6736(64)91524-7

2. "History of the Great Lakes Water Quality Agreement," Environmental and Climate Change Canada, accessed Dec 18, 2016, http://ec.gc.ca/Publications/85E14272-35DD-4DE7-82E2-44890DC7FABD%5CCOM-1555_OVERVIEW_WEB_e.pdf; "Lake Erie," United States Environmental Protection Agency (EPA), last updated May 4, 2016, https://www.epa.gov/greatlakes/lake-erie.

度量衡轉換表

本書的食譜採用美式標準方法測量液體和液體或固體成分（小匙，大匙和杯）下面的圖表可幫助在美國以外的讀者烹煮這些食譜，圖表中列出的數值皆為相近數值。

標準量杯	細粉類（例如：麵粉）	穀粒類（例如：米）	顆粒類（例如：砂糖）	半固體液體（例如：奶油）	液體（例如：牛奶）
1	140 克	150 克	190 克	200 克	240 毫升
¾	105 克	113 克	143 克	150 克	180 毫升
⅔	93 克	100 克	125 克	133 克	160 毫升
½	70 克	75 克	95 克	100 克	120 毫升
⅓	47 克	50 克	63 克	67 克	80 毫升
¼	35 克	38 克	48 克	50 克	60 毫升
⅛	18 克	19 克	24 克	25 克	30 毫升
液體食材容量換算表（實用對照）					
¼ tsp				1 毫升	
½ tsp				2 毫升	
1 tsp				5 毫升	
3 tsp	1tbsp		½ 液體盎司	15 毫升	
	2 tbsp	⅛ 杯	1 液體盎司	30 毫升	
	4 tbsp	¼ 杯	2 液體盎司	60 毫升	
	5⅓ tbsp	⅓ 杯	3 液體盎司	80 毫升	
	8 tbsp	½ 杯	4 液體盎司	120 毫升	
	10⅔ tbsp	⅔ 杯	5 液體盎司	160 毫升	
	12 tbsp	¾ 杯	6 液體盎司	180 毫升	
	16 qt	1 杯	8 液體盎司	240 毫升	
	1 qt	2 杯	16 液體盎司	480 毫升	
	1 qt	4 杯	32 液體盎司	960 毫升	
			33 液體盎司	1000 毫升	1 公升

乾性食材重量換算表（實用對照）		
（要將盎司轉換為公克，請將盎司數乘以 30。）		
1 盎司	⅟₁₆ 磅	30 克
4 盎司	¼ 磅	120 克
8 盎司	½ 磅	240 克
12 盎司	¾ 磅	360 克
16 盎司	1 磅	480 克

烹飪／烤箱溫度實用對照表			
烹調方式	華氏（°F）	攝氏（°C）	瓦斯爐段數（Gas Mark）
水結冰	32 °F	0°C	
室溫	68 °F	20°C	
水沸騰	212 °F	100°C	
烘烤	325 °F	160°C	3
	350 °F	180°C	4
	375 °F	190°C	5
	400 °F	200°C	6
	425 °F	220°C	7
	450 °F	230°C	8
火烤			炙烤

長度實用對照表				
（將英吋換算為公分時，請將英吋數乘以 2.5。）				
1 英吋（in）			2.5 公分	
6 英吋	½ 英呎		15 公分	
12 英吋	1 英呎		30 公分	
36 英吋	3 英呎	1 碼（yd）	90 公分	
40 英吋			100 公分	1 公尺

memo

國家圖書館出版品預行編目資料

甲狀腺的療癒奇蹟 / 安東尼・威廉(Anthony William)著；徐意晴(朵媽), 徐向立(朵爸)譯. -- 初版. -- 臺中市：晨星出版有限公司, 2025.08

面； 公分. --（健康與飲食；166）

譯自：Medical medium thyroid healing

ISBN 978-626-420-170-4（平裝）

1.CST: 甲狀腺疾病 2.CST: 保健常識 3.CST: 健康法

415.662 114009433

健康與飲食 166

甲狀腺的療癒奇蹟

作者 安東尼・威廉（Anthony William）
譯者 徐意晴（朵媽）、徐向立（朵爸）
主編 莊雅琦
校對 徐意晴、徐向立、張雅棋、林宛靜
執行編輯 張雅棋
網路編輯 林宛靜
美術排版 黃偵瑜

可至線上填回函！

創辦人 陳銘民
發行所 晨星出版有限公司
407台中市西屯區工業30路1號1樓
TEL：（04）23595820
FAX：（04）23550581
health119 @morningstar.com.tw
行政院新聞局局版台業字第2500號
初版 西元2025年8月15日

讀者服務專線 TEL：（02）23672044 /（04）23595819#212
讀者傳真專線 FAX：（02）23635741 /（04）23595493
讀者專用信箱 service @morningstar.com.tw
網路書店 http://www.morningstar.com.tw
郵政劃撥 15060393（知己圖書股份有限公司）

印刷 上好印刷股份有限公司

定價560元
ISBN 978-626-420-170-4

MEDICAL MEDIUM THYROID HEALING

Originally published in 2017 by Hay House LLC